動画&イラスト&写真でわかる

# 眼瞼手術の極意 advance

## 誰でもエキスパートになれる戦略書

編著

横浜市立大学附属市民総合医療センター 形成外科部長

小久保 健一

MCメディカ出版

# 推薦のことば

　私と本著の企画編集者である小久保健一先生との最初の出会いは聖隷浜松病院でした．10年以上前の話になりますが，私には手に負えない珍しい眼窩腫瘍の患者さんの手術を，当時，聖隷浜松病院眼形成眼窩外科部長であった嘉鳥信忠先生にお願いしたところ，ご厚意で手術見学の機会もいただくことができ，その際に声をかけてくれたのが同施設に国内留学中であった小久保先生でした．小久保先生は嘉鳥先生や私と同じく形成外科医ですが，同施設で研修する形成外科医は珍しいようで，ほかの先生方はすべて眼科医でした．ちなみに本著の共著者である林憲吾先生もそのときに研修していた眼科医のお一人でした．

　眼瞼形成外科領域の診療には，眼科診断学と形成外科的手術手技が必要となります．形成外科医は専門医レベルになれば眼形成手術に必要な基本手技をほぼマスターしているため，多少の指導があれば手術ができてしまいます．そのため，本来であれば眼瞼を扱う医師として必要な眼科診断学を往々にしておろそかにしがち，いや，学ぶ機会がないといったほうが正確かも知れませんが，小久保先生は眼科医に囲まれた環境で，眼科診断学の重要性を学ばれたものと思います．

　小久保先生もおっしゃっていたことですが，形成外科医は，眼瞼を外鼻，口唇，耳介などと同様に顔面の一つの構造物として捉えがちですが，眼科の中で仕事をすると，眼科医は，眼瞼を視機能を維持するための器官として捉えていることに気づきます．そのため，両科における眼瞼形成手術のゴールはおのずと違ってきます．医学に樹形図があるとしたら，眼科は最も初期の段階で医学という太い幹から枝分かれし，他科と交わることなく独自に発展した科であり，形成外科は一般外科という太い枝から分かれた細い枝のさらに先から出た枝といえます．したがって，形成外科医にとって遠くの枝に成る眼科診断学は習得が極めて難しい領域となっています．他方，皮膚からアプローチすることの多い眼瞼形成手術は，眼科医にとっては皮膚を切ることが日常の形成外科医に比して若干ハードルが高い領域となります．このように，両科の間にはさまざまな相違がありますが，本著を手に取れば，眼科医は動画を見て形成外科的手術手技を学び，形成外科医は文字から眼科診断学を学ぶことができます．また，その先には所属診療科で区別されない，仲良く共通のゴールを目指す眼形成外科医への道が広がります．

　第一弾である『動画＆イラスト＆写真でわかる 眼瞼手術の極意 きれいに美しく治す！』を心を高ぶらせながら拝読し「推薦のことば」を書いたのがつい最近のことと記憶している私にとって，まさかadvance編である第二弾がこんなに早く刊行されるとは夢にも思っていませんでした．これは，第一弾の素晴らしいクオリティーに加え，十数年前から起こっている眼科医，形成外科医共通の新領域としての眼瞼形成手術のブームによるところが大きいと思いますが，本著はさらにこのブームに火をつけ，本邦における眼形成外科学構築の一翼を担うバイブルになると，今回拝読して確信したところです．

　皆さん，小久保先生が気合を入れてほぼお一人で書き上げた本著を手に取り，ぜひとももう一度心を高ぶらせてください．

2025年2月

まぶたとヒフのクリニック 千駄木プラザ形成外科 院長

日本医科大学形成外科・眼科 非常勤講師

**村上正洋**

# 編者のことば

　この本を手に取ってくださり，誠にありがとうございます．

　本書は『動画＆イラスト＆写真でわかる 眼瞼手術の極意 きれいに美しく治す！』（通称「青本」）の続編にあたります．前作の「青本」では，手術の流れを「動画」「術中写真」「イラスト」を用いて解説しました．おかげさまで「実際の手技を視覚的に学べて理解が深まった」「文章や写真のみではイメージしづらいポイントがわかりやすくなった」と，多くの方からご好評をいただきました．この場をお借りして，出版に関わったすべての方々，そして，読者の皆さまに心より感謝申し上げます．

　こうした反響を受け，さらに内容を充実させた advance 編（通称「赤本」）を出版することとなりました．本書においても「青本」に引き続き，「動画」「術中写真」「イラスト」を組み合わせた解説スタイルで，修正手術や美容手術を含んだより実践的な内容を盛り込んでいます．特に「眼瞼下垂手術をよりわかりやすく」というリクエストにお応えし，上眼瞼の厚い症例・薄い症例を可視化するために，解剖を動画付きで解説しました．ROOF（retro orbicularis oculi fat）などの層構造（レイヤー）を意識したポイントや，デザインの実際の進め方（過程）も動画で紹介しています．また，術中のステップを視覚的に把握できるよう「パラパラ漫画」のようにコマ送りでイラストを多用しています．

　学習ピラミッド（学習方法ごとの平均的な記憶定着率を示したもの）によると，視聴覚教材を用いた学習は講義や読書よりも定着率が高いとされています．そのため，これまでも動画解説にこだわってきました．しかし，これより先は実践や討論を含めた「能動的な学び」が重要です．ぜひ同じ志を持つ先生方とともに勉強会やオンラインサロンに参加し，互いに討論・交流していただければ幸いです．私自身，まだまだ学び続ける立場にあり，多くの先生方からのアドバイスを心待ちにしています．

　一人でも多くの方と知識や経験を共有し，共に成長していきたいと願っています．また，これらの学びが学問に昇華されれば，これほど素晴らしいことはありません．

　最後に，本書が皆さまの新たな学びや発見の一助となることを心から願っています．今後ともどうぞよろしくお願いいたします．

2025 年 2 月

横浜市立大学附属市民総合医療センター 形成外科部長　小久保 健一

# Contents

編著：小久保 健一　横浜市立大学附属市民総合医療センター 形成外科部長

第1章 4 執筆：林 憲吾　横浜桜木町眼科 院長

# WEB動画の視聴方法（QRコード）

本書のQRコードのついている項目は、WEBページにてご利用いただくことができます。以下の手順でアクセスしてください。

## ■メディカID（旧メディカパスポート）未登録の場合

メディカ出版コンテンツサービスサイト「ログイン」ページにアクセスし、「初めての方」から会員登録（無料）を行った後、下記の手順にお進みください。

## https://database.medica.co.jp/login/

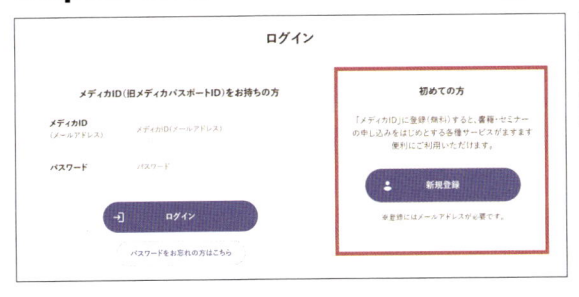

## ■メディカID（旧メディカパスポート）ご登録済の場合

①メディカ出版コンテンツサービスサイト「マイページ」にアクセスし、メディカIDでログイン後、下記のロック解除キーを入力し「送信」ボタンを押してください。

## https://database.medica.co.jp/mypage/

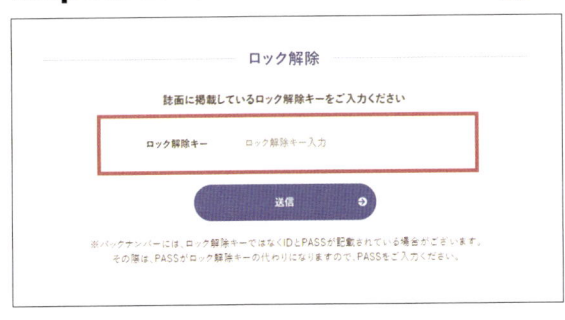

②送信すると、「ロックが解除されました」と表示が出ます。

③該当ページのQRコードを読み取り、表示されたページで動画を再生してください。

※ロック解除後はQRコードを使用せず、メディカ出版コンテンツサイトのマイページからご利用いただくことも可能です。

### ロック解除キー　ganken42535

本書に掲載されている顔写真は，患者あるいは保護者の許可を得て掲載しております．

# 眼瞼下垂：至れり尽くせり！最強の戦略

# 1 眼瞼下垂手術を行うにあたって知っておきたい上眼瞼の解剖

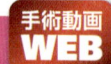

小久保 健一 Kenichi Kokubo

WEB▶動画

動画1　　動画2　　動画3

## はじめに

　眼瞼下垂の手術で難しいところは，2つあると筆者は考えている．

　第一に，坐位と臥位で解剖が異なることである．手術は臥位で行うので，まずは臥位における解剖を理解しておくことが大切である．一方で，患者が過ごす日常生活において，鏡を見たり，他人と話したりするのは坐位または立位で行われる．そのため，手術結果の評価は臥位でなく坐位で行うほうがよいと考えている．臥位で行った結果が坐位で評価されるため，可能なかぎり術中の坐位での評価は必要であると考えている．Takahashiら[1]は15人30眼瞼に対して挙筋群短縮術を施行した．術中坐位と術中臥位におけるMRD（margin reflex distance）を比較し，術中臥位のほうが坐位よりMRD数値が大きいと報告した．また，術中坐位のMRDはより正確に術後MRDを反映していると述べている．筆者の挙筋腱膜前転術における自験例では，術中坐位MRD（挙筋腱膜の瞼板固定時，重瞼形成時，術直後）と術後坐位MRDを測定したところ，重瞼形成時の術中MRDが術後6カ月のMRDと最も相関が高かった[2]．そのため，重瞼形成時に坐位になることは大切だと考えている．

　第二に，解剖に個体差があることである．

上眼瞼の皮膚の厚さ，眼輪筋の厚さ，線維脂肪組織（retro orbicularis oculi fat；ROOF）の厚さ，眼窩脂肪の厚さ，上眼瞼溝の深さ，など症例によって解剖が異なってくる．特に上眼瞼が薄く上眼瞼溝が深い症例では，眼瞼挙筋を損傷しないように注意が必要である．

　本稿では，眼瞼下垂手術を行うにあたって有用であると思われる実践的な解剖の解説を行う．

## 坐位における解剖

　坐位における解剖シェーマを図1に示す．

　図1Aは一般的な上眼瞼の厚さのシェーマである．眼輪筋直下に眼輪筋下筋膜が記載されている．「眼輪筋下筋膜」は筆者の造語である．この組織の有無に関しては，賛否があると思われるが，Kimら[3]はSubmuscular fasciaとして述べており，筆者もこの組織が存在すると考えている．また，眼輪筋下筋膜が存在しないとしても，上眼瞼の解剖の理解が容易になるため，後述する実際の解剖動画でもこの造語を使用させていただきたい．図1Bは上眼瞼の厚い症例である．厳密には皮膚が厚い症例，眼輪筋が厚い症例，ROOFが厚い症例，眼窩脂肪が突出している症例などさまざまあるが，眼瞼下垂手術で重要なのは，ROOFと眼窩脂肪の位置関係と考える．

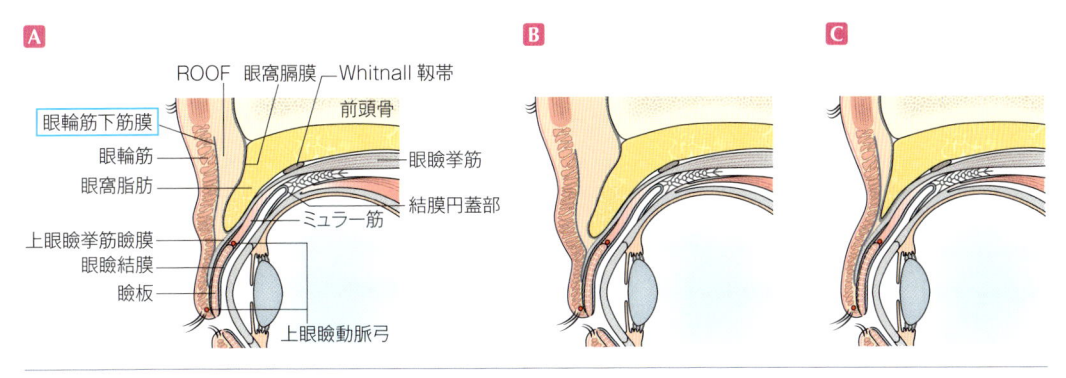

**図1 坐位における解剖シェーマ**

A 一般的な上眼瞼の厚さのシェーマ
B 上眼瞼の厚い症例のシェーマ
C 上眼瞼が薄く上眼瞼溝が深い症例のシェーマ

図1Bでは ROOF が厚く眼窩脂肪もやや尾側に落ちている．図1C は上眼瞼が薄く上眼瞼溝が深い症例である．ROOF の厚みはほぼなくなり，眼輪筋下筋膜と眼窩隔膜の距離は近くなる．また，眼窩脂肪は通常よりも頭側に引き上がっているため，慣れていないと挙筋腱膜を傷つける可能性がある．慣れないうちは眼輪筋下を頭側に多めに剥離しておき，頭側の眼輪筋下筋膜からアプローチすると挙筋腱膜を損傷するリスクを軽減できる．

## 解剖の実際…1　眼窩脂肪を主因とする上眼瞼に厚みのある症例（動画1）　手術動画 WEB

臥位になると，眼窩脂肪と ROOF は背側および頭側に移動する．さらに釣針鈎で頭側と尾側に牽引し，視野を展開すると，眼窩隔膜と挙筋腱膜の折り返し部位が明らかになる．これらが坐位のときと解剖が異なる点である（図2）．

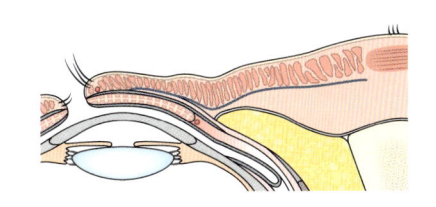

**図2 眼窩脂肪を主因とする上眼瞼に厚みのある症例のシェーマ**

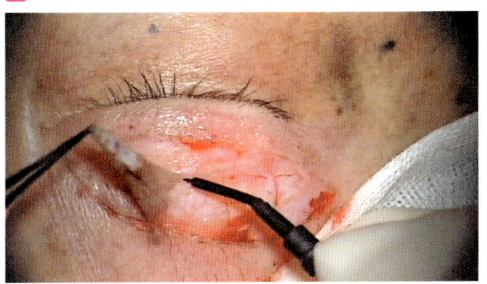

**1** 準備1．皮膚および眼輪筋を切除する（A，B）．

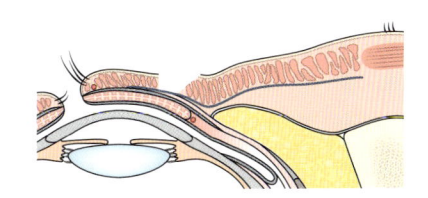

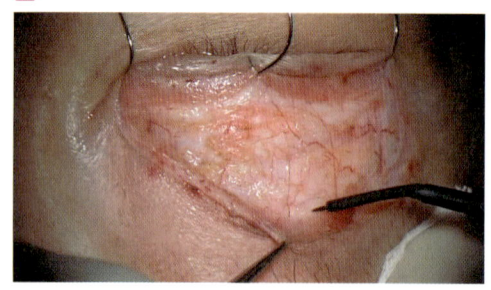

**2** 準備2. 眼輪筋直下を頭側に剥離しておく（A，B）.

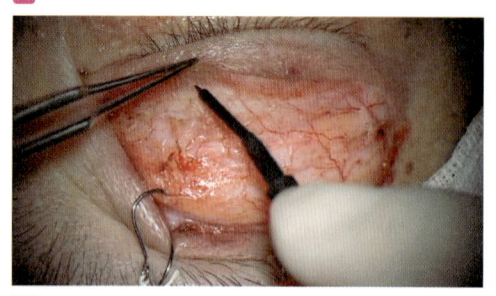

**3** 準備3. 眼輪筋直下を尾側に剥離していく（A，B）.

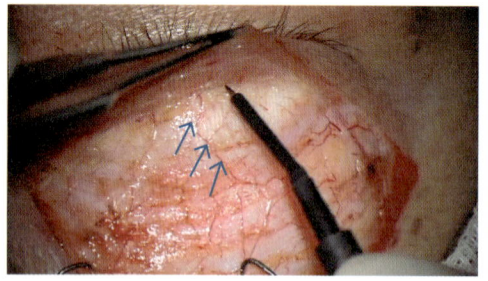

**4** **睫毛側の眼輪筋下筋膜**. 眼輪筋下の血管は頭側から尾側まで縦方向につながっている.

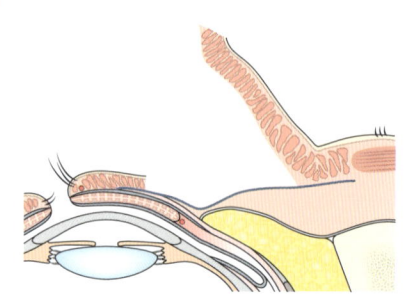

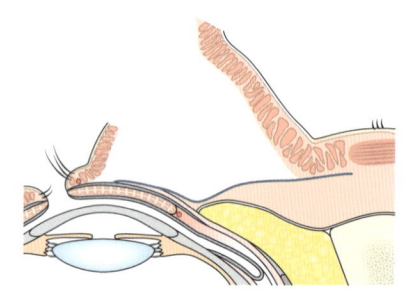

**5** **眼輪筋下筋膜にマーキング**. 頭側と尾側を眼輪筋下で剥離し，眼輪筋下筋膜が展開されている. ピオクタニンブルー液（以下，ピオクタニン）で切開線をマーキングしてある.

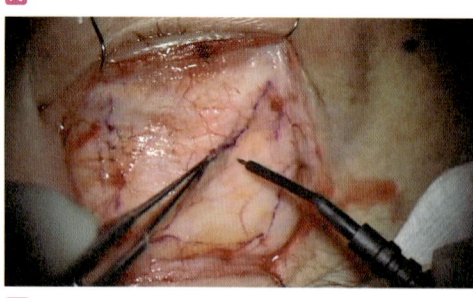

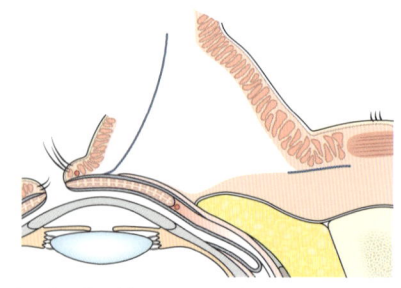

**6** **眼輪筋下筋膜の下を剥離**. マーキングした眼輪筋下筋膜を切開し，その直下を頭側から尾側に向かって剥離する（A，B）.

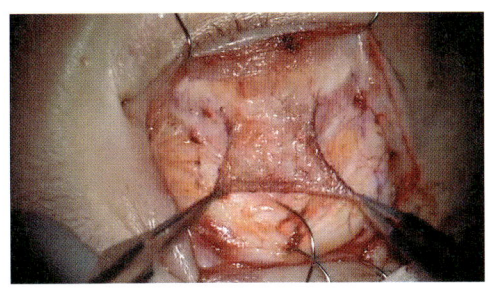

**7** **眼輪筋下筋膜 flap が完成 1.** 眼輪筋下筋膜の表面が展開されている.

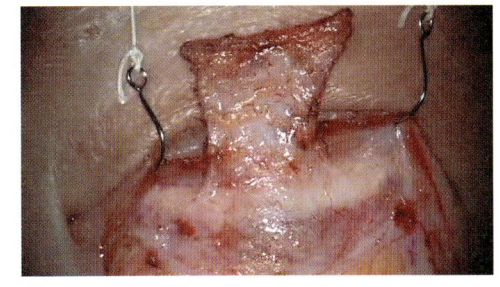

**8** **眼輪筋下筋膜 flap が完成 2.** 眼輪筋下筋膜の裏面が展開されている.

**POINT** 眼輪筋下筋膜の裏には一部, 黄色のROOF が付着している.

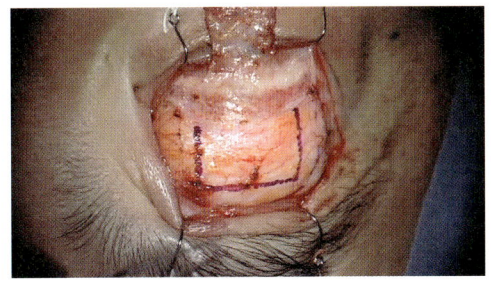

**9** **ROOF にマーキング.** 眼輪筋下筋膜の内側にやや小さい範囲でマーキングする.

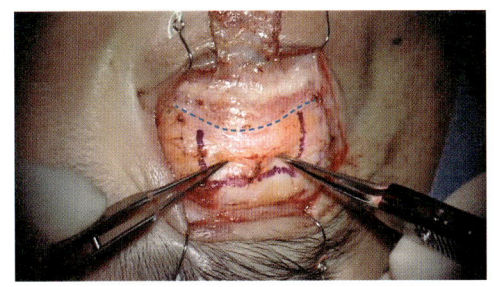

**10** **眼窩隔膜と挙筋腱膜の折り返し部位の位置の確認.** 眼窩脂肪と挙筋腱膜の折り返し部位は瞼板より頭側にある.

**A**

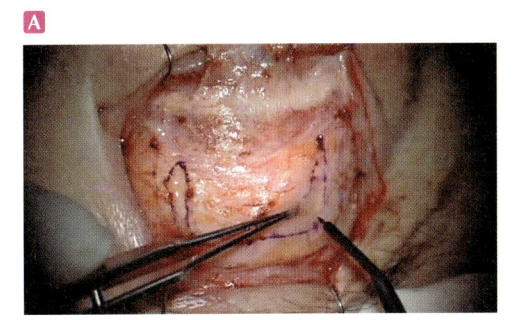

**B**

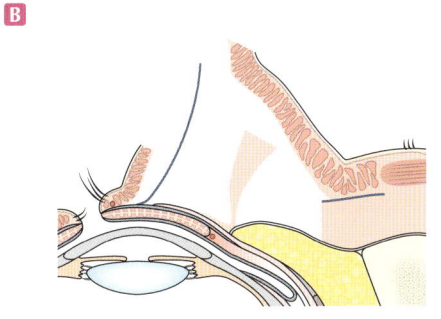

**11** **ROOF 弁を頭側から挙上 1.** マーキングした ROOF を切開し, 頭側から挙上していく（A, B）.

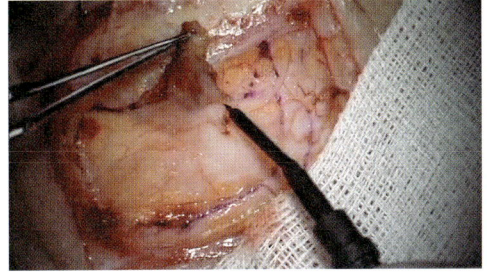

**12** **ROOF 弁を頭側から挙上 2.** ROOF 弁が頭側から尾側に向かって, 眼窩隔膜上で挙上されている.

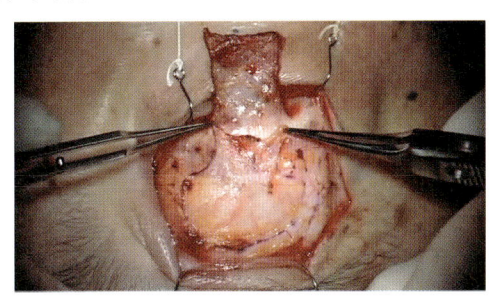

**13** **ROOF 弁を頭側から挙上 3.** 頭側では眼窩隔膜が展開されている. 本症例の頭側の眼窩隔膜は白色でしっかりしている.

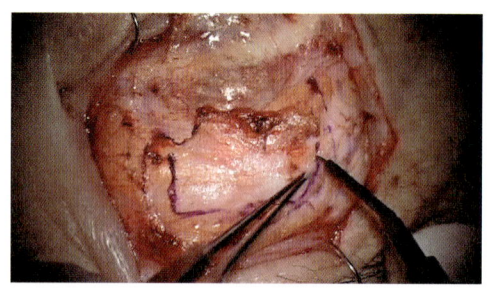

**14** **眼窩隔膜にマーキングし切開.** さらに内側の眼窩隔膜にマーキングし，切開を入れる.

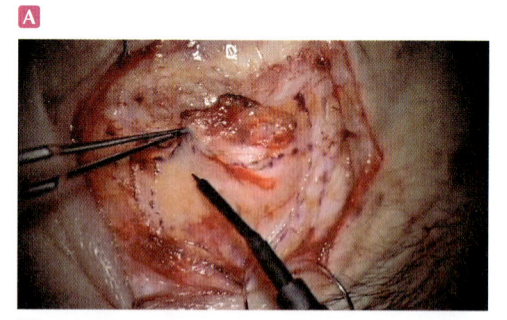

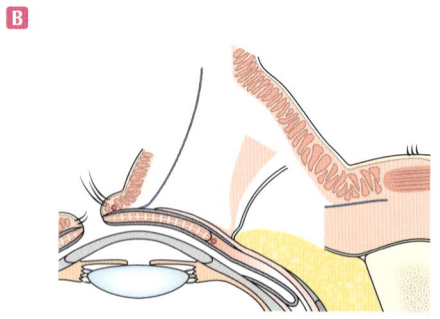

**15** **眼窩隔膜弁を頭側から挙上.** 眼窩隔膜下，眼窩脂肪上を頭側から剥離する（A，B）.

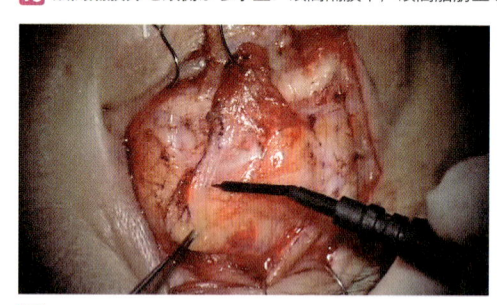

**16** **眼窩脂肪に沿って剥離 1.** 同じ層で剥離すると，白い光沢のある挙筋腱膜を認める.

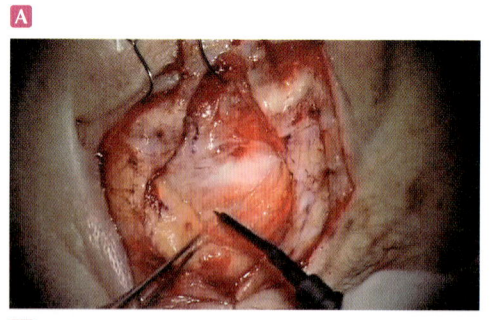

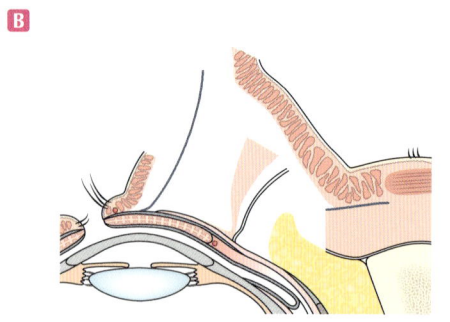

**17** **眼窩脂肪に沿って剥離 2.** そのまま眼窩脂肪の裏に入り，挙筋腱膜上を頭側に剥離する（A，B）.

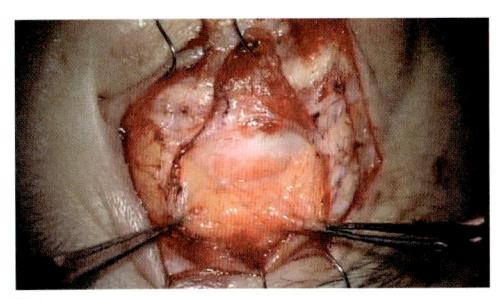

**18** **眼窩脂肪に沿って剝離 3.** 眼窩脂肪の裏に，筋腱移行部を認める．

## 解剖の実際…2 　ROOF を主因とする上眼瞼に厚みのある症例（動画 2） 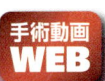手術動画 WEB

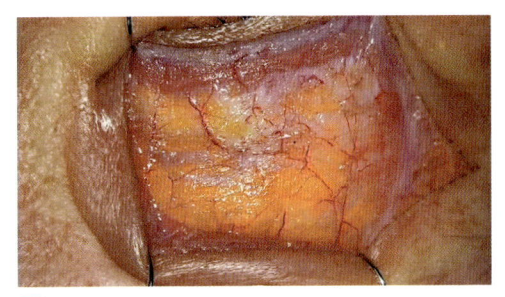

**1** 眼輪筋下筋膜の展開が完了したところ．

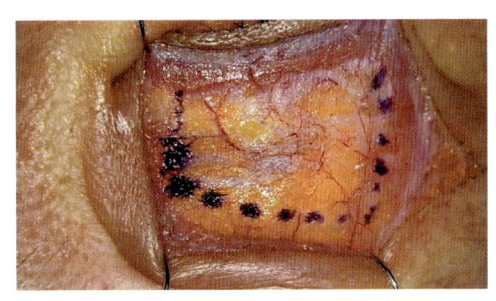

**2** **眼輪筋下筋膜にマーキング.** ピオクタニンで切開線をマーキングしてある．

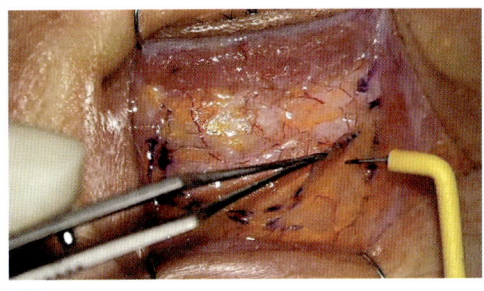

**3** **眼輪筋下筋膜の下を剝離 1.** マーキングした眼輪筋下筋膜を切開し，その直下を頭側から尾側に向かって剝離する．

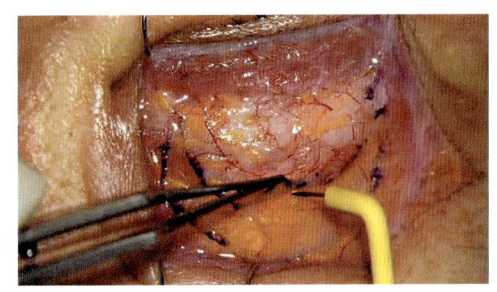

**4** **眼輪筋下筋膜の下を剝離 2.** 頭側の眼輪筋下筋膜に釣針鉤をかけ，眼輪筋下筋膜をさらに尾側に剝離する．

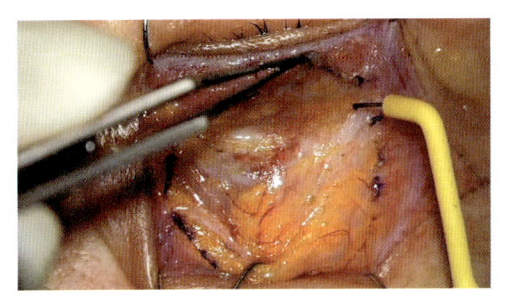

**5** **眼輪筋下筋膜の下を剝離 3.** 瞼板部位の眼輪筋下筋膜も剝離する．

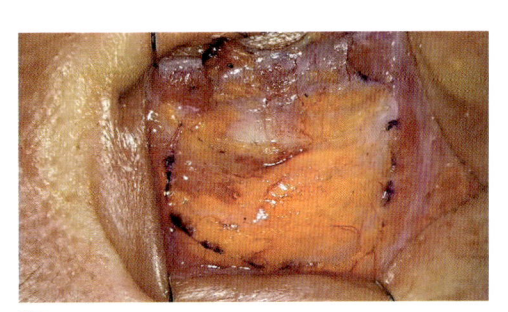

**6** **眼輪筋下筋膜の下の剝離が完了した状態.** 瞼板上縁は透見できるが，角膜は透見できない．

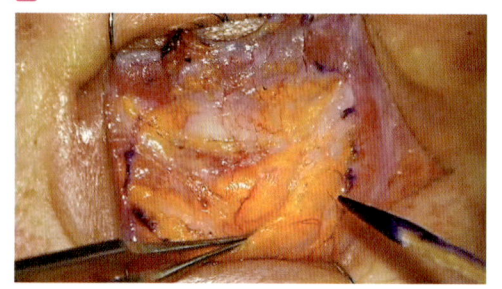 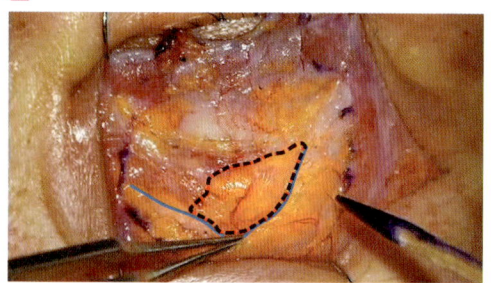

**7** ROOF を頭側に牽引した状態.

 **A** 鑷子より尾側が眼窩脂肪であり，鑷子より頭側が ROOF である.

 **B** 黒破線内が眼窩脂肪，青線より頭側が ROOF となる.

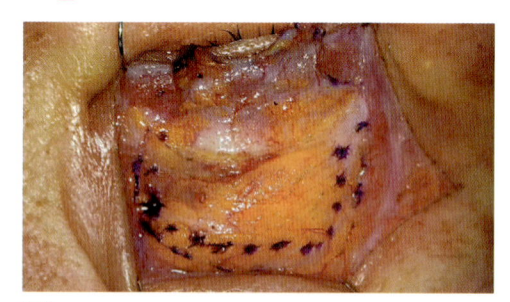

**8** ROOF 上にピオクタニンでデザイン.

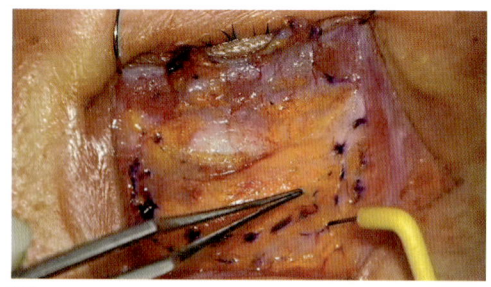

**9** ROOF を切開.

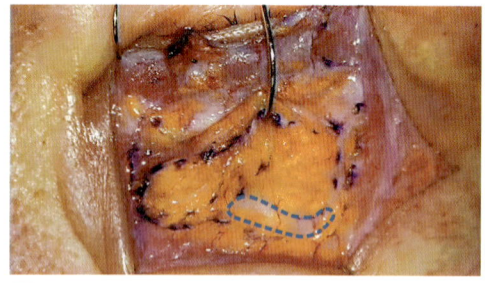

**10** **眼窩隔膜が透見される.** 白い光沢のある部位（青破線）が眼窩隔膜である. 頭側の眼窩隔膜は比較的しっかりしていることが多い.

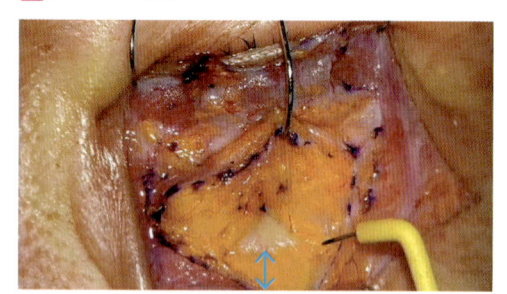

**11** **ROOF と眼窩隔膜の間を剝離.** ROOF を鑷子で引き上げながら，ROOF と白色の眼窩隔膜の間を剝離している. また，前の症例と比較して厚い ROOF が認められる（青両矢印）.

 **POINT** この白色の構造物は挙筋腱膜ではなく眼窩隔膜である. 慣れると眼窩隔膜と挙筋腱膜の判別は可能だが，術中に心配であれば，先に挙筋腱膜とミュラー筋の間を剝離して確認しておいてもよい.

**解剖の実際…3** **上眼瞼が薄く上眼瞼溝の深い症例（動画3）** 手術動画 **WEB**

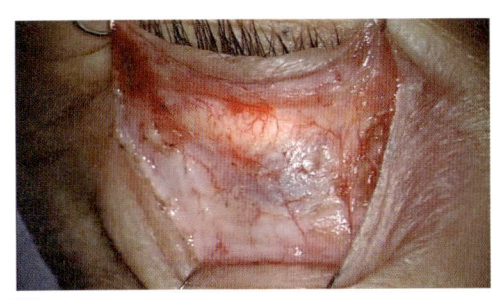

**1** **左眼輪筋下筋膜の展開が完了したところ**．瞼板上縁および角膜の透見を認める．挙筋腱膜後層は菲薄化している．前2症例と比較すると脂肪成分が少ないことがわかる．写真の上（尾側）から下（頭側）に向かって3色に分かれており，眼窩脂肪は一番下（頭側）の白い組織の裏にあるだろうことを予想しておく．

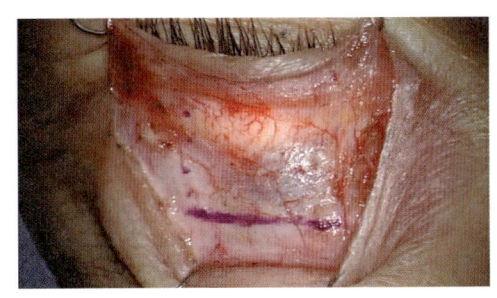

**2** 眼輪筋下筋膜にマーキング．ピオクタニンで切開線をマーキングしてある．

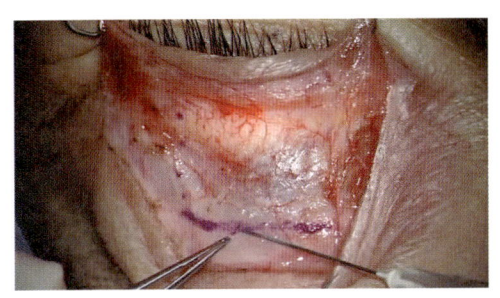

**3** 眼輪筋下筋膜直下に麻酔．

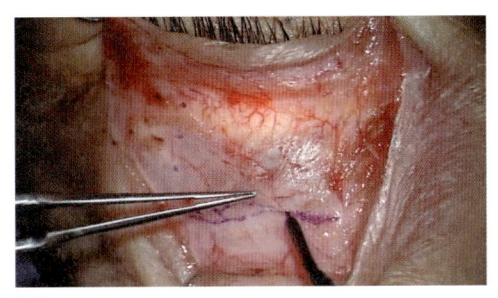

**4** 眼輪筋下筋膜を切開．

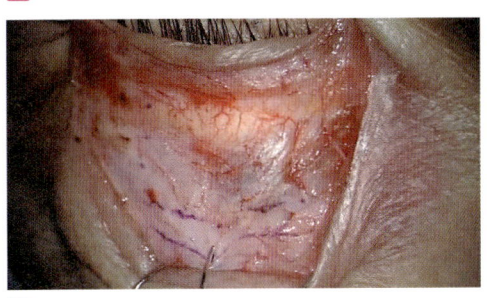

**5** 眼輪筋下筋膜の頭側に釣針鉤をかけているところ．

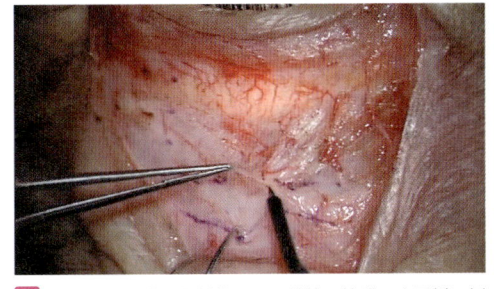

**6** **眼輪筋下筋膜下を剥離1**．眼輪筋下筋膜下を尾側に剥離している．

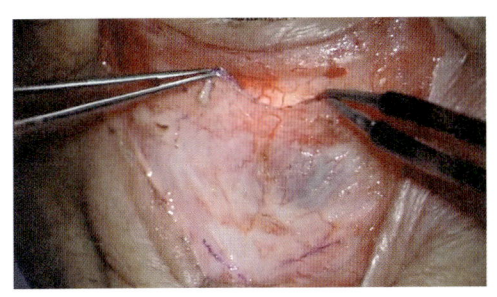

**7** **眼輪筋下筋膜下を剥離2**．眼輪筋下筋膜下を瞼板上縁まで剥離したところを示す．挙筋腱膜後層は内側でより菲薄化している．

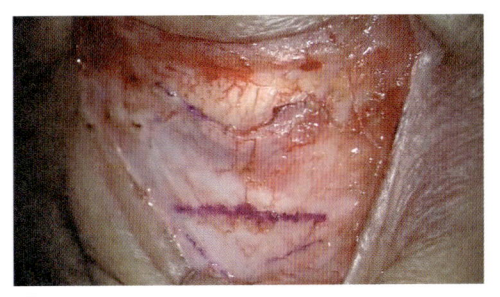

**8** ROOFにピオクタニンでデザイン．

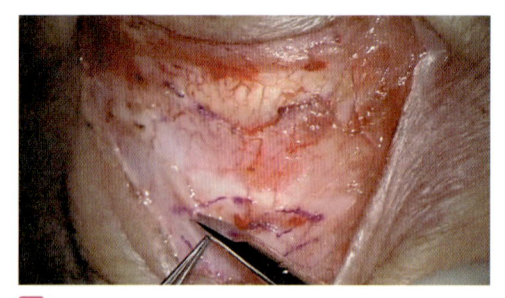

**9** ROOF を切開.

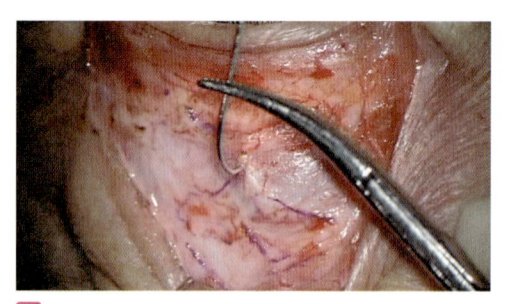

**10** 切開した ROOF の尾側を釣針鉤で牽引.

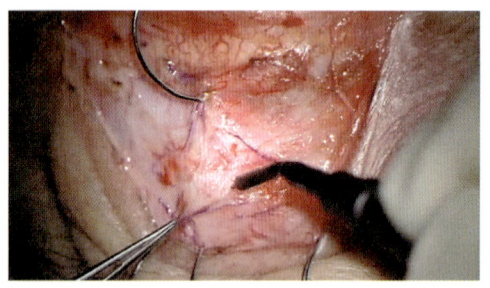

**11** ROOF と眼窩隔膜の間を剝離. うっすらと粒状の脂肪を認める.

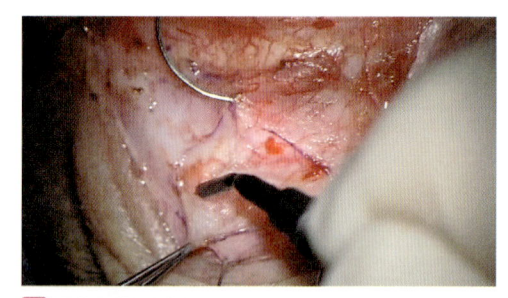

**12** 眼窩隔膜上を剝離.

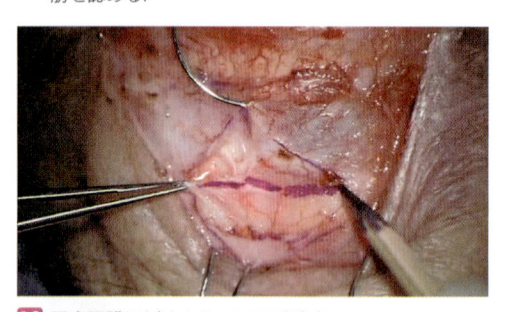

**13** 眼窩隔膜にピオクタニンでデザイン.

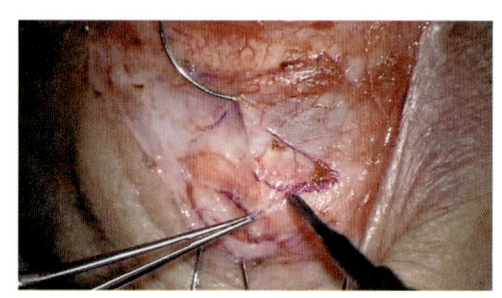

**14** 眼窩隔膜を切開.

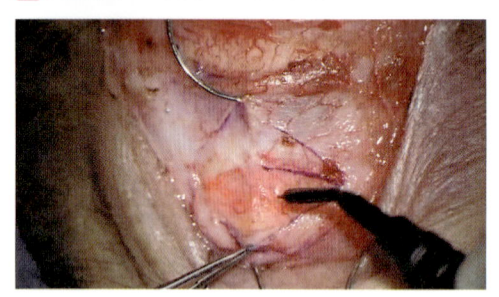

**15** 眼窩脂肪が展開される.

## まとめ

症例によって，ROOF の厚さ，眼窩脂肪の厚さが異なることを意識して手術をすることが大切である．また，上眼瞼溝が深い症例では，眼窩脂肪が背側に引き込まれていることが多く，眼輪筋下筋膜へのアプローチをより頭側から行い，眼窩脂肪を見つけておくとメルクマールとなり安心である．

［文献］

1) Takahashi, Y. Kakizaki, H. Mito, H. et al. Assessment of the predictive value of intraoperative eyelid height measurements in sitting and supine positions during blepharoptosis repair. Ophthalmic Plast Reconstr Surg. 23(2), 2007, 119-21.

2) Kokubo, K. Katori, N. Hayashi, K. et al. What Stage of Intraoperative Margin Reflex Distance Should be Used as a Guide in Blepharoptosis Repair?. J Craniofac Surg. 2025. doi: 10.1097/SCS.0000000000011130.

3) Kim, WJ. et al. Analysis of subbrow upper blepharoplasty by measuring the lid-to-brow distance. Arch Aesthetic plast Surg. 25（2），2019, 45-51.

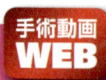

# 2 挙筋腱膜前転術+デザイン

小久保 健一 Kenichi Kokubo

WEB ▶動画　

動画 1　　動画 2

## はじめに

「青本」[1] で，すでに挙筋腱膜前転術については解説している．しかし，デザインの仕方，眼輪筋下の剝離，挙筋腱膜の展開について詳細な説明が足りないという意見をいただいた．今回は，実践に基づいて，できるだけ詳細に挙筋腱膜前転術について解説する．

## 手順…1 ▶ デザインから布かけ（動画 1）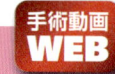

デザインの手順については，術者によって個人差が出るところだと考えている．当然，本稿の手順に従う必要はなく，さまざまな手順を参照して自分にしっくりくる手順を見つけていただければと思う．筆者自身も，マイナーチェンジを繰り返している．

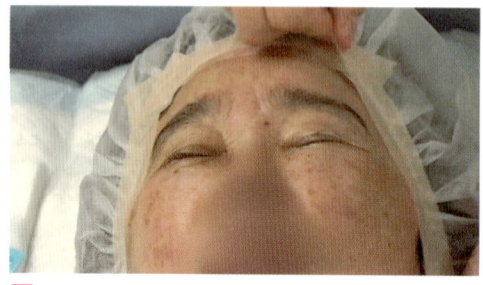

**1** ヘアキャップの固定．消毒や出血が耳に入らないように優肌絆®（サージカルテープ）を用いてヘアキャップを固定している．

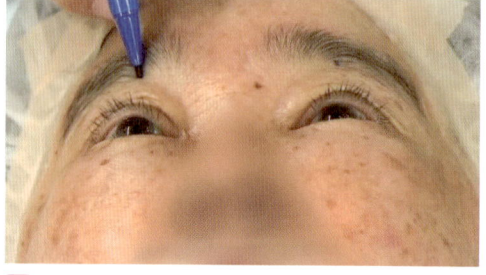

**2** 眉毛下にマーキング．両眼ともに，30cm 程度先の術者の指先を見てもらい，眉毛下に瞳孔中央ラインをマーキングする．

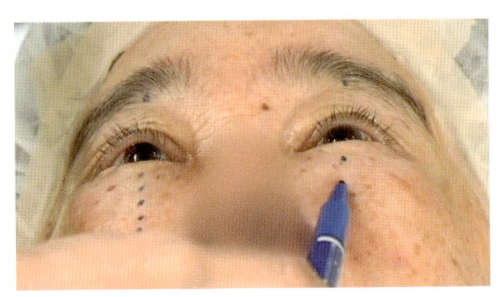

**3** **下眼瞼にマーキング.** 今度は，両眼ともに下眼瞼に瞳孔中央ラインをマーキングする.

**POINT** 上眼瞼のマーキングは，術中に消えてしまうことが多いので下眼瞼にもマーキングしている.

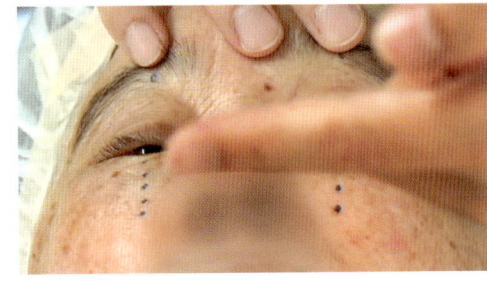

**4** **下方視.** 患者に下方視を指示し，その状態でデザインをする.

**POINT** 閉瞼状態でデザインしてもよいが，デザイン中にピクピクと上眼瞼が動きやすいので，筆者は下方視で行っている. 患者によって適宜変えればよいと考える.

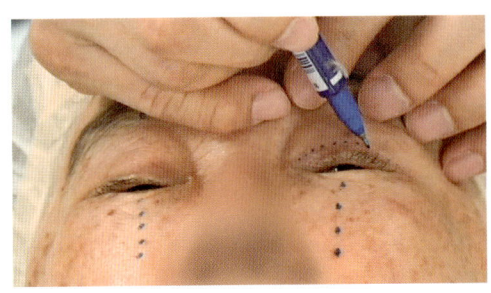

**5** **尾側のライン（重瞼ライン）を設定.** 自然な重瞼ラインがすでにあれば，そのライン，またはラインの1mm尾側にデザインしている. 年配の患者でラインが9mmよりも高い場合には，そのラインは無視して5〜9mm程度に設定している. 瞳孔中央ラインから内側と外側に向かってデザインを延長する. 外側は睫毛がある場所まででいったん止める.

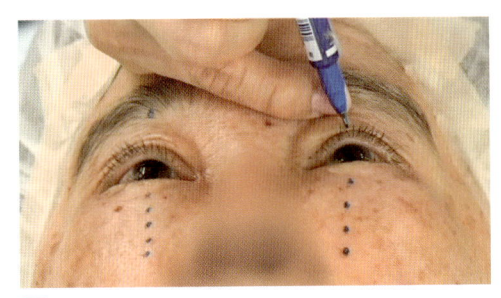

**6** **頭側ラインを設定1.** 臥位での開瞼時（天井を見てもらう）に，瞳孔中央ライン上で，設定した尾側のラインがかぶる位置に点を打つ. うまく皮膚が折れ込んでこないときには，ブジーを用いて皮膚を折り込む.

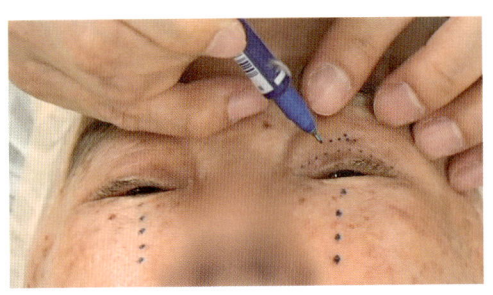

**7** **頭側ラインを設定2.** マーキングした位置より1〜2mm尾側に頭側ラインを設定する. 内側は内眼角のラインより外側で収束させる.

**POINT** 内側であまりにも余剰皮膚が多い場合には，例外的に内眼角を越えることもある.

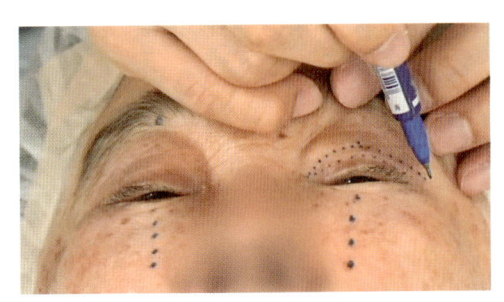

**8** **頭側ラインを設定3.** 外側は皮膚割線に沿ってデザインする.

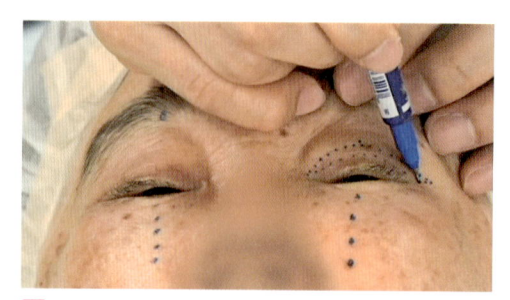

**9** **外側ラインをつなげる．**尾側ラインの外側と頭側ラインの外側をつなげる．

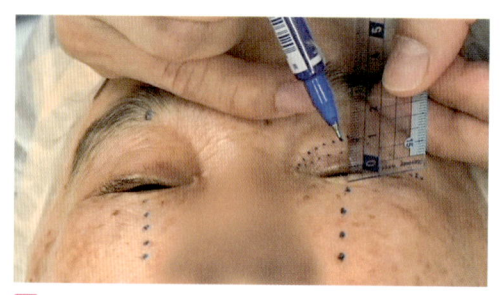

**10** **定規で計測．**透明な定規を眉毛下と下眼瞼のマーキングに合わせて，瞳孔中央ライン上で，瞼縁から尾側ライン，尾側ラインから頭側ラインまでの距離を測定しておく．本症例では，瞼縁から尾側ラインは 6mm，尾側ラインから頭側ラインは 4mm であった．

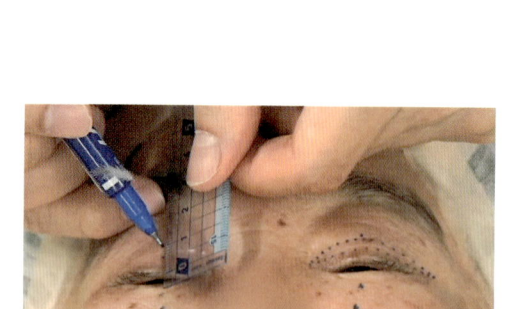

**11** **対側眼瞼のデザイン 1．**右眼に移り，患者に下方視を促し，瞳孔中央ラインで 6mm，4mm をそれぞれプロットしておく．

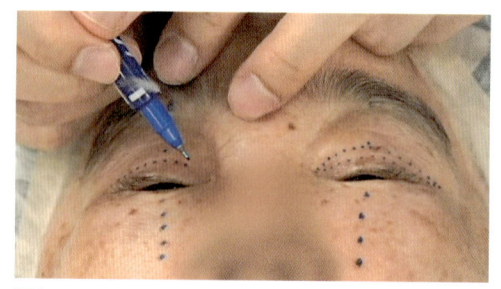

**12** **対側眼瞼のデザイン 2．**尾側ラインを皮膚割線に沿ってデザインする．

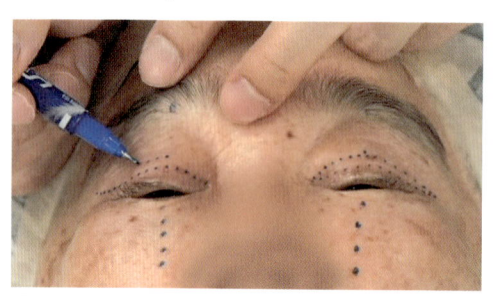

**13** **対側眼瞼のデザイン 3．**頭側ラインを皮膚割線に沿ってデザインする．

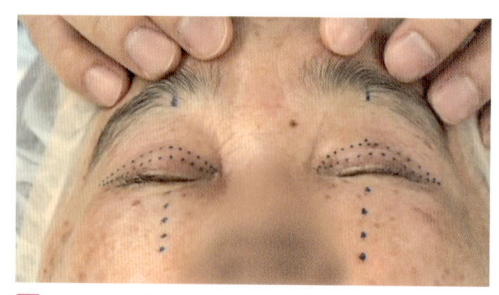

**14** **左右対称性を確認 1．**デザインがある程度左右対称かどうかを確認する．この時点で尾側ライン，頭側ラインに左右差がある場合にはやり直す．

**POINT** 皮膚切除幅は控えめにしておき，挙筋腱膜を瞼板に固定，穿通枝作成を行った後に坐位で確認し，必要なら追加切除を行っている．

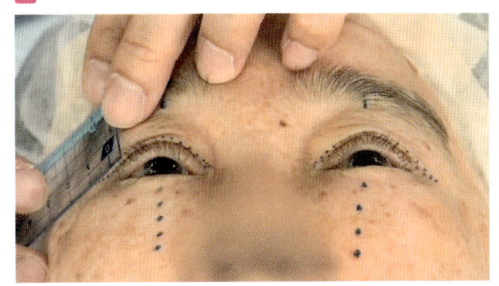

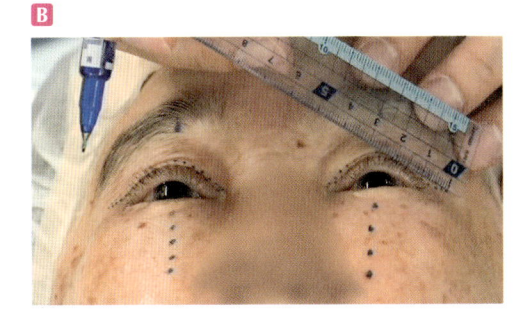

**15** **左右対称性を確認 2.** 臥位正面視で睫毛外側からデザイン最外側までの距離が左右同じかどうかを確認する．本症例では，右8mm（A），左8mm（B）であった．

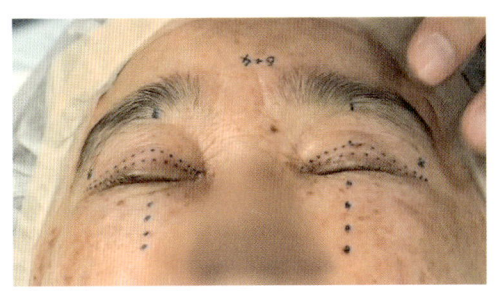

**16** **デザイン直後.** このようなデザインとなることが多い．下眼瞼のデザインは，挙筋腱膜の瞼板への固定時にも目安として用いている．

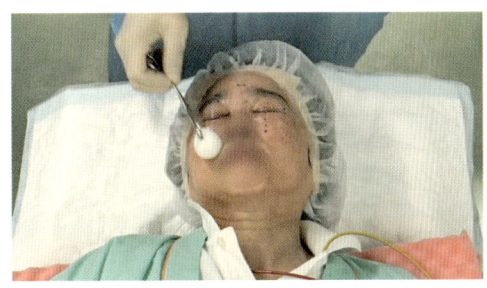

**17** **消毒.** 逆性石けんで消毒する．上口唇の消毒の際には，鼻腔内に液体が入らないように，少し絞り気味の綿球で消毒する．

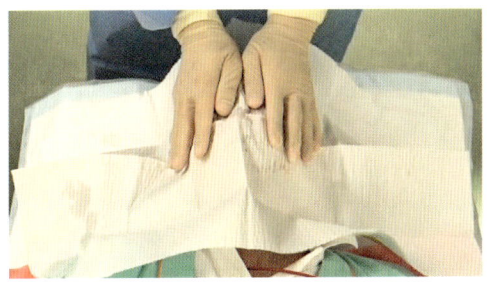

**18** **消毒液を拭き取る.** エンボスペーパーで余剰消毒液を拭き取る．

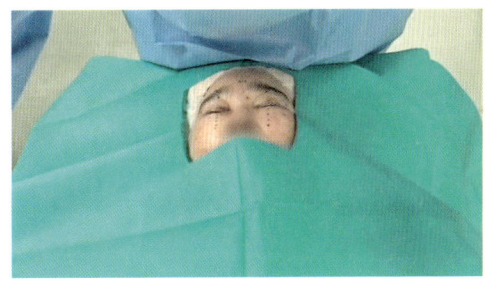

**19** **覆布.** 鼻下から前額が出るくらいの大きさに覆布をカットしておく．

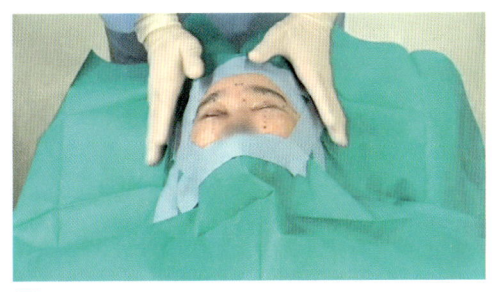

**20** **覆布テープで固定.** 覆布テープで固定する．
**POINT** この際，できるだけ前額を術野にしっかり出すようにする．術中に眉毛の挙上が制限されるのを防ぐためである．

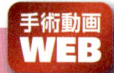

本症例では，右眼に対して挙筋腱膜前転術および内側眼窩脂肪除去，左眼に対して上眼瞼皮膚切除および内側眼窩脂肪除去を施行している．

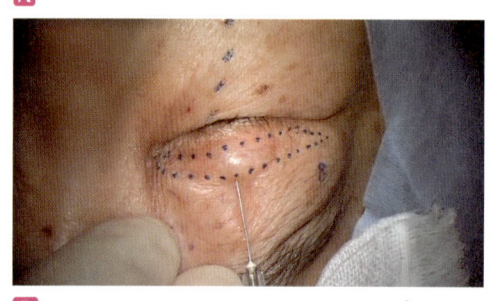

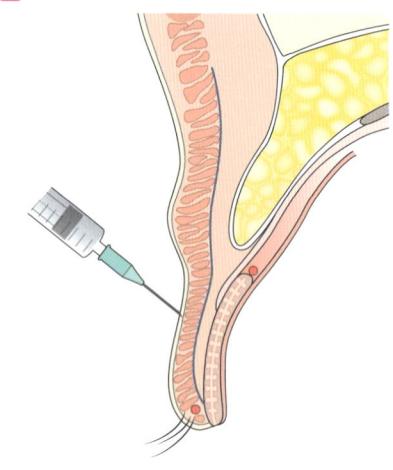

**1** **局所麻酔.** エピネフリン入りキシロカイン®1％を右上眼瞼に合計 2.5mL 皮内に注入する（A，B）.

**POINT** 注入量はもっと少なくてもよいが，左右同量の注入が基本であると考えている.

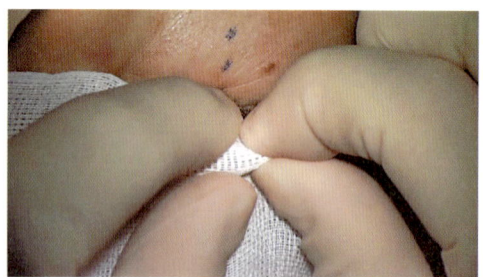

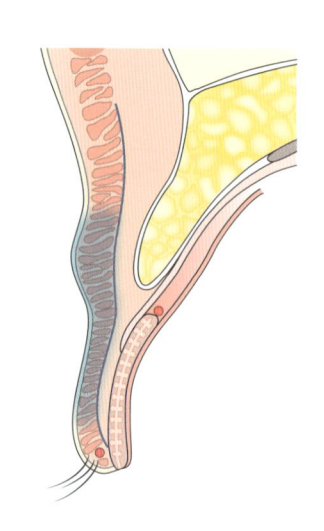

**2** **麻酔薬の浸潤.** 乾いた新しいガーゼの上から，局所麻酔により膨隆した皮膚をつまんで麻酔薬を浸潤させる（A，B）.

**POINT** 直接手袋で皮膚をつまむとデザインが消えやすい．また皮膚に描いたデザインが手袋に付着し，手袋から皮膚にデザインが転写されてしまうこともある.

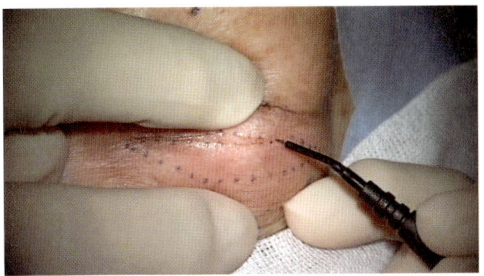

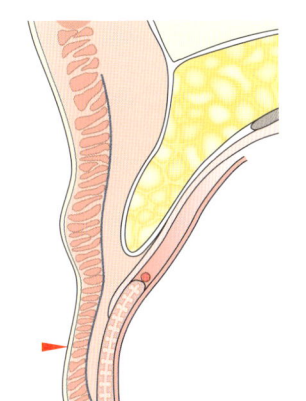

**3** **皮膚切開.** 5分経過したら，上眼瞼部の皮膚を15番メス，または高周波メスを用いて皮膚切開する（A，B）.

**POINT** 左手の示指および中指で頭尾側方向に，母指で横方向に，皮膚に緊張を加えておくとデザイン通りに切開しやすい.

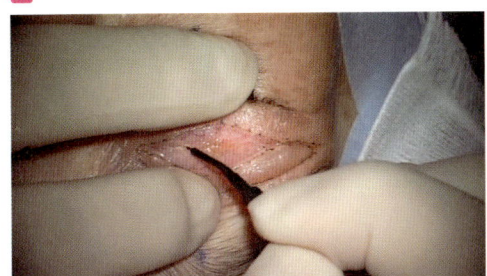

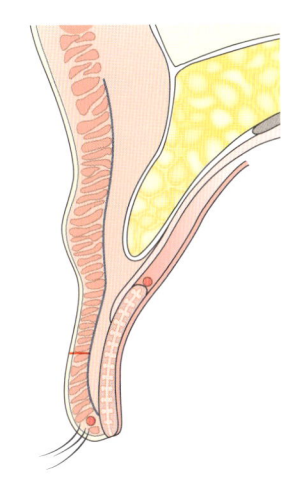

**4** **眼輪筋切開.** 重瞼ラインにおいては，皮膚切開後に眼輪筋も切開しておく（A，B）. 頭側のラインは眼輪筋の切開は行っていない. このようにすることで，皮膚切除後に頭側は眼輪筋が2〜3mm残存する.

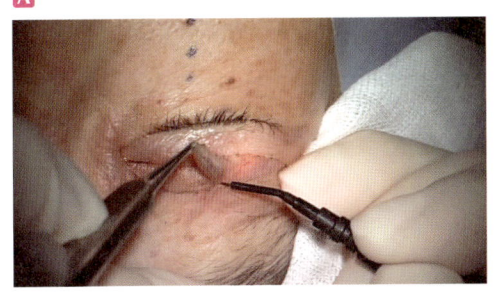

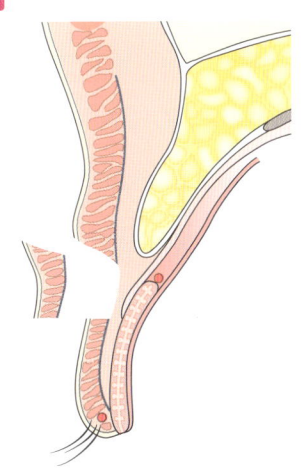

**5** **皮膚および眼輪筋の切除.** 剪刀または高周波メスを用いてデザインした皮膚および眼輪筋を切除する（A，B）. 頭側の眼輪筋は3mm程度残している.

**POINT** 高周波メスを使用する際には，メスの先端はほぼ一定の位置にして，左手側の皮膚を頭尾側方向に振るようなイメージで切除する.

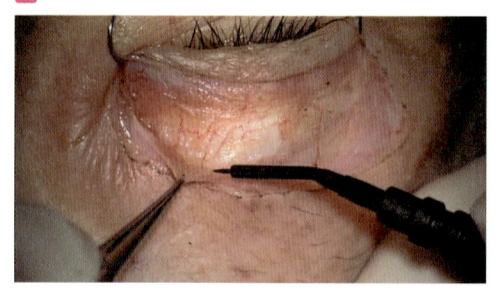
**A**

 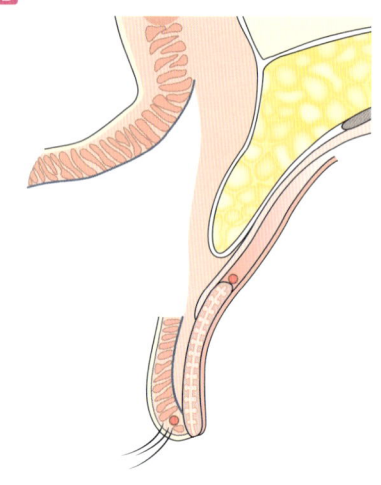
**B**

**6 頭側の眼輪筋下の剝離.** バイポーラ鑷子を用いて凝固止血後，釣針鈎で尾側の眼輪筋を2カ所で牽引しておく（A, B）．その後，頭側の眼輪筋下を剝離していく．この際，スプリング剪刀，または高周波メスを用いて剝離する．眼輪筋下の縦に走る血管や神経を下床に落とすようにすると層の違いがわかりやすい.

**POINT** 釣針鈎をかける位置は，睫毛の内側と外側を目安としている．眼輪筋下の剝離は，頭側にいくほど困難となる．その場合には，①尾側の眼輪筋中央に釣針鈎を追加，②両小指で上眼瞼の皮膚を頭側に牽引，すると剝離が容易となる.

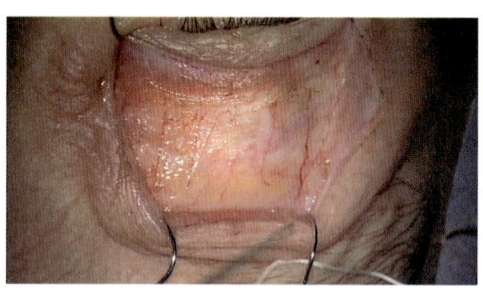

**7 頭側の牽引.** 眼輪筋下の剝離が完了したら，頭側の眼輪筋にも釣針鈎を2カ所かけて，長方形の視野を作るように牽引する.

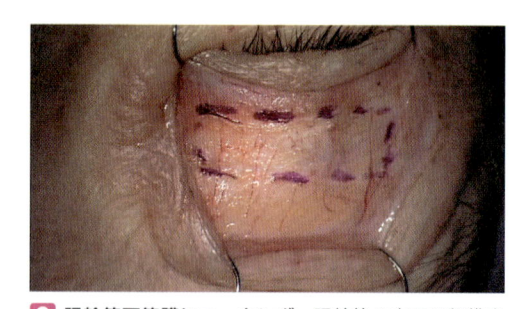

**8 眼輪筋下筋膜にマーキング.** 眼輪筋の直下の組織を「眼輪筋下筋膜」と呼ばせてもらう．切開するラインをマーキングする．睫毛側のマーキングは瞼板を展開するためのラインであり，瞼板上におく．眉毛側のラインは挙筋腱膜表面を展開するためのラインである.

**POINT** 通常および通常より分厚い皮膚の症例に対しては，眉毛側のマーキングは術野の中央あたりでよい．一方で，上眼瞼溝が深い症例に対しては，できるだけ頭側にマーキングしておくほうが挙筋腱膜を損傷するリスクは低くなる.

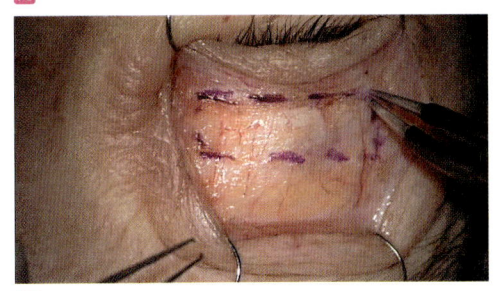

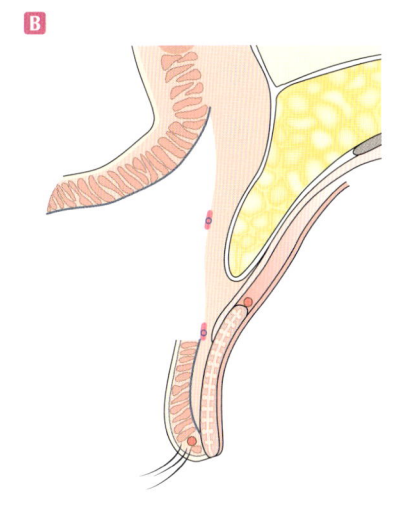

**9** **凝固.** 眼輪筋下筋膜の切開予定部位を凝固しておく（A，B）.

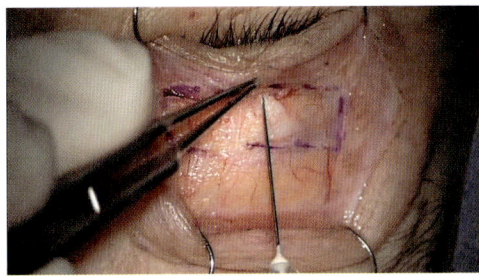

**10** **局所麻酔.** 瞼板上に3カ所，エピネフリン非含有キシロカイン®1%を合計0.5mL注入する.

**POINT** 眼輪筋下筋膜に縦に走る血管の延長上は避けて注入する．頭側ラインの眼輪筋下筋膜直下にも合計0.5mL注入しておく.

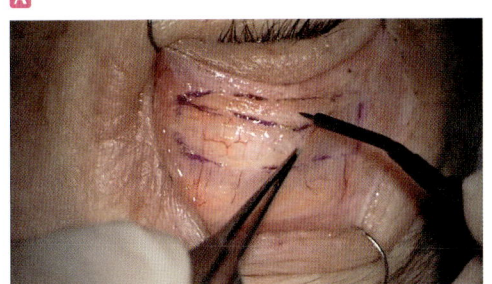

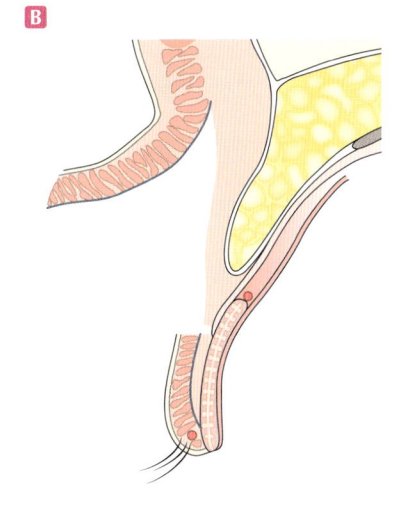

**11** **瞼板の展開 1.** バイポーラ鑷子で凝固した部位に沿って，スプリング剪刀，または高周波メスで横方向に切開しながら瞼板を展開していく（A，B）.

**POINT** 1カ所のみ深くアプローチせずに内側から外側まで均等な深さで徐々に深く進入すると止血も容易となる.

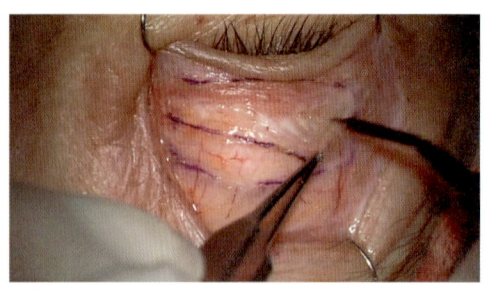

**12** **瞼板の展開2.** 瞼板がうっすらと透見されるまで，どんどん展開していく．鼻側の瞼板の上には脂肪が付着しており，脂肪の中には縦方向に3本程度血管が走っているので適宜凝固しながら瞼板にアプローチしていく．

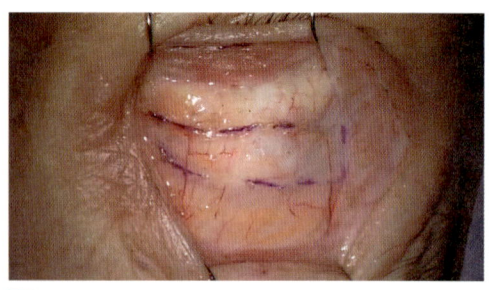

**13** **釣針鈎をかけ直す．** 瞼板がうっすらと透見されたら，瞼板直上の深さまで釣針鈎を深くかけ直す．内側の釣針鈎は6~7mm外側に，外側の釣針鈎は6~7mm内側にかけ直している．

**POINT** 釣針鈎をかけ直すことで，瞼板がよりはっきりと展開される．また，この後の操作で挙筋腱膜の裏の層を認識しやすくなる．

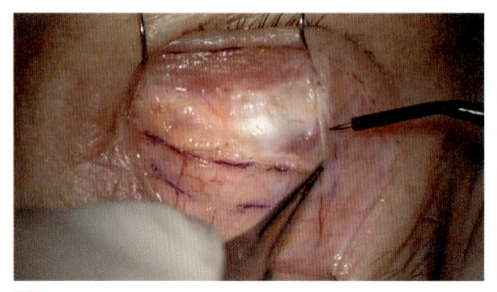

**14** **瞼板上縁の展開．** スプリング剪刀か高周波メスを用いて，瞼板に付着した挙筋腱膜を頭側に剥がしていく．

 **A**

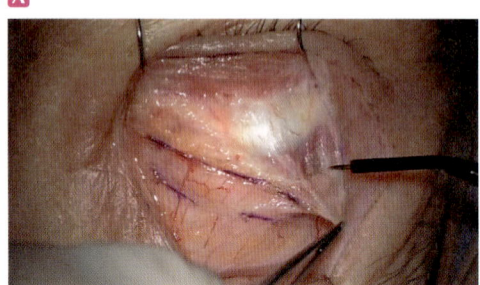

**15** **挙筋腱膜とミュラー筋の間を剥離1.** 鑷子で挙筋腱膜を把持・牽引しながらスプリング剪刀か高周波メスで挙筋腱膜の裏を剥がしていく（A，B）．

**POINT** 挙筋腱膜とミュラー筋の間がわかりにくい場合には，中央からでなく外側から剥がしていくとよい．外側の挙筋腱膜の裏は，内側と異なり，脂肪が付着しておらず層の認識が容易であることが多い．

**B**

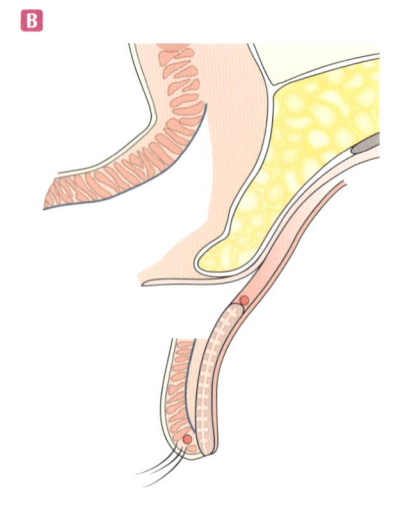

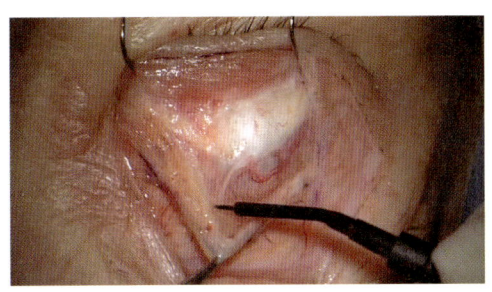

**16** 挙筋腱膜とミュラー筋の間を剝離2．外側から中央，内側に向かって徐々に剝離を行う．

**POINT** 弓状動脈を認めるので眼球側に落としながら頭側に剝離を進めていく．

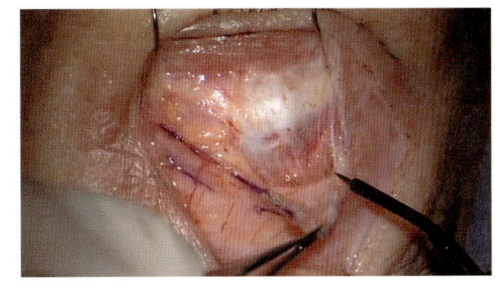

**17** 挙筋腱膜とミュラー筋の間を剝離3．視野展開が不良な場合や挙筋腱膜を頭側に牽引しにくい場合には，外角を切離するとよい．

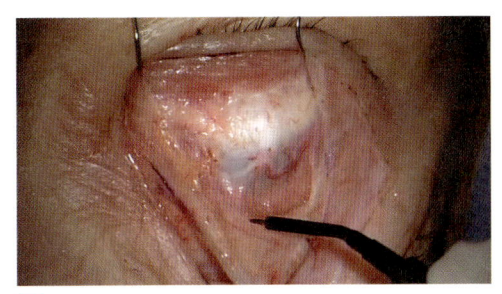

**18** 挙筋腱膜とミュラー筋の間を剝離4．外角を切離すると，より頭側，腹側（天井側）に挙筋腱膜を牽引することが可能となる．そのため，挙筋腱膜とミュラー筋の境界の認識が容易となる．

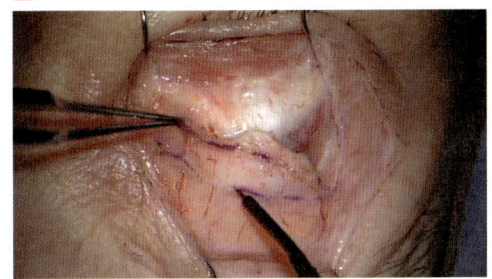

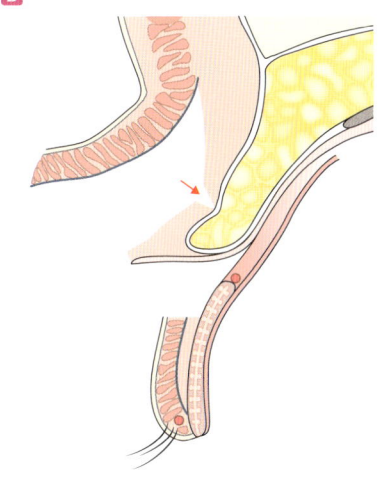

**19** 挙筋腱膜の表面を展開1．挙筋腱膜の表面を展開するために頭側で眼輪筋下筋膜を横方向に切開する（A, B）．

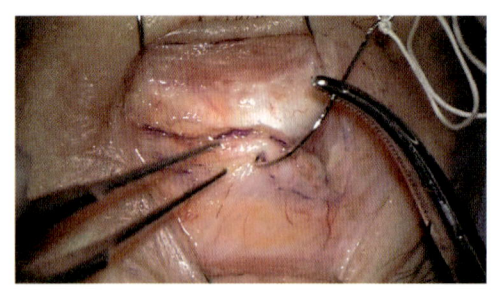

**20** **挙筋腱膜の表面を展開2.** 切開した眼輪筋下筋膜の尾側に釣針鈎をかけて尾側に牽引し，モスキート鉗子で固定する．

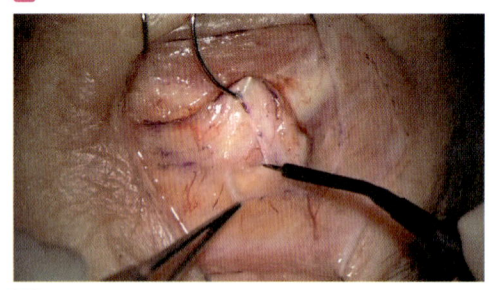

A

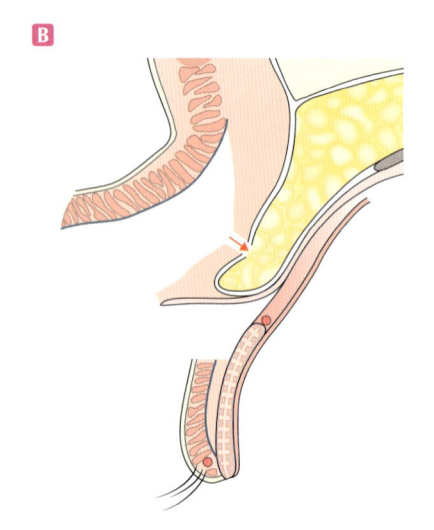

B

**21** **挙筋腱膜の表面を展開3.** 左手の鑷子を用いて，切開した眼輪筋下筋膜の頭側を腹側（天井側）かつ頭側に牽引しながら，背側（眼球側）にアプローチする（A，B）．眼窩隔膜を横方向に切開すると眼窩脂肪を認める．

**POINT** 上眼瞼溝が深い症例では，眼窩脂肪を認める前に挙筋腱膜前面に到達してしまうことがあるので挙筋腱膜を傷つけないように注意が必要となる．上眼瞼溝が深い症例に対しては，慣れるまでは，眼輪筋下をできるだけ頭側に剥離しておき，眼輪筋下筋膜の頭側からアプローチするのがよい．

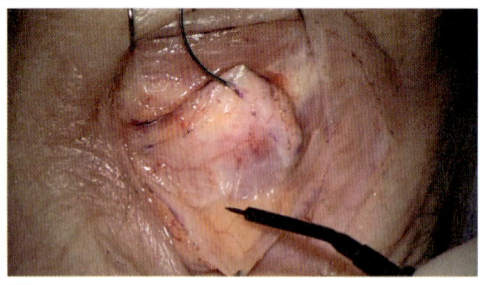

A

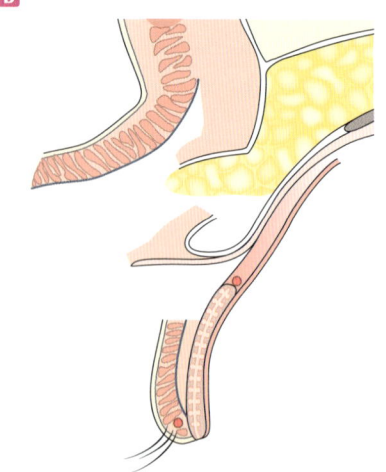

B

**22** **挙筋腱膜の表面を展開4.** 眼窩脂肪を鑷子で把持・牽引し，眼窩脂肪の裏面を剥離していくと挙筋腱膜表面が展開される．筋腱移行部が見えるまで挙筋腱膜と眼窩脂肪の間を頭側に剥離する（A，B）．

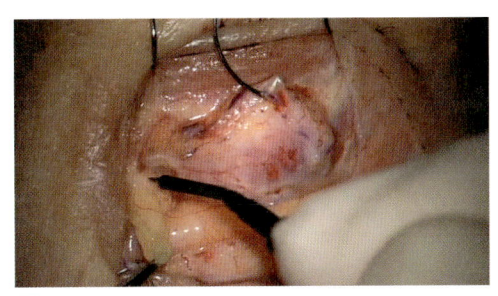

**23** **内側の眼窩脂肪除去1.** 本症例では，内側眼窩脂肪の突出を認めたため摘出を行った．内側眼窩脂肪の周囲を剥離している．内側眼窩脂肪は中央と比較してやや白色である．

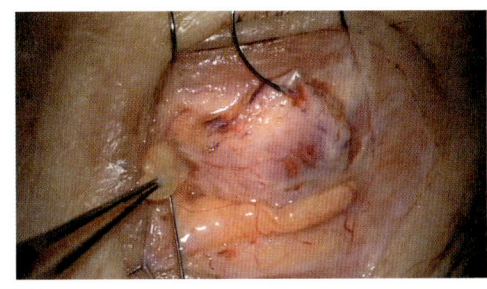

**24** **内側の眼窩脂肪除去2.** エピネフリン非含有キシロカイン®1%を血管に当たらないように脂肪内に注入する．

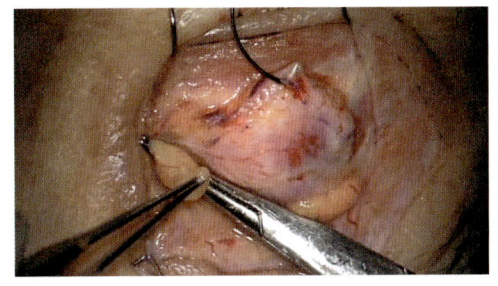

**25** **内側の眼窩脂肪除去3.** 眼窩脂肪をモスキート鉗子で挟む．

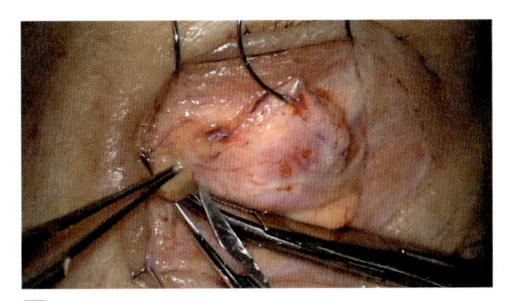

**26** **内側の眼窩脂肪除去4.** スプリング剪刀で脂肪を切除する．

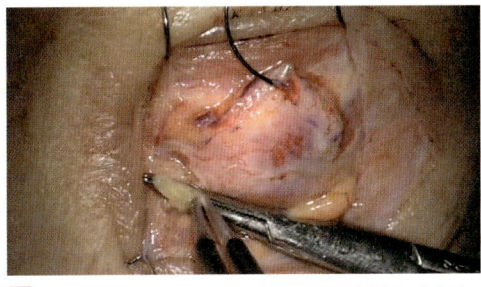

**27** **内側の眼窩脂肪除去5.** 切除した脂肪断端をバイポーラ鑷子で焼灼する．

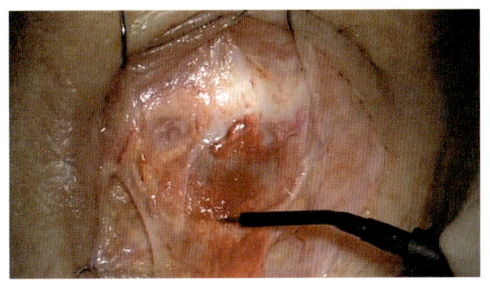

**28** **挙筋腱膜とミュラー筋の間の剥離.** 再度，挙筋腱膜とミュラー筋の間を剥離する．下垂が軽度であれば頭側まで剥離する必要はない．

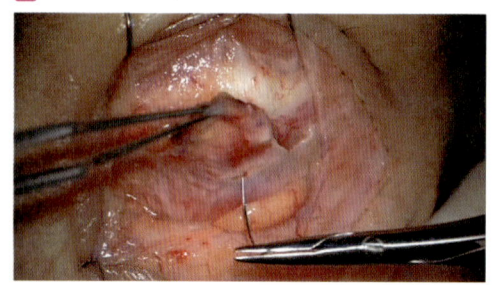

**A**

**29** **挙筋腱膜と瞼板の固定 1.** 挙筋腱膜の表面から裏面に向けて縦方向に 6-0 プロリーン®を通糸する（A, B）.

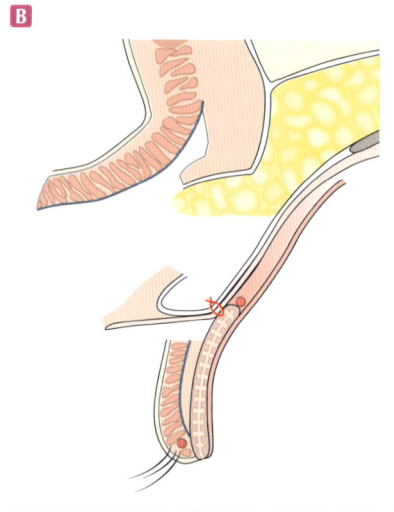

**B**

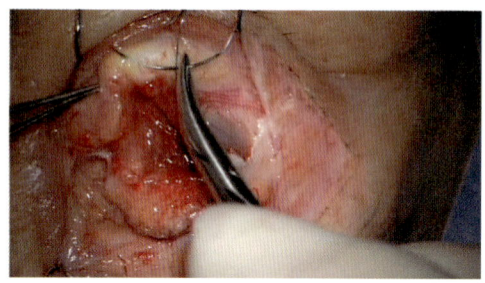

**30** **挙筋腱膜と瞼板の固定 2.** 瞼板内側に付着した脂肪のすぐ外側，瞼板上縁付近に 6-0 プロリーン®を横方向に通糸する.

**POINT** 下眼瞼のマーキングも目安としている.

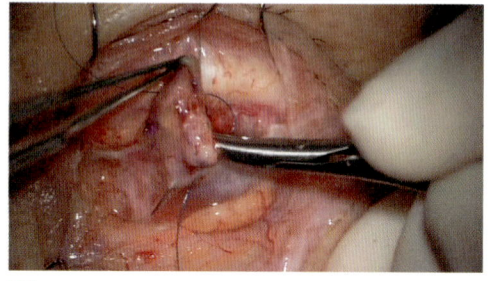

**31** **挙筋腱膜と瞼板の固定 3.** 挙筋腱膜の裏面から表面に向けて縦方向に 6-0 プロリーン®を通糸する.

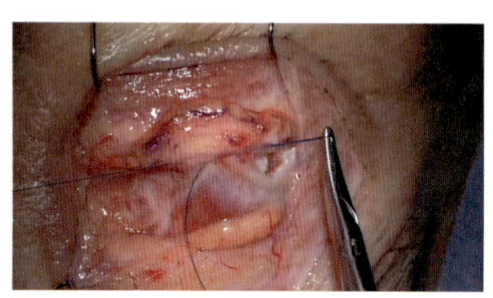

**32** **挙筋腱膜と瞼板の固定 4.** 外科結びで仮結紮（片蝶々結び）をする. 持針器に糸を 2 回まわしてから，糸の先端でなく糸の途中をつかんで結紮する. 解除するときには，糸の端をひっぱると再度同じ糸が使用できる.

**POINT** 3 回以上やり直すときには糸の癖のついた部位は切除して使用している.

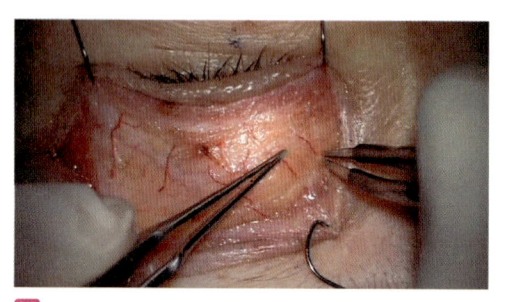

**33** **左上眼瞼の眼窩脂肪除去 1.** 本症例では，左上眼瞼は皮膚切除と内側の眼窩脂肪除去を行っている. 眼輪筋下を頭側に剝離するところまでは右上眼瞼と同様である. 内側の眼輪筋下筋膜をバイポーラ鑷子で凝固しておく.

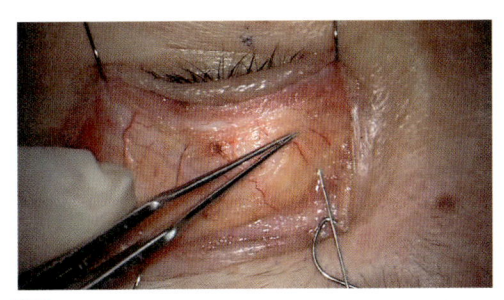

**34** **左上眼瞼の眼窩脂肪除去2.** エピネフリン非含有キシロカイン®1％を注入する.

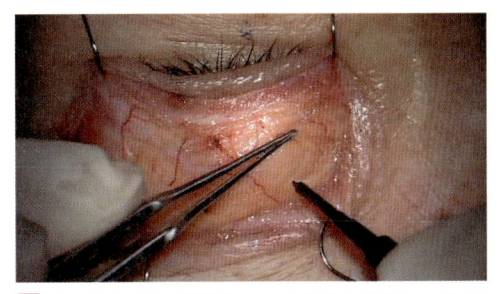

**35** **左上眼瞼の眼窩脂肪除去3.** 眼輪筋下筋膜および眼窩隔膜を切開する.

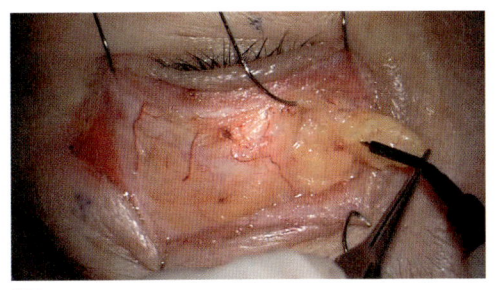

**36** **左上眼瞼の眼窩脂肪除去4.** 内側の眼窩脂肪周囲を剥離する. 特に内側眼窩脂肪の内側に太い血管があるので凝固しながら剥離する. 右上眼瞼と同様に, 減量したい眼窩脂肪をモスキート鉗子で挟み, スプリング剪刀で切除し, 断端を凝固する.

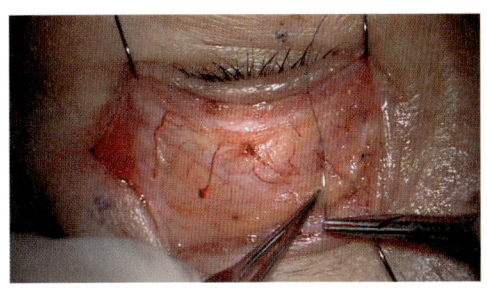

**37** **左上眼瞼の眼窩脂肪除去5.** 6-0プロリーン®を用いて閉創する.

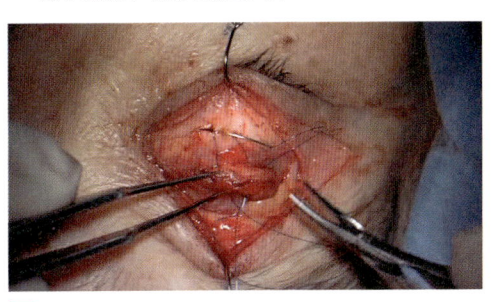

**38** **右上眼瞼の開瞼を調整1.** 坐位にて右眼のMRD（margin reflex distance）が左眼と比較し大きかったため, 低矯正にすべく挙筋腱膜を瞼板に固定し直した. 固定していた結紮糸をほどいた後に, 挙筋腱膜への前回刺入部よりも尾側に針を刺入し, 瞼板に通糸する.

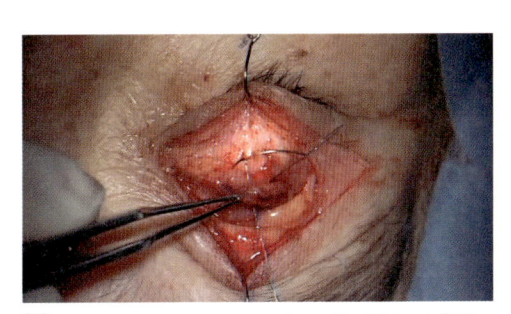

**39** **右上眼瞼の開瞼を調整2.** 瞼板に針が刺さった状態で前回の糸を抜去する. それから瞼板から針を引き抜く. **POINT** こうすることで, ①前回刺入部を目安として扱うことができ, ②前回の糸と今回の糸が絡まることを防ぐことができる.

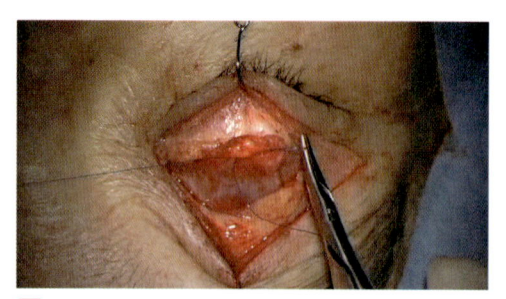

**40** **右上眼瞼の開瞼を調整 3.** その後，挙筋腱膜の裏側から表に通糸して，再度片蝶々結びで仮固定する．坐位で問題なければ本結紮を行う，必要なら内側と外側に1針ずつ固定を追加する．

**A**

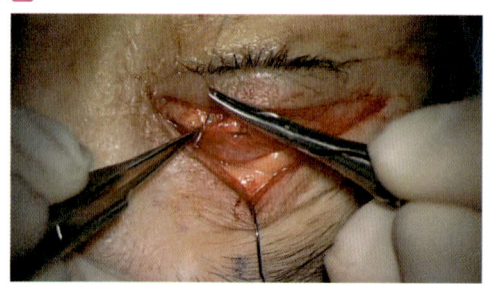

**B**

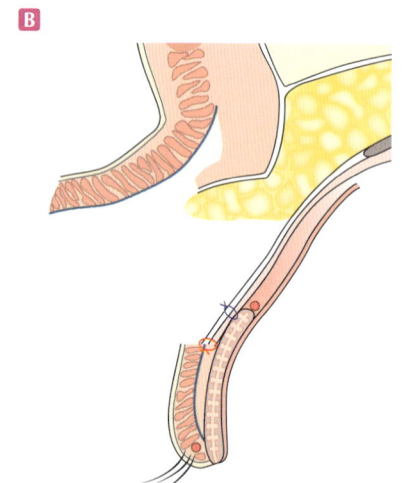

**41** **穿通枝の作成 1.** 余剰組織（ROOF，眼窩隔膜，挙筋腱膜）があれば切除し，挙筋腱膜断端と睫毛側の皮下を6-0 プロリーン®で結紮する（A，B）．A では，挙筋腱膜断端に通糸している．

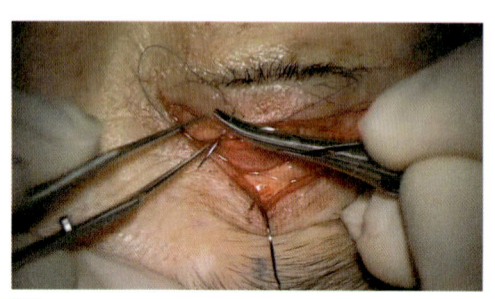

**42** **穿通枝の作成 2.** 睫毛側の皮下に通糸する．

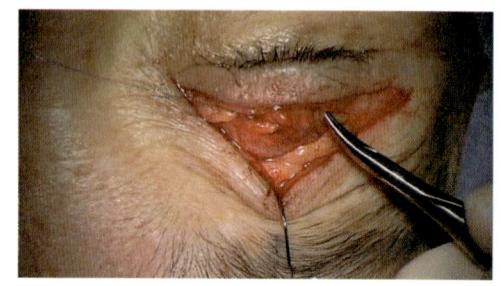

**43** **穿通枝の作成 3.** 結紮する．中央，内側，外側の最低3針行い，必要なら内側と外側にもう1針ずつ行う．
**POINT** 皮膚切開ラインの睫毛側がなだらかなラインを描くように意識して縫合を加えていく．

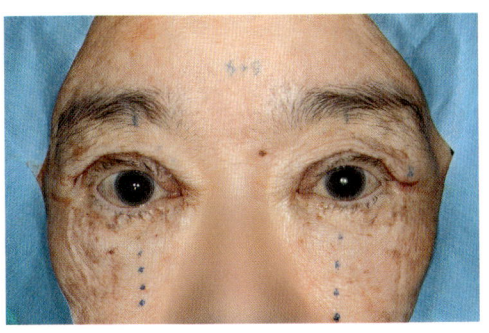

**44 坐位で確認.** 両眼で穿通枝作成後に坐位で確認する.

**POINT** 筆者は穿通枝作成時における坐位の状態が最も術後に関係していると考えているため, 腫脹などの原因がないかぎり, ここでの左右対称性を重視している.

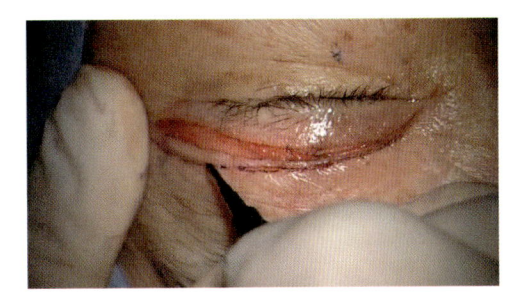

**45 上眼瞼皮膚切除.** 坐位において左上眼瞼の余剰皮膚を認めたため, 左上眼瞼の皮膚切除を行う.

**A**

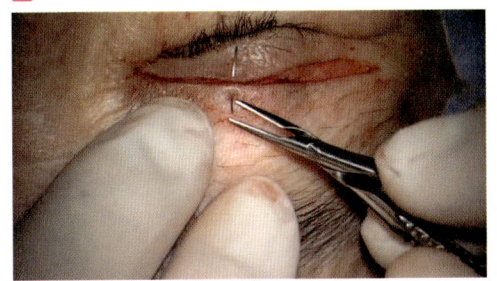

**46 皮膚縫合.** 6-0 プロリーン®で開瞼時に瞳孔中央, 内側, 外側を縫合し, その後に間を縫合していく（A, B）.

**B**

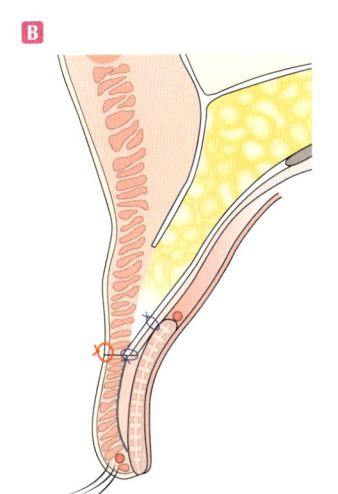

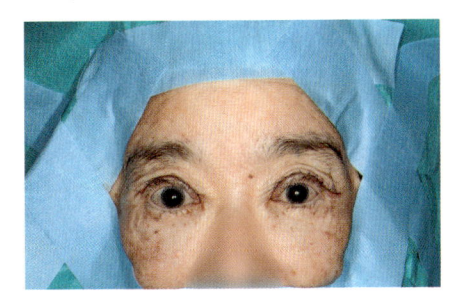

**47 皮膚縫合直後.**

**48 術直後.** 術直後の坐位の状態を示す.

## 術後管理・合併症

「青本」の挙筋腱膜前転術の稿[1]（49〜50ページ）を参照してください.

## 症例提示（手術の実際と同一症例）

### 77歳の女性

眼瞼下垂を指摘され当院紹介受診となっ

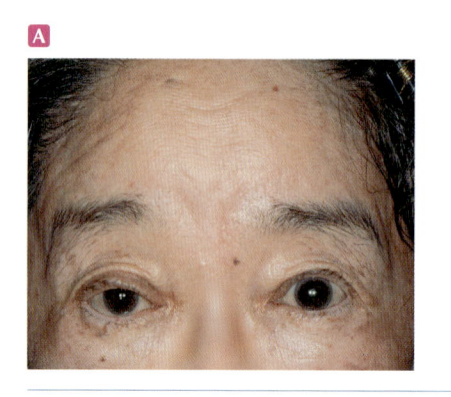 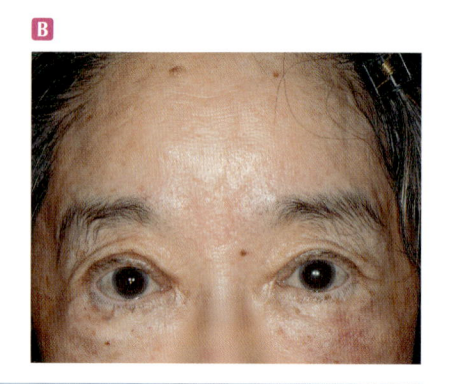

**図 77歳，女性の症例**

A 術前 　　　　B 術後1カ月

た．右眼瞼下垂を認める（図A）．

　右上眼瞼は，挙筋腱膜前転術，内側眼窩脂肪除去および皮膚切除，左上眼瞼は内側眼窩脂肪除去および皮膚切除を施行した．図Bに術後1カ月を示す．

## まとめ

　「青本」の挙筋腱膜前転術の稿[1]（42〜50ページ）も参照されたい．

［**文 献**］

1) 小久保健一."挙筋腱膜前転術".動画＆イラスト＆写真でわかる眼瞼手術の極意：きれいに美しく治す！．小久保健一ほか編．大阪，メディカ出版，2023，42-50．

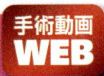

# 3 挙筋群短縮術

小久保 健一　Kenichi Kokubo

WEB ▶動画

動画 1

## はじめに

　眼瞼下垂の治療方法としては，挙筋腱膜前転術，経結膜ミュラー筋短縮術，経皮ミュラー筋タッキング，挙筋群短縮術，前頭筋吊り上げ術などが挙げられる．挙筋群短縮術は，挙筋腱膜前転術や経皮ミュラー筋タッキングで開瞼が困難な症例（挙筋機能が 3〜6mm 程度）でも対応可能なことがある．前頭筋吊り上げ術においては，力源が背側方向のベクトルではなく，頭側方向（天井方向）のベクトルになってしまう．そのため速瞬ができないという短所がある．一方で挙筋群短縮術は力源が背側方向であり，より生理的であるといえる．前頭筋吊り上げ術を使用する頻度を減少させるために，挙筋群短縮術の獲得は必須であると筆者は考えている．本稿では，ミュラー筋と結膜の間の剥離を含めて，詳細に挙筋群短縮術の解説を行う．

## 手術適応

　一般的に挙筋群短縮術は，挙筋腱膜前転術や経皮ミュラー筋タッキングなどで対応できない中等度から重度の症例に適応となる．また，Mild な先天性眼瞼下垂にも用いること

ができる．以前は，まず挙筋腱膜前転術を行い，開瞼が不足していた場合に，その場で挙筋群短縮術にコンバートしていた．しかし挙筋腱膜，ミュラー筋，結膜のすべてを剥がすと腫脹が強くなり定量に影響が出るため，現時点では術中のコンバートは行っていない．特に，右眼で挙筋腱膜前転術，左眼で挙筋腱膜前転術から術中コンバートで挙筋群短縮術を施行した場合には，術中に MRD（margin reflex distance）が同じでも，術後にはコンバートした左眼の MRD が大きくなることが多い．このような経験から挙筋腱膜前転術で開瞼不足が疑われる場合には，最初から挙筋群短縮術を施行している．

　また，他院で下垂手術を受けたが挙上不足であったときには，もともとの挙筋機能が不明であることも多く，挙筋群短縮術が重宝することもある．

## 手術方法

　挙筋群短縮術のシェーマを図 1[1) に示す．ミュラー筋と結膜の間を剥離し，挙筋腱膜の表面も剥離する（図 1A）．次に，挙筋腱膜とミュラー筋を一緒に瞼板に固定する（図 1B）．

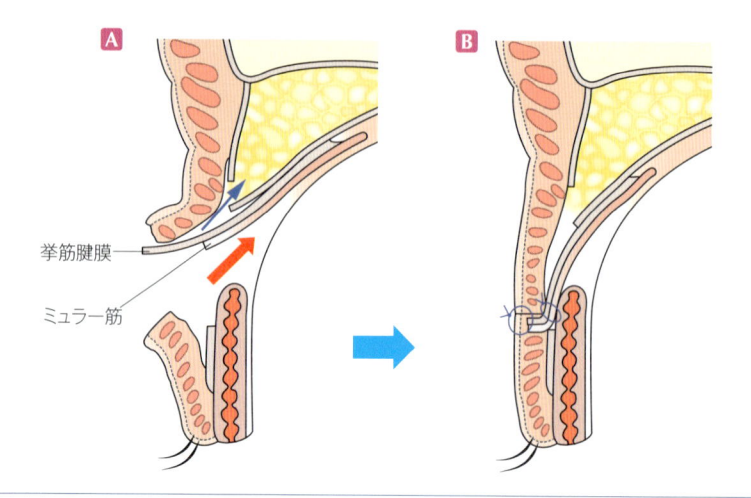

**図1 挙筋群短縮術（Levotor Resection：Aponeurosis-Müller Complex Advancement）のシェーマ**（文献1より）

Ａ ミュラー筋と結膜の間を剝離．挙筋腱膜の表面を展開する．
Ｂ 挙筋腱膜とミュラー筋を一緒に前転する．

**手順　手術の実際（動画1）**

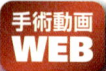

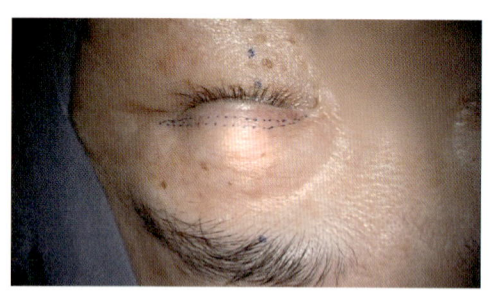

**1 デザイン．** この患者は上眼瞼溝が深いので，重瞼ラインは5mm，皮膚切除は2mmに設定した．

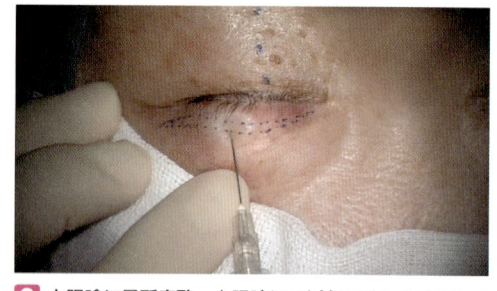

**2 上眼瞼に局所麻酔．** 上眼瞼にエピネフリン入りキシロカイン®1%を片側2.5mL注入する．皮下の血管走行が認識できるときには，避けて針を刺入する．
**POINT** 皮内に打つくらい浅い層に注入したほうが，針先が血管に当たるリスクは減らすことができる．

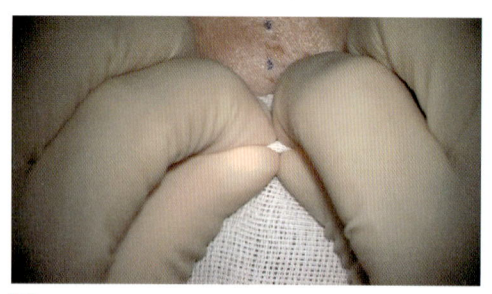

**3 麻酔薬の浸潤．** 乾いた新しいガーゼの上から，膨隆した皮膚をつまんで麻酔薬を浸潤させる．

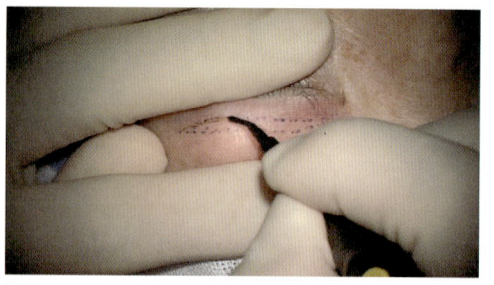

**4 皮膚および眼輪筋の切開．** 5分経過したら，上眼瞼部の皮膚を15番メス，または高周波メスを用いて切開する．
**POINT** 左手の示指および中指で皮膚に緊張を加えておくとデザイン通りに切開しやすい．

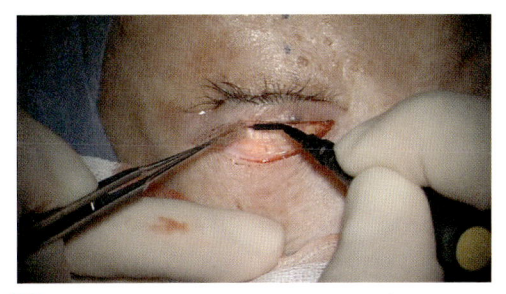

**5** **皮膚および眼輪筋の切除.** ラジオ波やスプリング剪刀を使用して，皮膚と眼輪筋を切除する．

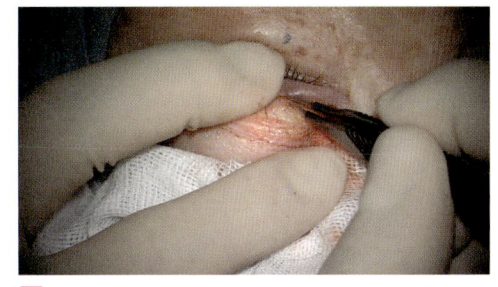

**6** **止血.** バイポーラ鑷子を用いて，凝固止血を行う．

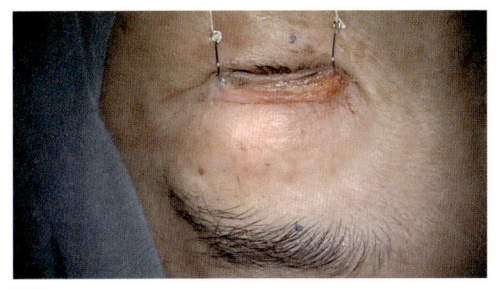

**7** **尾側に釣針鈎で牽引.** 創の尾側の内側と外側の眼輪筋にそれぞれ釣針鈎をかけ，尾側に牽引しておく．

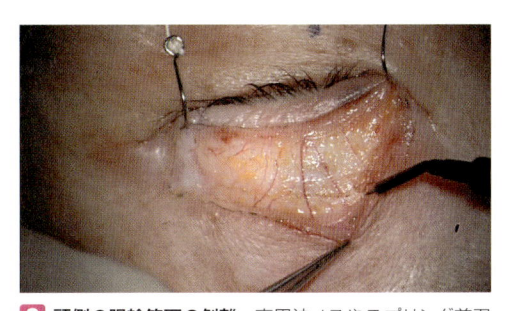

**8** **頭側の眼輪筋下の剝離.** 高周波メスやスプリング剪刀を用いて頭側の眼輪筋下を剝離していく．

**POINT** 眼輪筋下の縦に走る血管や神経を下床に落とすようにすると層の違いがわかりやすい．

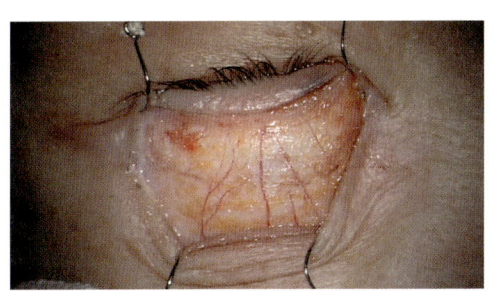

**9** **頭側に釣針鈎で牽引.** 眼輪筋下の剝離が終わったら，頭側も内側と外側の2カ所で眼輪筋に釣針鈎をかけ牽引する．

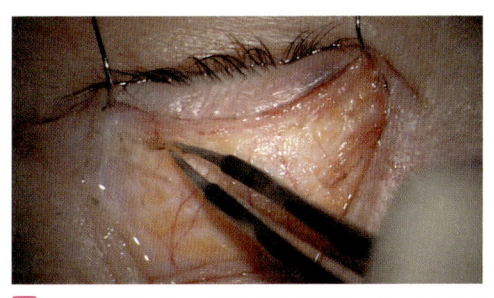

**10** **瞼板前組織を凝固.** 瞼板を露出するために，あらかじめ瞼板前組織を凝固しておく．

**POINT** 後ほど挙筋腱膜表面にもアプローチするため頭側も凝固しておく．

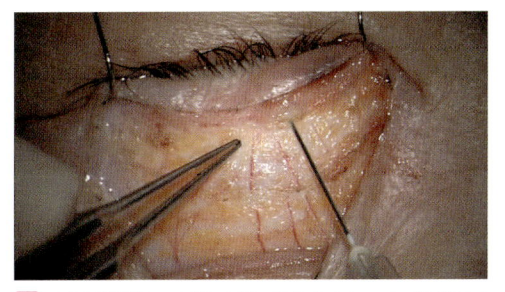

**11** **瞼板前組織にエピネフリン非含有キシロカイン®の局所麻酔.** 瞼板前組織にエピネフリン非含有キシロカイン®の局所麻酔を3〜4カ所注入する．

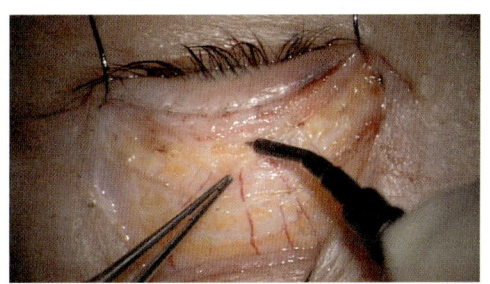

**12** **瞼板前組織を切開.** 凝固しておいたラインの上をラジオ波やスプリング剪刀を用いて切開し瞼板を展開する．

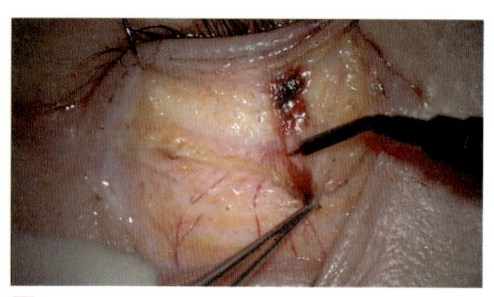

**13** 瞼板上を頭側に向かって剝離．瞼板に到達したら，瞼板上縁に向かって剝離していく．

**POINT** ラジオ波やスプリング剪刀を使用する．ラジオ波は瞼板に穴を開ける可能性があり，慣れるまではスプリング剪刀を用いて，刃を瞼板と平行にして刃先の弯曲は腹側（天井側）に向けて剝離をすると瞼板を傷つけずにすむ．

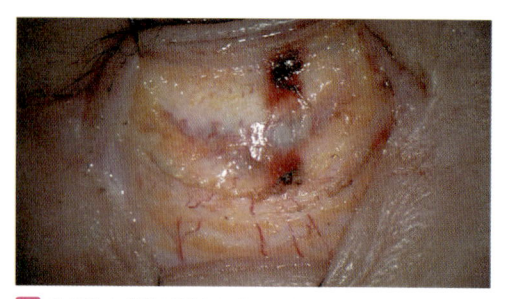

**14** 瞼板から挙筋腱膜を外す．尾側の釣針鉤を深くかけなおし，やや強めに牽引する．そして，瞼板から挙筋腱膜をしっかり外す．

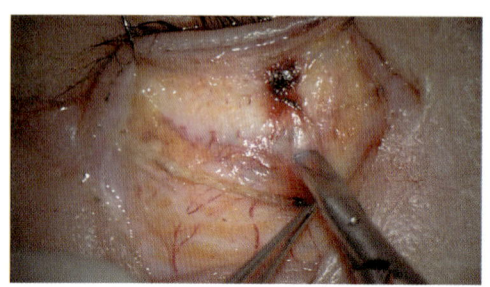

**15** ミュラー筋に小孔を開ける．瞼板上縁より3mm程度頭側で，ミュラー筋に小孔を開ける．

**POINT** 弓状動脈を避けておく．

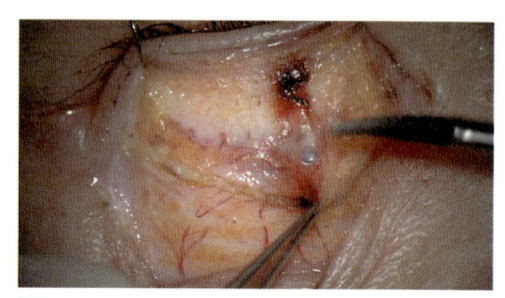

**16** 小孔が開いた状態．小孔は結膜がしっかり見える深さまで開けておく．

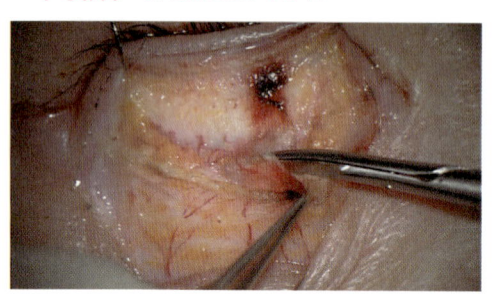

**17** ミュラー筋と結膜の間を剝離．小孔にスプリング剪刀を挿入しミュラー筋と結膜の間を剝離する．

**POINT** 刃先は頭側を向くようにする．

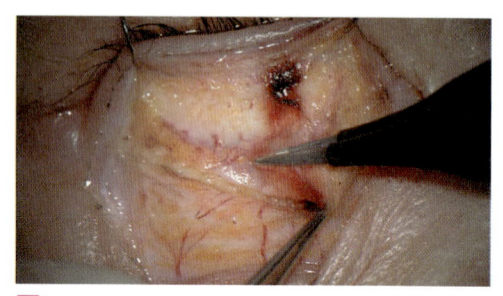

**18** ミュラー筋を凝固．ミュラー筋と結膜の間にバイポーラ鑷子の片方を挿入し凝固する．

**POINT** 焼灼時間が長い，またはバイポーラの設定が強すぎると熱が結膜まで伝わってしまい，ミュラー筋を切離するときに結膜に穴を開ける可能性がある．結膜が熱により腹側（天井側）に上がってきてしまうためである．慣れるまでは，バイポーラの設定は皮膚を凝固する場合の半分くらいにしておくとよい．

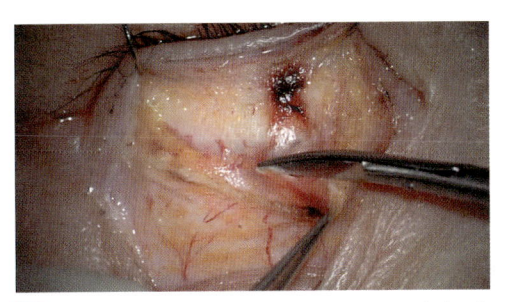

**19** **ミュラー筋の切離.** スプリング剪刀の片刃を小孔に差し込み，ミュラー筋を切離する.

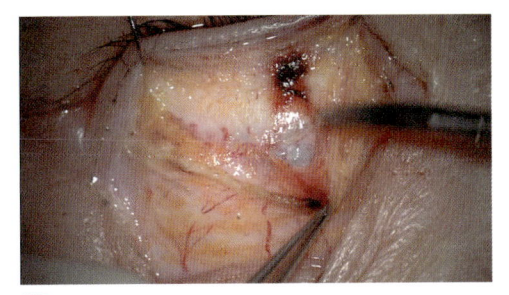

**20** **ミュラー筋の孔が広がった状態.** 最初の小孔が広がっている.

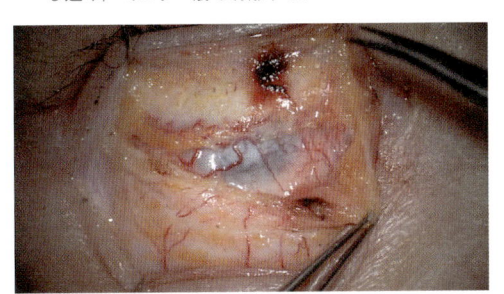

**21** **瞼板上縁からミュラー筋が外れた状態.** この「ミュラー筋と結膜の間を剥離」「ミュラー筋を凝固」「ミュラー筋の切離」を繰り返すことで完全に瞼板上縁からミュラー筋が離断される.

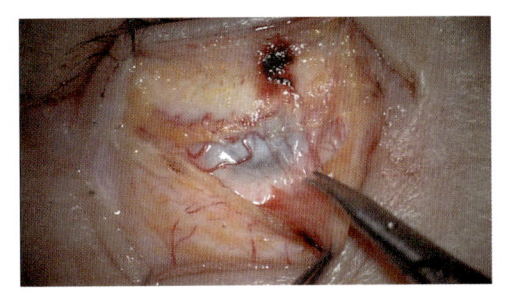

**22** **頭側に向かってミュラー筋と結膜の間を剥離.** 今度はスプリング剪刀を用いて，頭側に向かって結膜とミュラー筋の間を剥離していく.

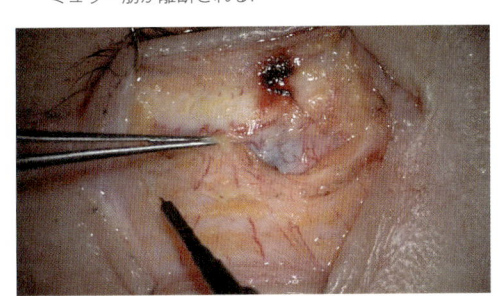

**23** **眼輪筋下筋膜を切開.** 前もって凝固しておいた眼輪筋下筋膜を切開する.

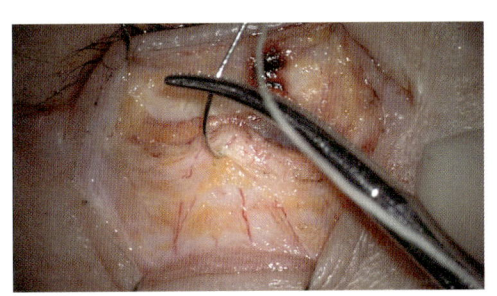

**24** **眼輪筋下筋膜の尾側を釣針鉤で牽引.** 切開した眼輪筋下筋膜の尾側を釣針鉤で牽引する.

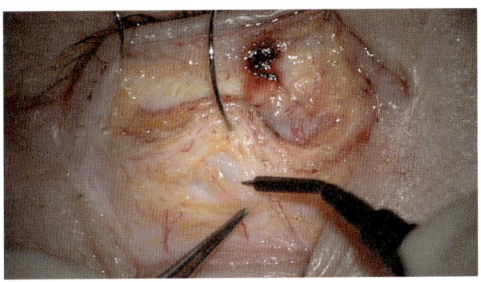

**25** **ROOF を切開.** 切開した眼輪筋下筋膜の頭側を鑷子で把持して腹側（天井側）に持ち上げ，眼窩隔膜が見えるまで ROOF を切開する.

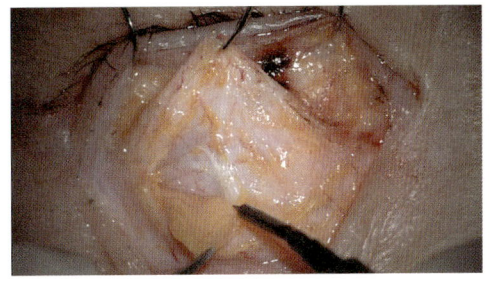

**26** **眼窩隔膜を切開.** 眼窩脂肪が透見できたら眼窩隔膜を切開し眼窩脂肪を把持する. 眼窩脂肪を把持したまま，眼窩隔膜の切開を広げていく.

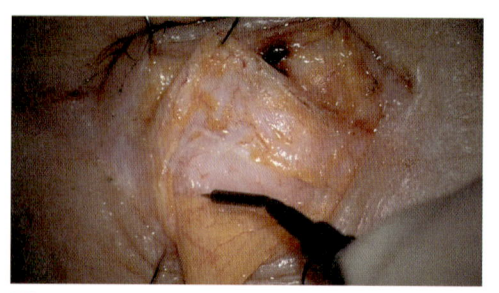

**27** 挙筋腱膜表面を展開. 左手の鑷子で眼窩脂肪を頭側に持ち上げながら，眼窩脂肪と挙筋腱膜の間を剥離していく.

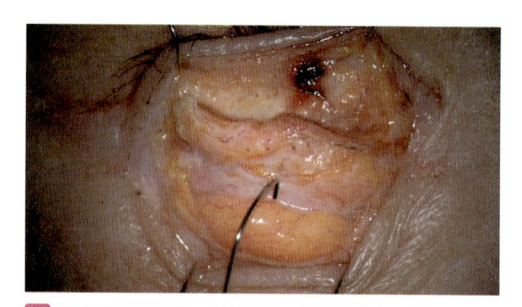

**28** 眼窩脂肪に釣針鉤をかける. 眼窩脂肪を頭側によけておくために，釣針鉤を用いる.

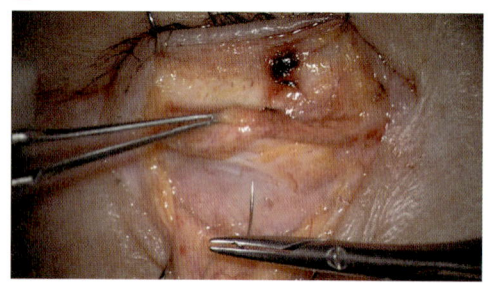

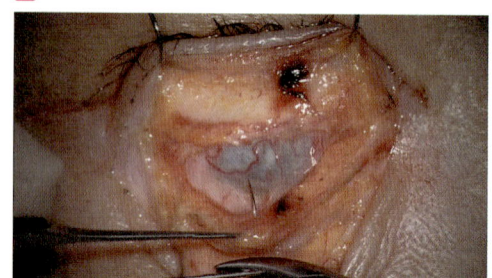

**29** 瞼板に挙筋群を固定 1.

Ａ まずは挙筋腱膜の表面から裏面に向かって縦方向に 6-0 プロリーン® を通糸する.

Ｂ この際，背側のミュラー筋をしっかり拾っていることを確認する.

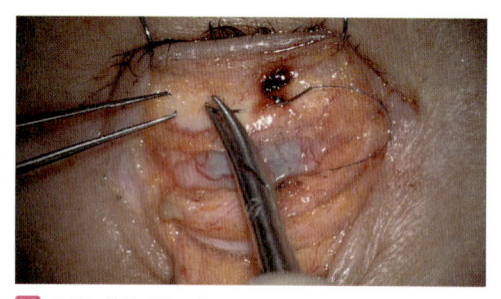

**30** 瞼板に挙筋群を固定 2. 次に，瞼板に横方向に通糸する.

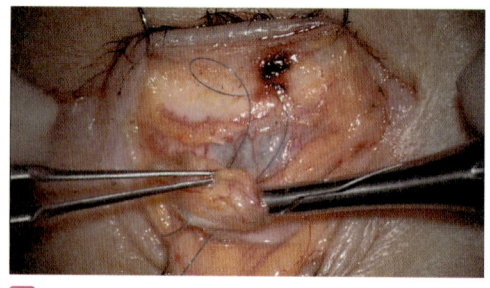

**31** 瞼板に挙筋群を固定 3. ミュラー筋の裏面から表面に向かって縦方向に通糸する. 横幅は 5mm ほど開けている.

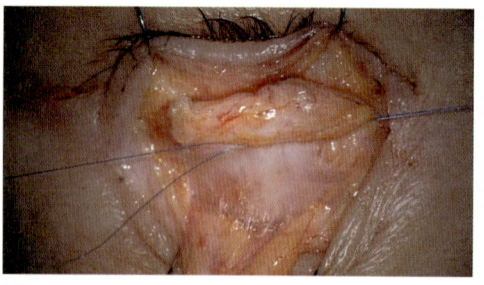

**32** 瞼板に挙筋群を固定 4. 片蝶々結びで結紮し，上眼瞼の形やピークを確認する.

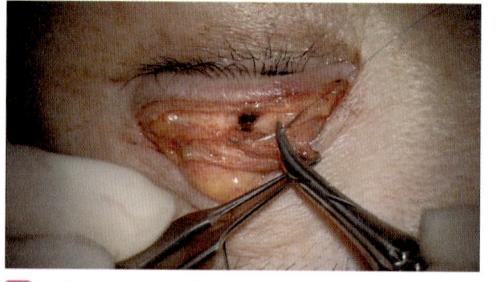

**33** 重瞼形成. 重瞼形成の操作に移る. 通常，余剰挙筋群を切除してから断端と睫毛側皮下を結紮することが多い. 今回は，余剰挙筋群は切除しないため，挙筋群の裏に横方向に 6-0 プロリーン® を通糸している.

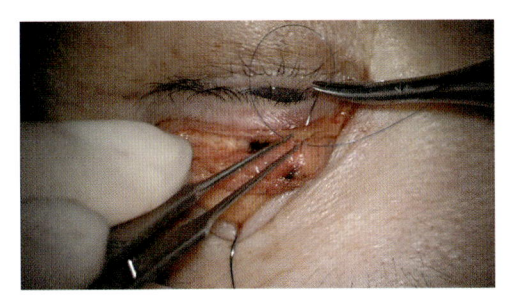

**34** 睫毛側の皮下に通糸. 次に，睫毛側の皮下に縦方向に通糸する.

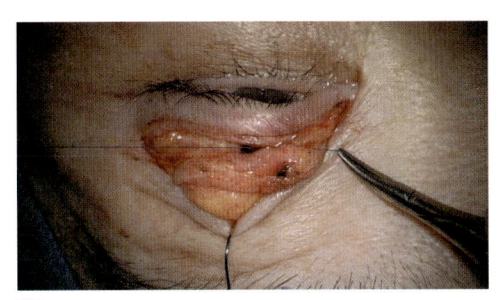

**35** 結紮. 結紮する. これを4〜5カ所で行う.
**POINT** 睫毛が90°くらい立つ程度に調整している

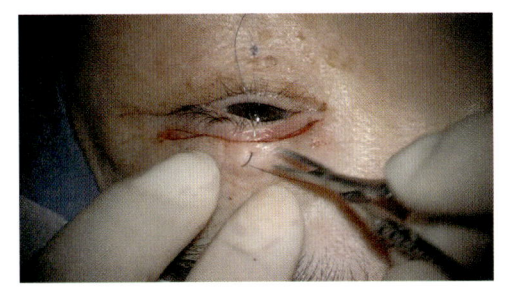

**36** 皮膚縫合. 6-0プロリーン®を用いて，皮膚縫合を行う.

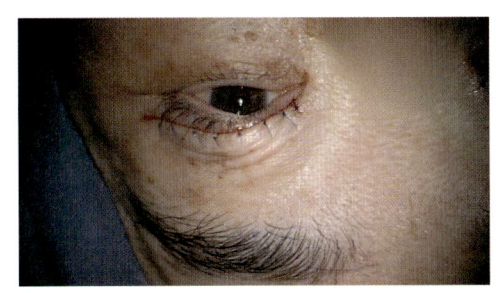

**37** 術直後.

## 術後管理

　ドレッシングは生理食塩液に浸して絞ったガーゼをそれぞれ左右の傷にのせ，その上から乾いたガーゼをそれぞれのせている. 抗菌薬の内服は3日間処方している. 術後1日目に消毒およびガーゼ交換を行う. 術後2日目までクーリングを施行している. 術後3日目にガーゼを外して，洗顔およびシャワー浴を開始とすることが多い. 術後10〜14日で抜糸を行い，抜糸翌日より入浴を開始としている. 抜糸後の経過は順調であれば，術後1カ月，3カ月，6カ月で観察している. 自覚症状，傷痕，左右差，違和感，開瞼，ドライアイ，眉毛の位置などをチェックしていく.

## 合併症

### ① 眼瞼の腫脹

　挙筋腱膜前転術や経皮ミュラー筋タッキングと比較すると腫脹が強い. 特に抜糸までの間は腫脹がある. 術後1カ月程度で腫脹は改善するが，厳密な腫脹の消退には3〜6カ月かかる.

### ② 血腫

　術翌日のガーゼ交換時に多くの出血が付着しており，皮膚縫合の糸と糸の間にコアグラが露出している場合には，その場で抜糸し生理食塩液で洗浄する.

### ③ 感染

　起こることは稀であるが，感染していたらすぐに創を開けて生理食塩液で洗浄し，外側

に細いドレーンを留置する.

### ④ 予定外重瞼線

上眼瞼溝が深い症例では，高いラインに重瞼ラインを設定すると予定外重瞼線が出現することがあるため，5〜6mm 程度に設定することが多い．上眼瞼溝が深い症例では，予定外重瞼線の予防として，3M™ ステリストリップ™ やファスナート™ を重瞼部切開線の5mm 頭側に貼付して手術を終了することが多い.

### ⑤ 眉毛位置の変化

術後に代償性の眉毛挙上が改善し眉毛が落ちる可能性が高い．下垂手術のどの術式でも眉毛が落ちるリスクはあるが，自験例では，挙筋群短縮術では約 90 ％[2]，挙筋腱膜前転術では約 80 ％[3]，経皮ミュラー筋タッキングでは約 60 ％[4] であった．患者には顔貌変化を前もって伝えておく.

## 症例提示（手術の実際と別の症例）

### 73 歳の男性

近医眼科より当院紹介受診となった．挙筋機能は右 3mm，左 5mm であった（図 2A，B）.

両側挙筋群短縮術後 6 カ月．前頭筋吊り上げ術を回避できた（図 2C，D）.

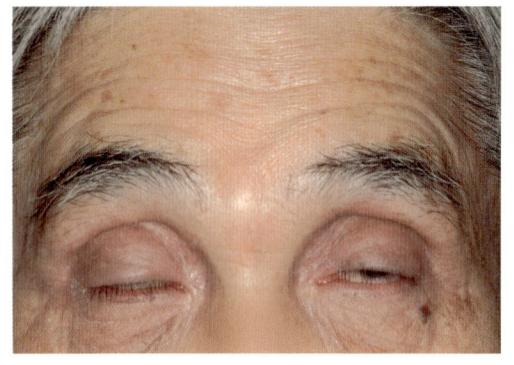
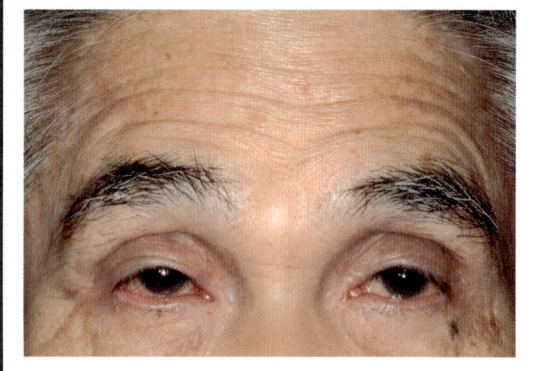
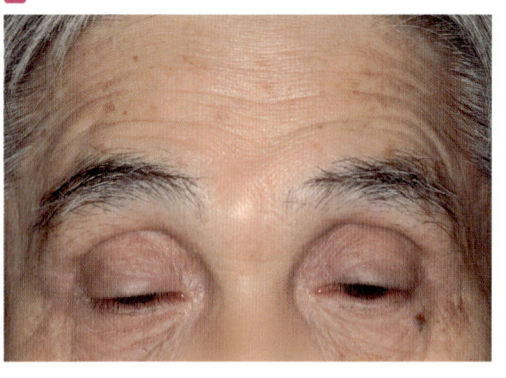
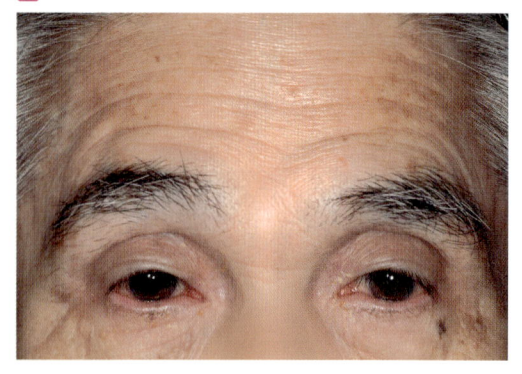

**図 2　73 歳，男性の症例**

Ａ 術前上方視
Ｂ 術前正面視
Ｃ 術後上方視
Ｄ 術後正面視

## まとめ

　ミュラー筋と結膜の間の剝離に慣れること
が重要である.

［文 献］

1）藤井晶子."挙筋群短縮術".動画＆イラスト＆写真でわかる 眼瞼手術の極意：きれいに美しく治す.小久保健一
ほか編.大阪,メディカ出版,2023,67.

2）Kokubo, K. Katori, N. Hayashi, K. et al. Evaluation of the eyebrow position after levator resection. J Plast Reconstr Aesthet
Surg. 70（1）, 2017, 85-90.

3）Kokubo, K. Katori, N. Hayashi, K. et al. Evaluation of the eyebrow position after aponeurosis advancement. J Plast Surg
Hand Surg. 53（1）, 2019, 60-4.

4）Kokubo, K. Katori, N. Hayashi, K. et al. Evaluation of the eyebrow position after external Müller's muscle tucking: A new
technique for ptosis repair. J Plast Reconstr Aesthet Surg. 72（4）, 2019, 662-8.

# 4 ミュラー筋タッキング＋挙筋腱膜前転術

手術動画 WEB

林 憲吾 Kengo Hayashi

WEB▶動画

動画 1　動画 2

## はじめに

経皮アプローチの挙筋を前転する主な術式として，挙筋腱膜前転術，ミュラー筋タッキング，挙筋群短縮術がある（図 1A〜C）．ミュラー筋タッキングは，挙筋腱膜とミュラー筋の間を剝離し，ミュラー筋のみ瞼板上へたぐりよせて固定する術式である（図 1B）[1]．ミュラー筋は軟らかく伸展性がある組織のため，瞼縁が自然なカーブになりやすく，前転量と固定位置の調整は挙筋腱膜前転術より容易である．また，中等度以上の眼瞼下垂では，タッキング幅が瞼板上縁から 10〜12mm となることが多いが，閉瞼不全は生じにくく，術後の点状表層角膜症（superficial punctate keratopathy；SPK）も少ないのが特徴である（図 2）[2]．

ただし，ミュラー筋タッキングの問題点として，再発率の高さが挙げられる．小久保らは，経過観察期間が約 1 年で，下垂の再発率が挙筋腱膜前転術では 4%，ミュラー筋タッキングでは 15% で，ミュラー筋タッキングは有意に再発率が高いことを報告している（図 3）[3]．

また，重度でミュラー筋が非常に菲薄化し，瞼結膜および角膜が透見される症例に，ミュラー筋のみ 12mm を超える大幅なタッキングを行った場合も，術中は大きく開瞼するが，術後早期に再下垂することが多く見受けられる（図 4）．そのような場合には，ミュラー筋のみでは不十分で，ミュラー筋と挙筋腱膜の両者を前転する必要がある．

挙筋腱膜とミュラー筋の両者を前転する術式として，挙筋群短縮術（図 1C）はゴールドスタンダードな術式であるが，挙筋群短縮術のデメリットとして，瞼結膜からミュラー筋を剝離する必要がある．この剝離操作には局所麻酔の追加が必要であり，腫脹に伴い術中定量と術後開瞼との差が生じる場合がある．

そこで挙筋群短縮術の代用として，ミュラー筋タッキング（2 点）を施行し，追加として，挙筋腱膜の裏面から腱膜の White line を確認し，腱膜裏面から瞼板へ前転（1 点）を追加するミュラー筋タッキングと挙筋腱膜前転術を併施する術式を紹介する（図 5）[4]．

## 手術適応

### ミュラー筋タッキングと挙筋腱膜前転術の併施術の適応

通常の加齢性やハードコンタクトレンズ性の軽度の眼瞼下垂の場合，挙筋腱膜前転術のみで，過不足なく矯正が可能なことが多い．筆者は，中等度以上の眼瞼下垂に対して，2 点のミュラー筋タッキングをベースとして，

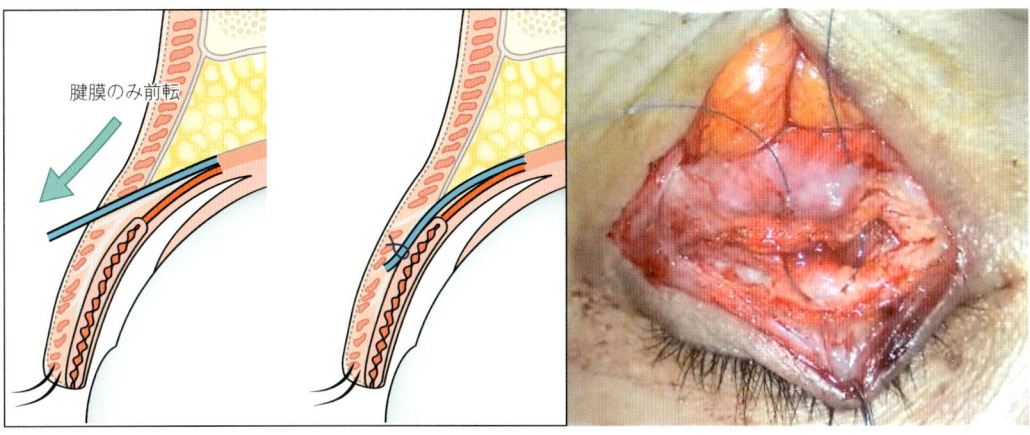

腱膜のみ前転

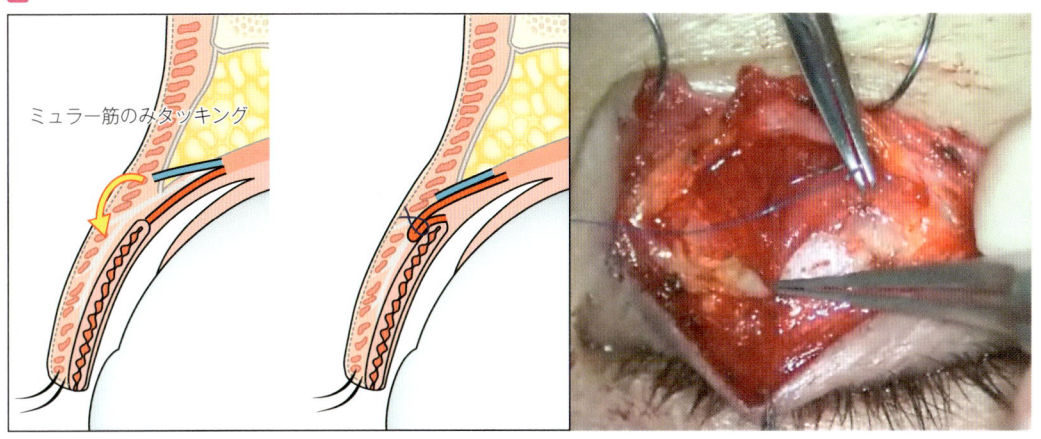

ミュラー筋のみタッキング

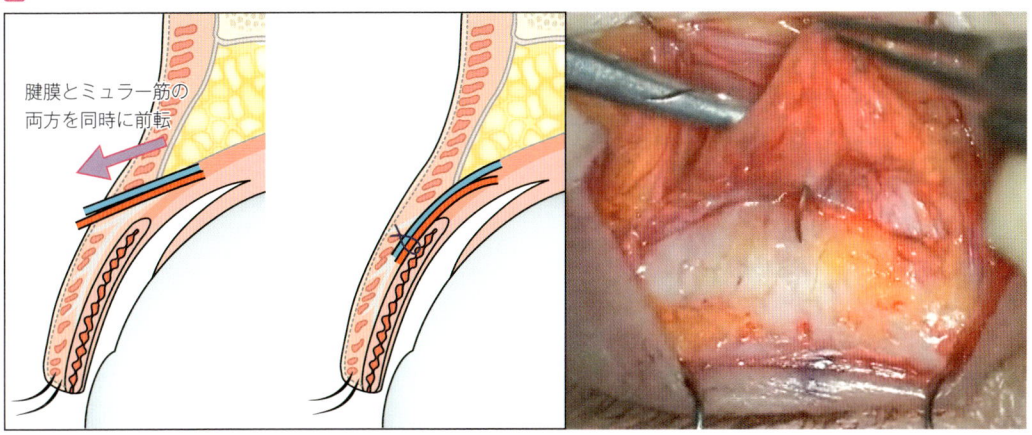

腱膜とミュラー筋の
両方を同時に前転

**図1 代表的な眼瞼下垂の3つの術式**

**A** 挙筋腱膜前転術
**B** ミュラー筋タッキング
**C** 挙筋群短縮術

4

ミュラー筋タッキング＋挙筋腱膜前転術

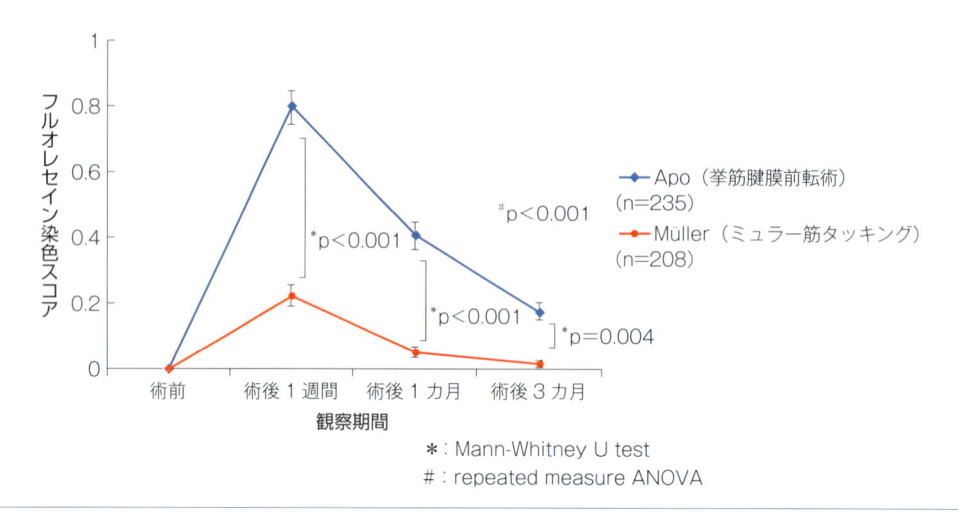

**図2 挙筋腱膜前転術とミュラー筋タッキングの SPK の定量推移（フルオレセイン染色スコア）**（文献2より）

術後1週間，術後1カ月，術後3カ月ともに有意差があり，特に1週間の時点での SPK の差が著明である．

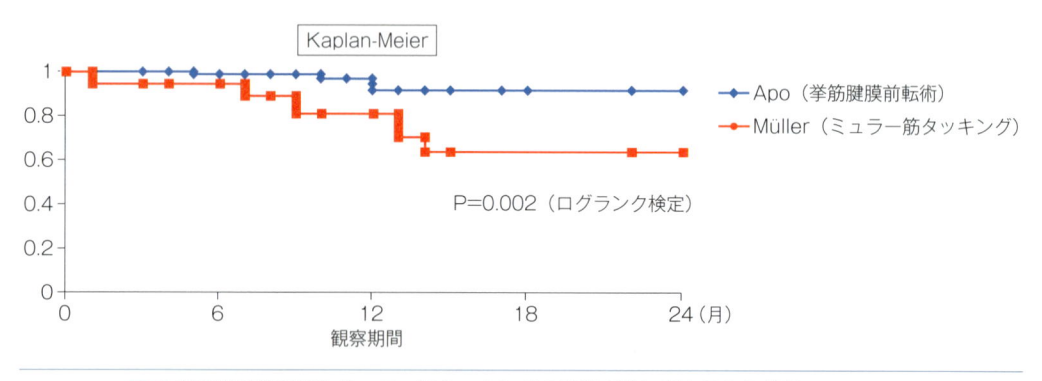

**図3 挙筋腱膜前転術とミュラー筋タッキングの術後再発に対する生存曲線**（文献3より）

ミュラー筋タッキングのほうが挙筋腱膜前転術より有意に再発が多い．

挙筋腱膜を1点補強として追加する本術式を選択している．挙筋群短縮術と同様に，中等度から重度の下垂に良い適応と考えられる．低矯正となりやすい先天性の場合も，軽度から中等度であれば，本術式も有用である．

## 手術方法

本術式をシェーマと術中写真で示す（図5）．まず，ミュラー筋を2点でタッキングする（図5A，B）．タッキングされたミュラ

一筋へ挙筋腱膜をかぶせ，同程度の前転量となるように挙筋腱膜を裏面から1点通糸する（図5C）．これをミュラー筋タッキングを施行した2点の中央の瞼板に仮結紮する（図5E）．開瞼の過不足に応じて，腱膜前転量を変えて固定する（図5D，F）．この1点の腱膜前転のメリットとして，前転量による開瞼幅の微調整のみではなく，瞼板に固定する位置により瞼縁のカーブを微調整することが可能である．通常，ミュラー筋タッキングの2点間に腱膜前転を1点追加するが，ミュラー筋タッキングを固定した後に，瞼縁のカーブ

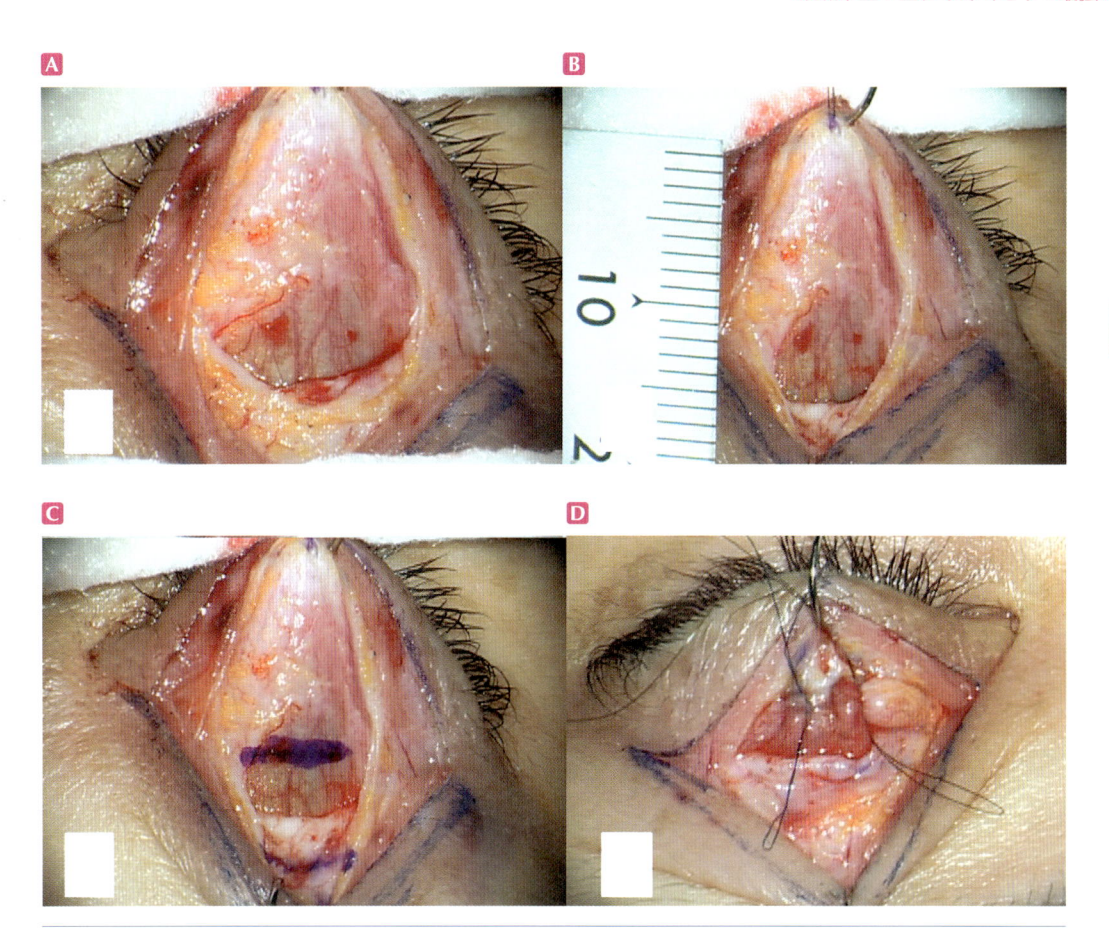

**図4 ミュラー筋の菲薄化が著明な例**

Ⓐ ミュラー筋が菲薄化しており，瞼結膜が透見される．
Ⓑ 瞼板上縁から測定する．
Ⓒ 瞼板上縁から 12mm をマーキングする．
Ⓓ 菲薄化したミュラー筋を瞼板へタッキングする．

が，わずかに耳側（外側）が下がっている場合，腱膜の固定する位置を，ミュラー筋タッキングの 2 点間ではなく，耳側（外側）にシフトして固定することで，瞼縁のカーブが改善する．本術式は，挙筋群短縮術の際に行う眼窩隔膜切開とミュラー筋と瞼結膜の間を剥離する工程は必要なく，低侵襲な術式といえる．眼窩脂肪切除が必要な場合は，眼窩隔膜に 1〜2 カ所の小切開を加えて，適量の眼窩脂肪を切除する．

我々は，ミュラー筋タッキング（2 点）では開瞼不足な症例が 12％にみられ，挙筋腱膜の裏面から腱膜の前転（1 点）を追加することで，そのうち約 90％の症例で開瞼幅の改善が得られたことを報告した[4]．腱膜前転も併用しているため，下垂の再発予防効果も期待できる．

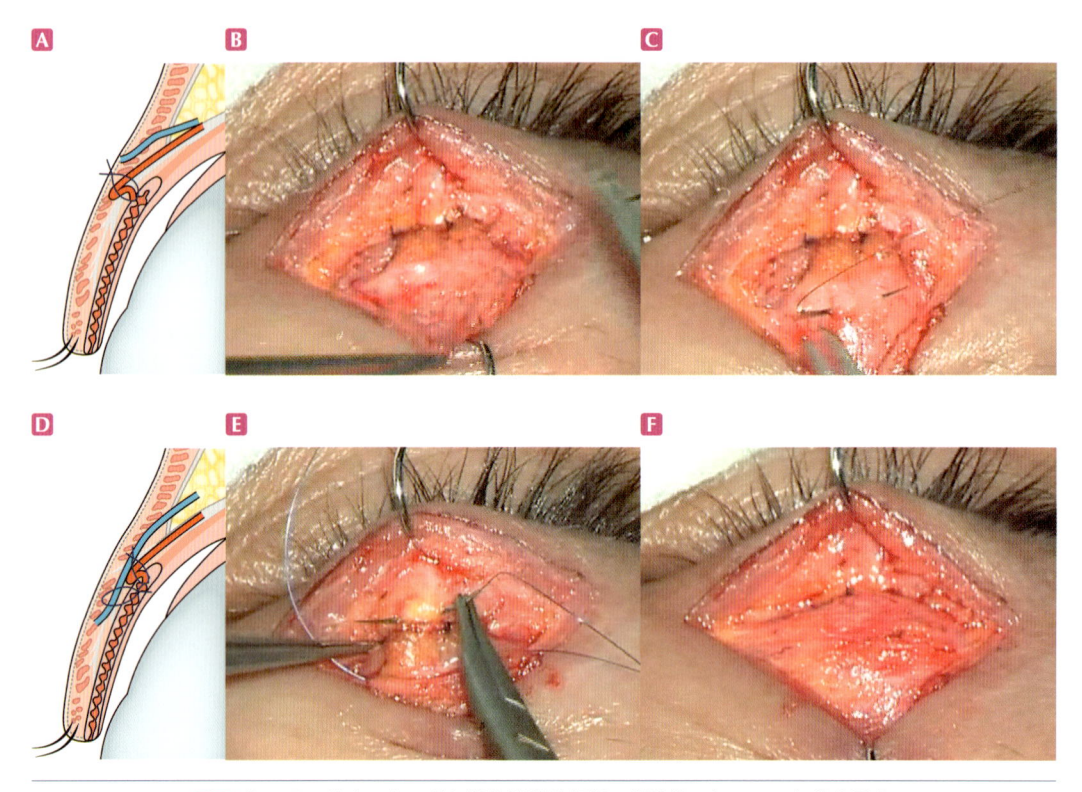

**図5 ミュラー筋タッキングと挙筋腱膜前転術の併施術のシェーマと術中写真**

A ミュラー筋タッキングのシェーマ：青線が挙筋腱膜，赤線がミュラー筋である．

B ミュラー筋タッキングの術中写真：ミュラー筋を瞼板へ2点タッキング固定する．

C 挙筋腱膜前転術の術中写真：挙筋腱膜の裏面へ1針通糸する．

D 挙筋腱膜前転術を併施したシェーマ

E 挙筋腱膜前転術の術中写真：ミュラー筋を固定した2点間の瞼板へ通糸する．

F 挙筋腱膜前転術の術中写真：挙筋腱膜を1点前転固定する．

手順　手術の実際（動画1）

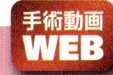
手術動画
**WEB**

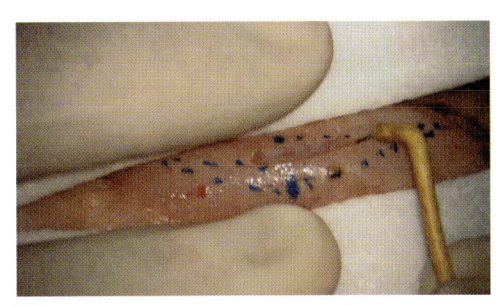

**1** 皮膚および眼輪筋の切開.

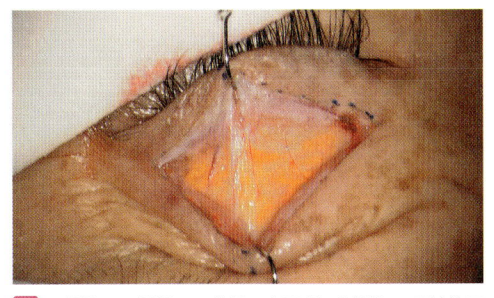

**2** 眼輪筋下の剥離. 眼輪筋下を頭側へ剥離し，眼輪筋下筋膜を露出する.

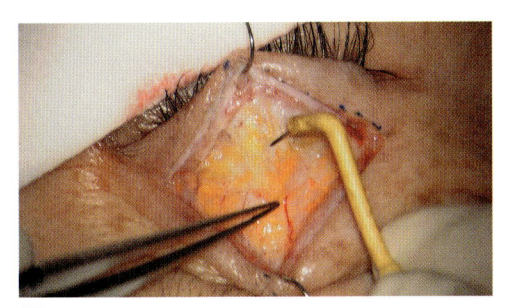

**3** 瞼板前組織を切開.

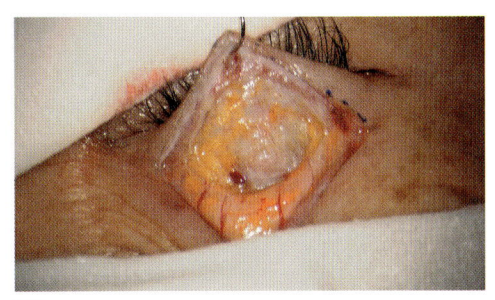

**4** 瞼板を露出. 瞼板が展開されている.

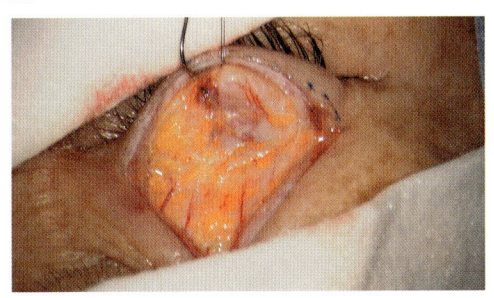

**5** 瞳孔中央で瞼板前組織を尾側へ牽引する.

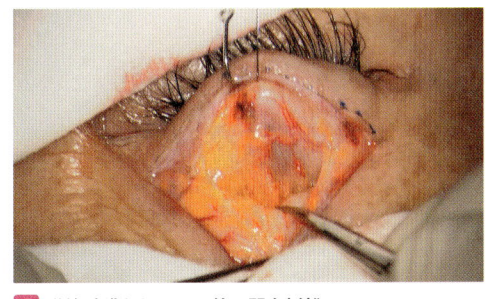

**6** 挙筋腱膜とミュラー筋の間を剥離.

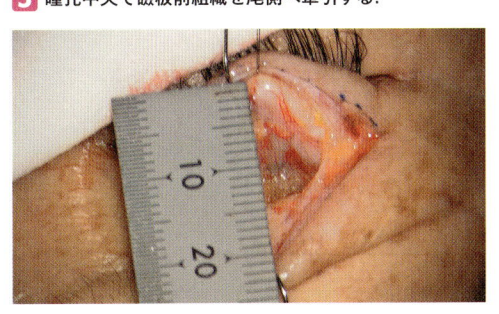

**7** 瞼板上縁からミュラー筋のタッキング幅を計測.

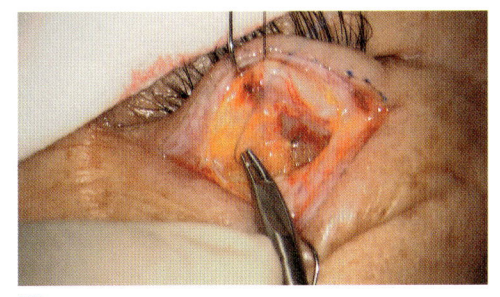

**8** ミュラー筋へ通糸.

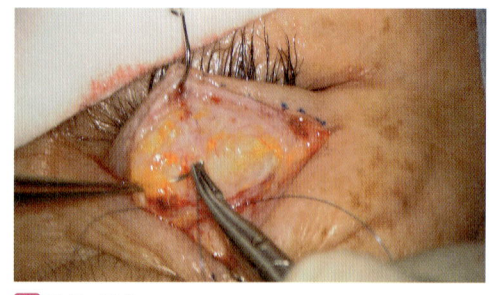

**9** 瞼板へ通糸.

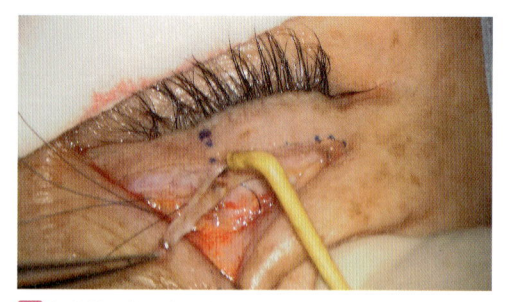

**10** 仮結紮の前に睫毛側の眼輪筋を一部切除.

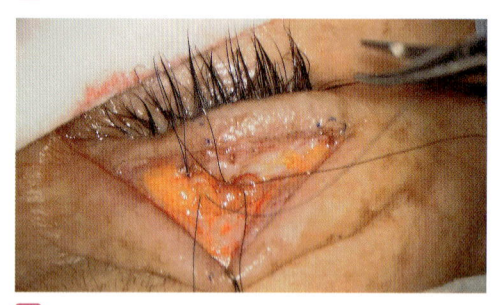

**11** ミュラー筋 2 点で仮結紮.

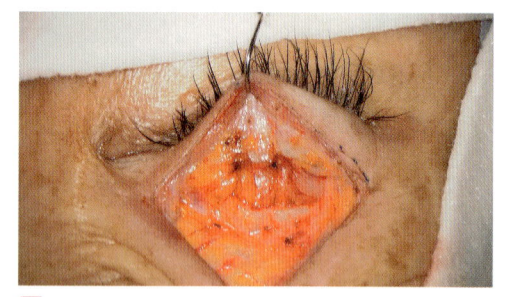

**12** 開瞼状態を確認後，ミュラー筋 2 点を本結紮.

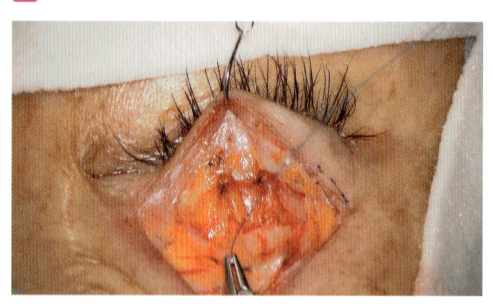

**13** タッキングされたミュラー筋と同程度の前転量となる位置で，挙筋腱膜を裏面から 1 点通糸.

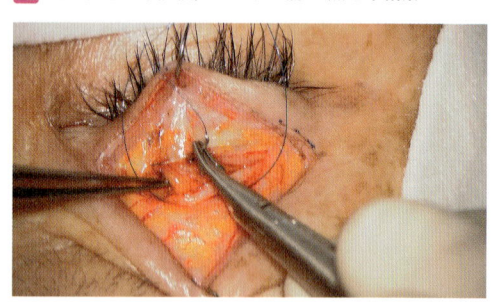

**14** ミュラー筋タッキングを施行した 2 点の中央の瞼板に通糸.

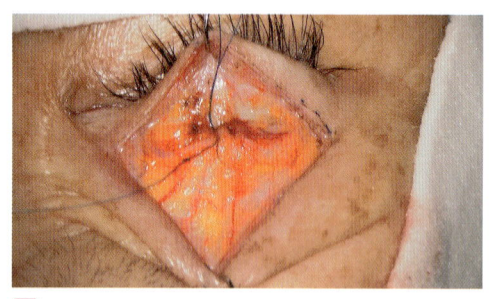

**15** 仮結紮，開瞼を確認.

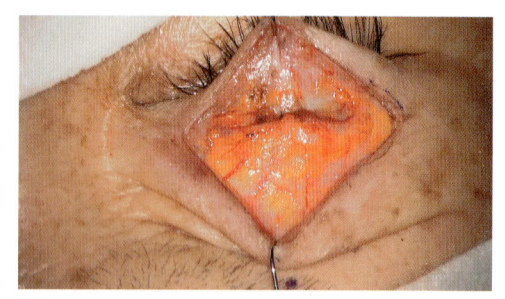

**16** 挙筋腱膜 1 点を本結紮.

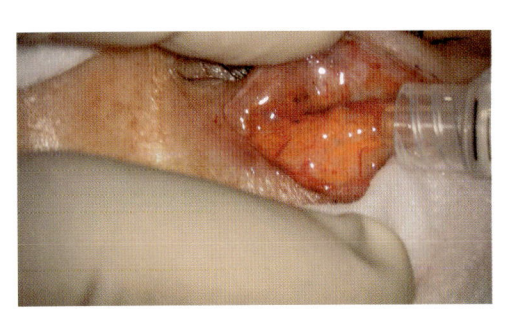

**17** 生理食塩液で洗浄し，出血点の残存の有無を確認．

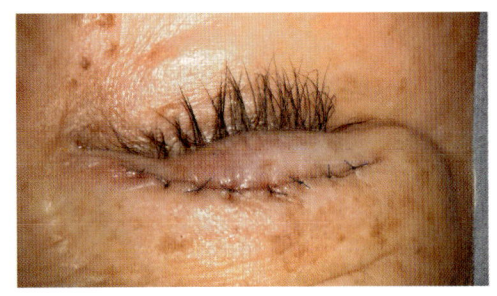

**18** 皮膚縫合（external fixation suture）終了．

## 術後管理

　基本的に，その他の眼瞼下垂の術後管理と同様である．手術当日の圧迫，クーリングが最も重要である．筆者は高周波メスを使用するため，抜糸は術後10日としている．抜糸までは抗菌薬の眼軟膏，抜糸後はステロイド眼軟膏を使用している．

## 合併症

　合併症として，過矯正と低矯正が挙げられるが，術後10日目の抜糸時に，開瞼の左右差が明らかな場合，その場で再調整を行う．再調整が容易であることは，本術式のメリットといえる．再調整に関しては，極少量の局所麻酔下で，創部を剝離し，挙筋腱膜を瞼板に固定した1点のみ縫合糸を外し，再度，挙筋腱膜の前転量や固定位置を変えることで，開瞼幅や瞼縁のカーブを変え，左右差を軽減することができる．皮膚の再縫合を含めて，

5分程度の短時間で施行可能である（動画2）．

## 症例提示（手術の実際と別の症例）

### 70歳代の女性

　本術式の長期経過の一例を示す．70歳代の女性で，両側に中等度の眼瞼下垂がみられた（図6A）．術後3年が経過したが，再発はなく，良好な開瞼状態を維持している（図6D）．

## まとめ

　筆者は，本併施術を基本術式としているが，どの術式もメリット，デメリットがあるため，一つの術式のみで，すべての眼瞼下垂に対応するのではなく，症例の重症度などを考慮して，最適な術式を選択することが重要である．

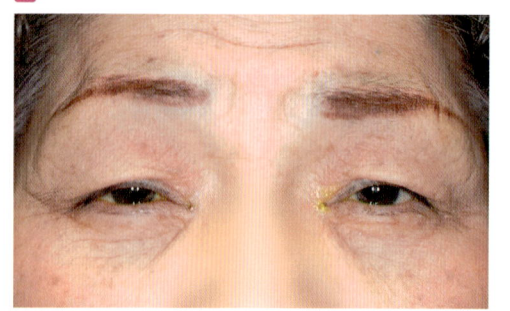 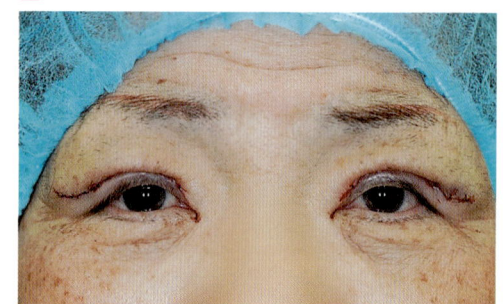

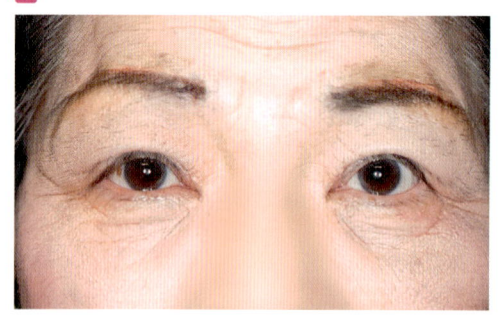 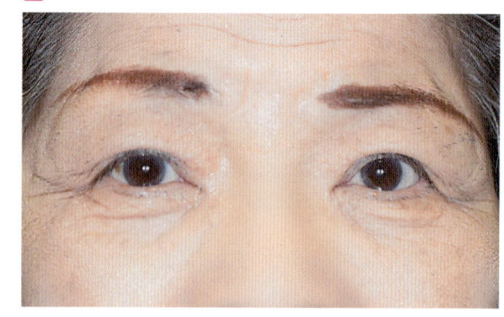

**図6 70歳代，女性の症例**

A 術前 B 術直後
C 術後3カ月 D 術後3年

［文 献］

1）Kokubo, K. Katori, N. Hayashi, K. et al. Evaluation of the eyebrow position after external Müller's muscle tucking : A new technique for ptosis repair. J Plast Reconstr Aesthet Surg. 72（4），2019, 662-8.

2）林憲吾．林孝彦．小久保健一ほか．眼瞼下垂に対する挙筋腱膜前転法と Müller 筋タッキングの術後ドライアイの比較．あたらしい眼科．36（5），2019，694-8.

3）Kokubo, K. Katori, N. Hayashi, K. et al. Comparison of postoperative recurrence rates between levator aponeurosis advancement and external Müller's muscle tucking for acquired blepharoptosis. J Plast Reconstr Aesthet Surg. 74（11），2021, 3094-100.

4）林憲吾．小久保健一．林和歌子．Müller 筋タッキングと挙筋腱膜前転法を併施した眼瞼下垂例の術後成績．眼科手術．2019，32（4），577-81.

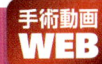

小久保 健一 Kenichi Kokubo

WEB ▶動画

動画 1

## はじめに

前頭筋吊り上げ術に用いる移植材料として，自家組織と人工物が挙げられる．一般的には，自家組織に関しては大腿筋膜，側頭筋膜や長掌筋腱が用いられ，人工物に関してはPTFE（polytetrafluoroethylene）やシリコンなどが用いられる．筆者は自家組織では大腿筋膜，人工物ではPTFEシートを用いている．特にPTFEシートに関しては，拘縮や感染などの合併症は少ないため多くの症例に用いてきた[1]．一方で，皮膚の状態や糖尿病の既往，ステロイドや免疫抑制剤の内服などを考慮して，PTFEシートを使用しないこともある．大腿筋膜の使用は合併症や破格（anomaly）などが少ないためとても有用である．大腿部からの筋膜の採取には，傷を小さくするために，ストリッパーや内視鏡を用いた方法がある[2,3]．しかし，本稿では特殊な道具がなくても採取が可能なように，直視下に筋膜を確認して採取する基本的な方法を解説する．

## 手術適応

大腿筋膜は，前頭筋吊り上げ術以外にも，顔面神経麻痺に対する静的再建，腹壁瘢痕ヘルニア，鼻変形に対する修正術，硬膜欠損な

どさまざまな場面で使用される．前頭筋吊り上げ術において，人工物の使用が躊躇されるとき，患者希望があるとき，など自家組織を用いる必要に迫られることは必ずある．そのようなときに備えて採取が簡便な大腿筋膜移植を覚えておくとよい．

## 解剖およびデザイン

大腿筋膜は，大腿部の筋肉を全周性に覆っており，どこからでも採取可能である．しかし，内側には大伏在静脈やリンパ管，大腿神経前皮枝などが走行しており，大腿中央より外側から採取するのが一般的である．よって腸脛靱帯または外側広筋部位から採取することが多い．

腸脛靱帯は，頭側の大腿筋膜張筋と大殿筋の線維が合流し，尾側で脛骨外側顆に付着する腱膜であり，大腿筋膜の一部である（図1A）．他部位の大腿筋膜と比較すると，尾側では肥厚しており，頭側では浅層と深層に分かれ，その間に大腿筋膜張筋を含むところが特徴的である（図1B）．

デザインは，強靱な腸脛靱帯を採取するのであれば，実際に膝関節外側の脛骨外側顆から触れていくか，エコーを当ててマーキングするのが正確である．脛骨外側顆から10cm以上頭側であれば，膝周囲への影響は少ない

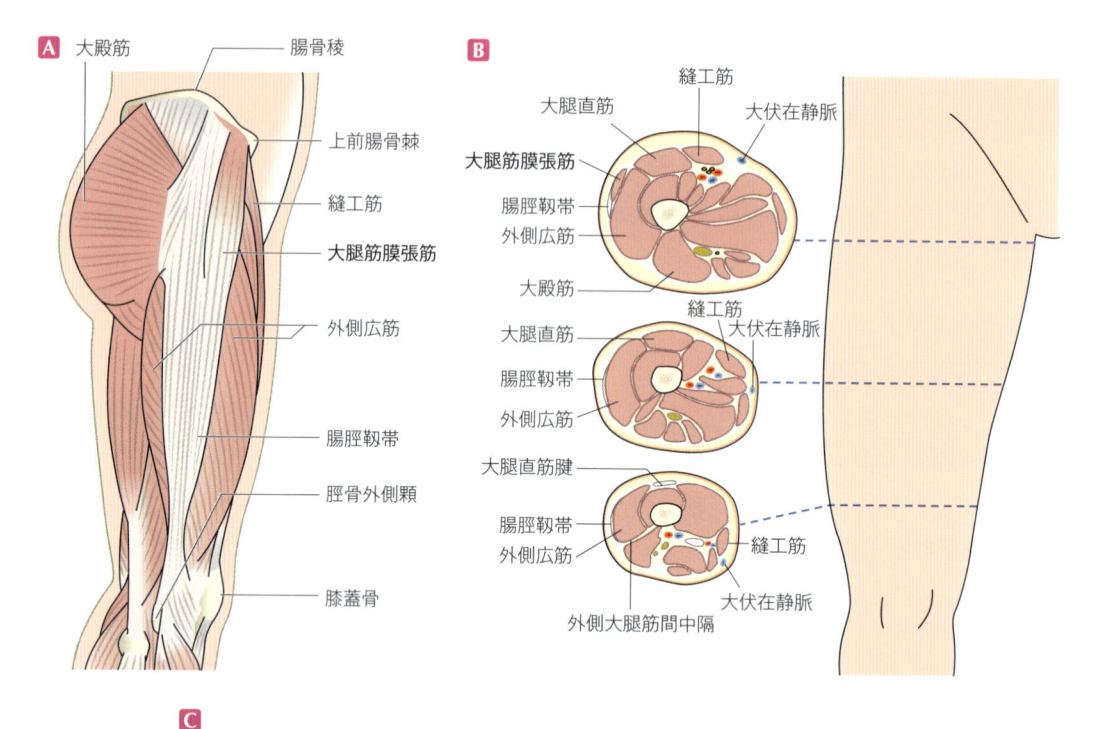

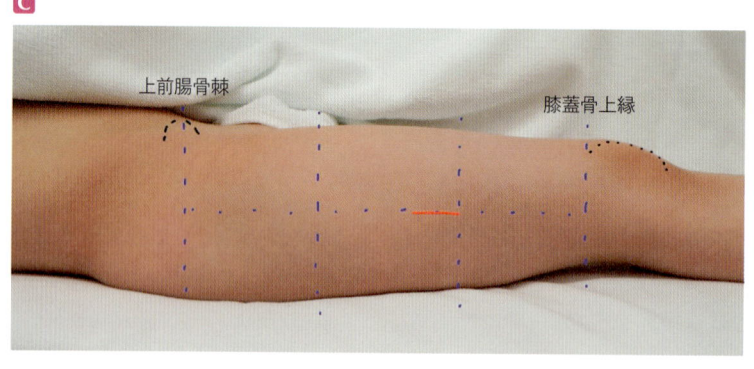

### 図 1 腸脛靱帯

Ⓐ 大腿の筋肉（外側面）：腸脛靱帯は大腿筋膜の一部である.

Ⓑ 大腿の筋肉（横断面）：腸脛靱帯は他部位の大腿筋膜と比べて尾側では肥厚しており，頭側では浅層と深層に分かれ，その間に大腿筋膜張筋を含む.

Ⓒ デザイン：簡易的には膝蓋骨上縁と上前腸骨棘を結んだ線の尾側 1／3 のラインと外側から見た腹側と尾側の中点のラインが交差する点から頭側に向かって 40mm 程度切開線をデザインすればよい.

といわれている[4]．簡易的には，膝蓋骨上縁と上前腸骨棘を結んだ線の尾側 1／3 のラインと外側から見た腹側と尾側の中点のラインが交差する点から頭側に向かって 40mm 程度切開線をデザインすれば良いと考える（図 1C）.

顔面神経麻痺に対する静的再建のように長い筋膜が必要なときには，頭尾側方向とは垂直に切開を数カ所置いて筋膜を採取する．しかし，50 × 15mm 程度（両側の前頭筋吊り上げ術の場合）であれば頭尾側方向に皮膚切開を行い直視下に筋膜の採取を行っても傷はそれほど大きくならない．また，直視下に採取したほうが止血も確実であり，ペンローズドレーンなどの留置も必要ない.

手順　手術の実際：大腿筋膜採取（動画1）　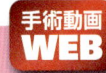

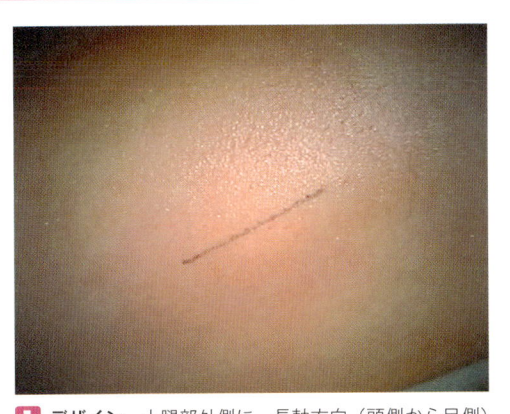

**1** **デザイン**. 大腿部外側に，長軸方向（頭側から足側）
に長さ40mm程度のデザインを置く．
**POINT** 慣れないうちは，必要な筋膜の長さと同様
の皮膚切開を置いてもよいが，助手がいれば30mm
の皮膚切開で50mmの筋膜採取も可能である．

**2** **創部に局所麻酔**. デザイン部皮下にエピネフリン入り
キシロカイン®1%を5.0mL注入する．

A
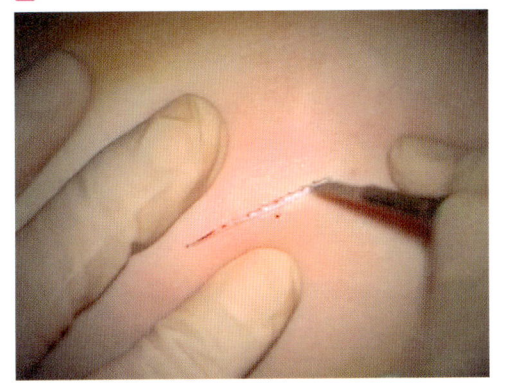

B
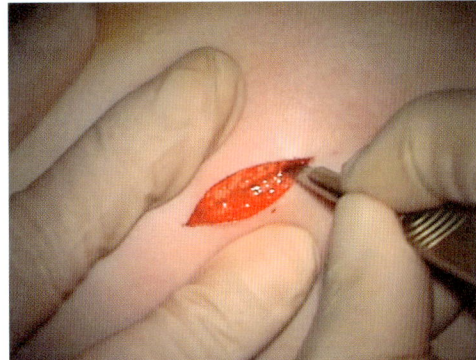

**3** **皮膚切開**.
A 15番メスを用いて皮膚および真皮を切開する．
B 脂肪層が見えるまで切開する．

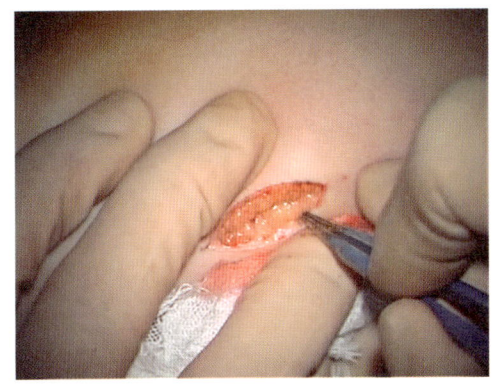

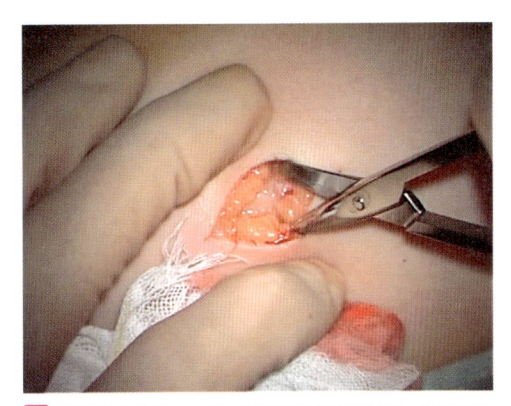

**4** **止血**. バイポーラ鑷子を用いて止血する．

**5** **脂肪層を剝離**. シグマ形成剪刀曲を用いて，脂肪層を
深部に向かって剝離する．

**5**

大腿筋膜採取および大腿筋膜による前頭筋吊り上げ術

**A** 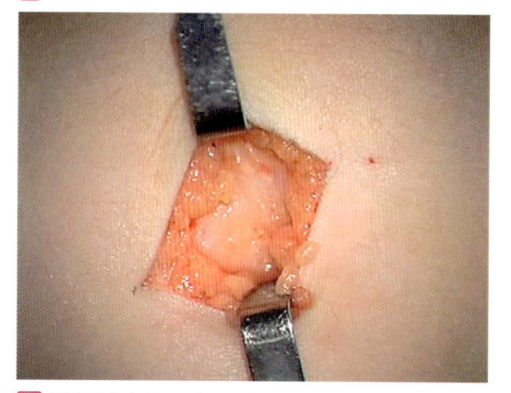 **B**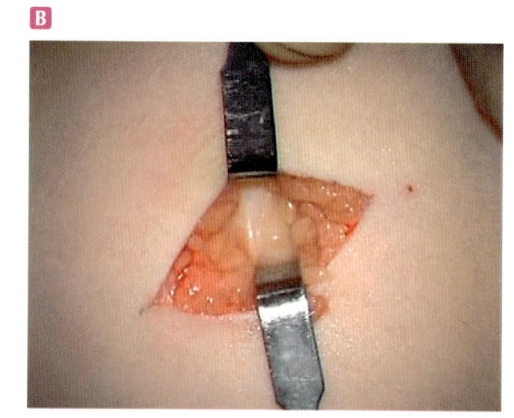

**6** **脂肪層をさらに深部まで剝離.** 筋鈎を用いて，脂肪をかき分けるように鈍的に剝離する（A，B）.

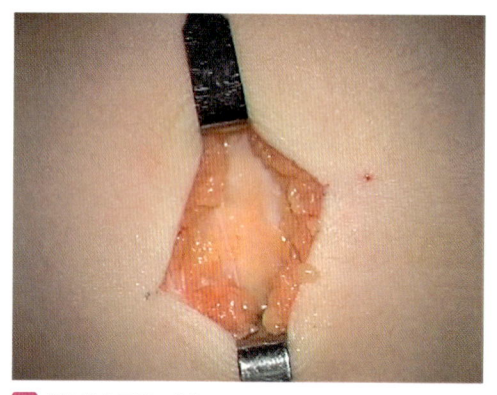

**7** **浅筋膜を展開.** 筋鈎でかき分けると，薄い膜を認める.

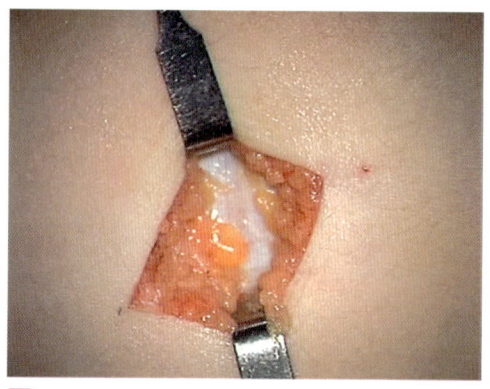

**8** **大腿筋膜を展開.** 浅筋膜をカットすると粒の大きい脂肪が露出し，その奥に白い光沢のある大腿筋膜を認める.

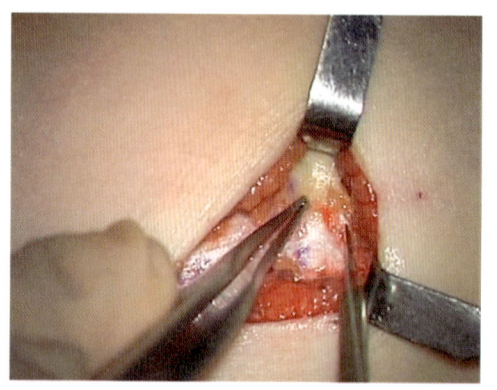

**9** **大腿筋膜を切開 1.** 15 番メスを使用して，露出した大腿筋膜を術野のできるだけ末梢側（足側）で切開する.

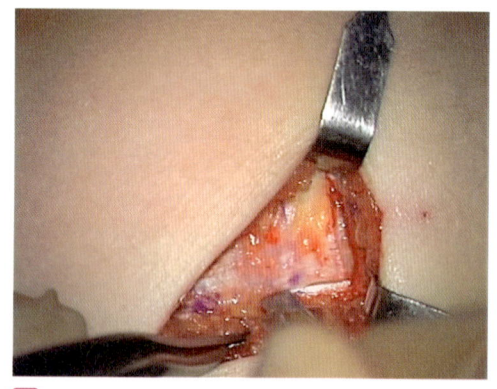

**10** **大腿筋膜を切開 2.** 大腿筋膜を背側で足側から頭側に向けて切開する.

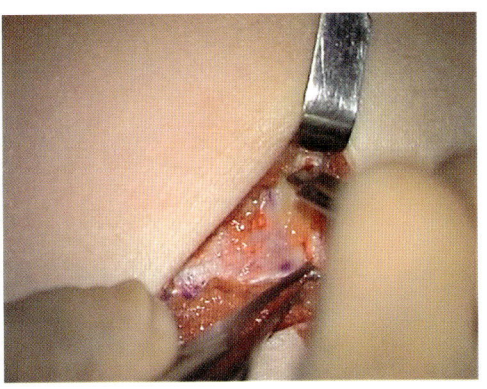

**11** **大腿筋膜を切開 3.** **10** と同様に，大腿筋膜を腹側で
足側から頭側に向けて切開する．コの字に大腿筋膜が
切開されることになる．

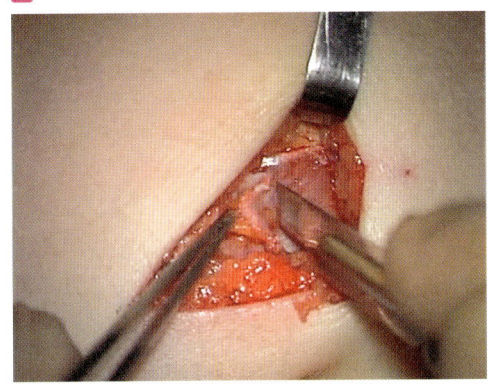

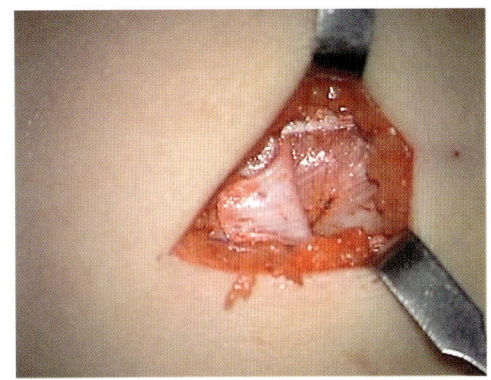

**12** **大腿筋膜の裏を剝離.**
　**A** 大腿筋膜の端を鑷子で把持し，15番メスを用いて大腿筋膜の裏側を剝離する．
　**B** 大腿筋膜の裏側が剝離された状態を示す．

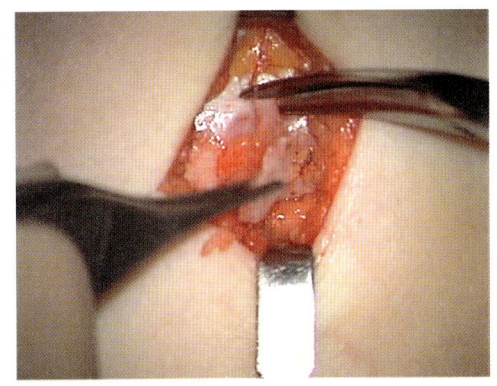

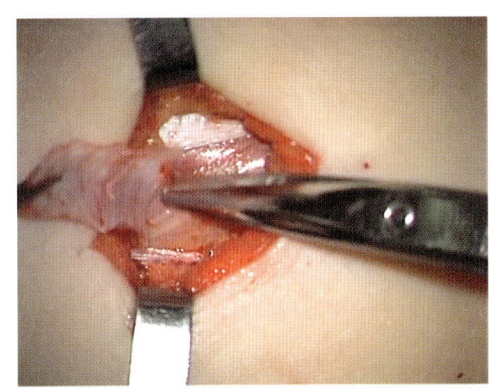

**13** **大腿筋膜を切開 4.** シグマ形成剪刀曲を使用して，大
腿筋膜をできるだけ頭側まで切開する．
　**POINT** この際，あまり頭側まで大腿筋膜張筋の筋
膜を追うと，筋肉が露出することがある．その場合に
はしっかり止血する．

**14** **大腿筋膜の裏を剝離.** 適宜，止血を行いながら，大腿
筋膜の裏側を剝離する．

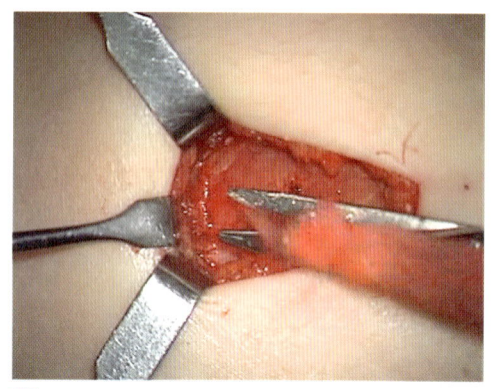

**15** **大腿筋膜を切除**. 必要な長さの大腿筋膜が展開できたら，切除する.

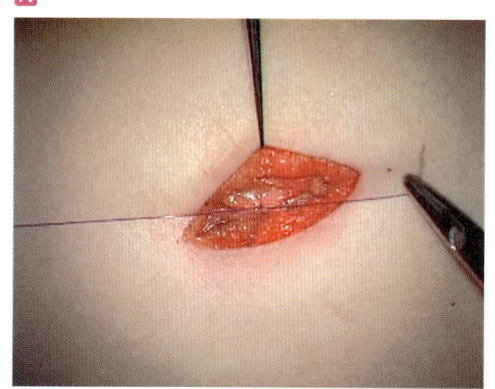

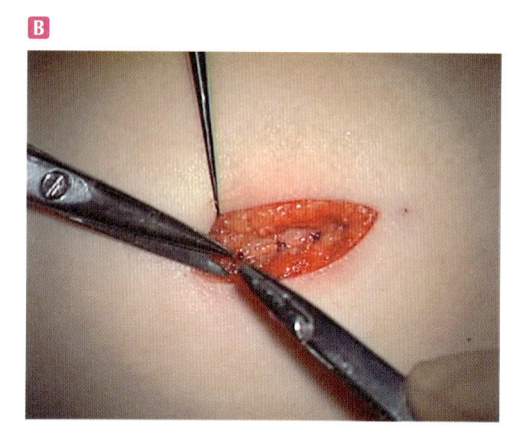

**16** **筋膜同士を縫合**. 筋膜が縫縮できるのであれば，元の解剖に戻すべく縫合しておく（A，B）. 4-0PDS®を使用している．縫縮できなければそのままでもよい.

　　**POINT** 筋膜を縫縮しないときにはペンローズドレーンを留置しておいたほうが安心である.

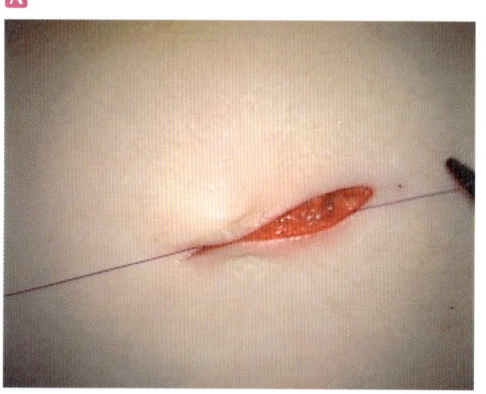

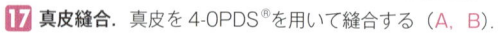

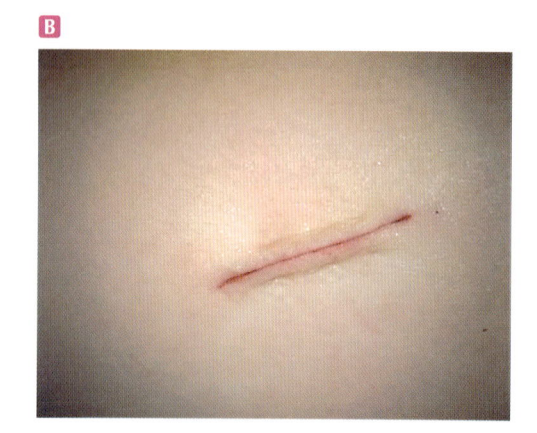

**17** **真皮縫合**. 真皮を 4-0PDS®を用いて縫合する（A，B）.

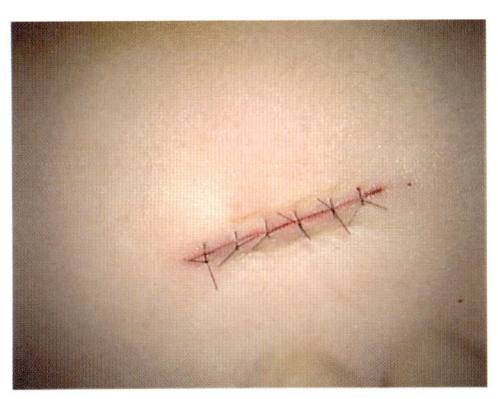

**18** 皮膚縫合．5-0 ナイロン糸を用いて皮膚縫合を行う．

## 術後管理

ドレッシングは剝離範囲と同じ大きさの生理食塩液に浸して絞ったガーゼをのせ，その上に乾いたガーゼをのせ，シルキーテックス（アルケア株式会社）など粘着の強いテープで圧迫する．念のため，弾性包帯を大腿部に巻いておく．手術日はできるだけ安静にしてもらい，術後1日目に消毒を行い，ガーゼを交換し再度圧迫ドレッシングを行い，歩行を許可する．ペンローズドレーンが留置してある場合には，ガーゼに付着する血液の量が減少し，色調が血性から漿液性になったら抜去する．ペンローズドレーンが抜去されたら，シャワー浴，洗顔，洗髪を許可する．術後1週間程度は創部の圧迫は継続してもらう．抜糸は術後10～14日程度で行っている．抜糸翌日から入浴を許可する．また，肥厚性瘢痕を予防するために，傷に対して垂直方向に優肌絆®（日東電工株式会社）や3M™マイクロポア™サージカルテープ（スリーエム ジャパン株式会社）などのサージカルテープ（25mm幅）を貼付してもらい，2～3日に1度貼り替えてもらう．テープを剝がすときには，創にテンションがかからないように，創と平行に剝がしてもらう．サージカルテープは3～6カ月継続する．テープは貼付したまま入浴しても問題ないが，かゆみが出た場合にはテープは中断する．

## 合併症

### ① 血腫

止血や圧迫が不十分であると血腫が生じることがある．血腫が生じたときには，抜糸して創を開けて洗浄および止血をして再度閉創する．必要ならペンローズドレーンを留置する．

### ② 肥厚性瘢痕

頭尾側の傷は比較的残りやすいのが短所であり，抜糸後にサージカルテープを使用するのがよいと考える．

## 大腿筋膜採取に関するまとめ

筋膜採取の際，皮膚切開は長軸（頭尾側方

向）とは垂直に置いたほうが傷痕はきれいになる．しかし，まずは直視下での筋膜採取を経験してからさまざまな採取法を試すとよい．

手術動画 WEB

## 手順 手術の実際：大腿筋膜を用いた前頭筋吊り上げ術

大腿筋膜を用いた前頭筋の吊り上げ術の手技は，「青本」の「前頭筋吊り上げ術」[5] の「**1** デザイン」から「**27** PTFE シートの眉毛上固定」まで（76〜80 ページ）まったく同じである．本稿と一緒に読んでもらえると理解が深まるだろう．採取した大腿筋膜は長さ 50 ×幅 7mm 程度に加工し（図2），トンネルに通している（図3）．

以下，「青本」の 80 ページの「**27** PTFE シートの眉毛上固定」以降の手順を**1**として，左先天性眼瞼下垂における大腿筋膜を用いた前頭筋の吊り上げ術について解説する．

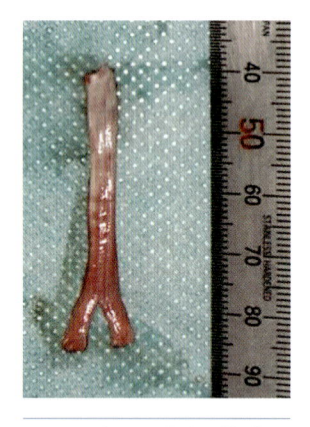

**図2 加工した大腿筋膜**

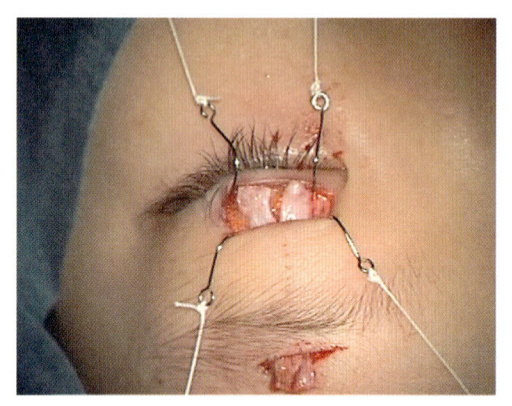

**図3 加工した大腿筋膜を皮下トンネルに通す**

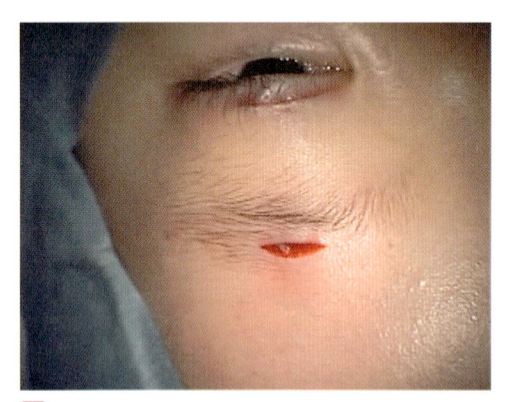

**1 大腿筋膜の埋入**．大腿筋膜を 8mm 程度残してカットし，あらかじめ作成しておいた頭側のポケットに埋入する．埋入時には，創の頭側をフックで牽引し，筋膜の断端が創から最も離れた頭側に位置させる．

**POINT** これは術後に筋膜の断端が創と接していると，筋膜の収縮とともに創が引っ張られて陥凹するのを予防するためである．

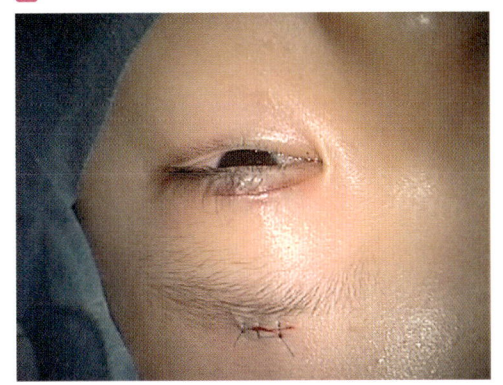
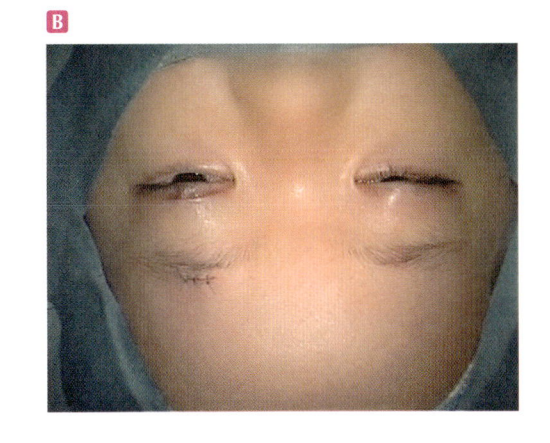

**2** 術直後.

Ⓐ 眉毛上部の創を 6-0PDS®で縫合後，皮膚を 6-0 プロリーン®で縫合する.

Ⓑ 健側である右眼と比較すると，左上眼瞼縁は 1〜2mm 頭側に牽引されている．これは，PTFE シート使用時の術直後との大きな違いである.

## 大腿筋膜を用いた前頭筋吊り上げ術に関するまとめ

実際に吊り上げを行うのに筋膜の長さは 50mm も必要はない．しかし長めにしているのには 2 つの理由がある．1 つ目は，上眼瞼の操作中に皮下トンネルに通してある筋膜が抜けてしまうのを防ぐためである．以前は筋膜をトンネルに通した後，筋膜の頭側端に糸をかけて固定していたが，現在は筋膜を少し長めに取ることにしている．2 つ目は，筋膜の頭側端が眉毛上の創と連続するのを防ぐめである．術後の経過とともに自家組織は収縮するため，眉毛上の創が筋膜の頭側端と接していると，創が牽引され陥凹してしまう．そのため，眉毛上のポケットに筋膜を埋入することで，眉毛上の創には筋膜の側面が接するようにしている.

［文 献］

1) Kokubo, K. Katori, N. Hayashi, K. et al. Frontalis suspension with an expanded polytetrafluoroethylene sheet for congenital ptosis repair. J Plast Reconstr Aesthet Surg. 69 (5), 2016, 673-8.

2) 神谷則昭. 山田敦. 筋膜および腱の採取方法. 形成外科. 39（増刊），1996，s53-56.

3) 鳥山和宏．亀井穣．八木俊路朗ほか．内視鏡を用いた組織採取. 創傷. 2 (4)，2011，141-6.

4) Tay, VS. et al. Minimally invasive fascia lata harvest : a new method. Plast Reconstr Surg Glob Open. 1 (1), 2013, e7-e8.

5) 小久保健一．"前頭筋吊り上げ術"．動画＆イラスト＆写真でわかる眼瞼手術の極意：きれいに美しく治す！．小久保健一ほか編. 大阪，メディカ出版，2023，75-81.

# 6 真皮脂肪移植＋PTFEシートによる前頭筋吊り上げ術

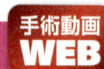

小久保 健一 Kenichi Kokubo

WEB▶動画

動画1

## はじめに

前頭筋吊り上げ術は，挙筋機能不良な重度の眼瞼下垂に対して施行される．そして，移植材料としては，通常自家組織か人工物が用いられる．自家組織ではゴールドスタンダードといわれている大腿筋膜のほかに，側頭筋膜，長掌筋腱が使用されるのが一般的である．人工物ではシリコン，PTFE（polytetrafluoroethylene）などが用いられている．本邦ではシリコンは保険適用外なのでPTFEシートが使用されることが多い．前頭筋吊り上げ術は有用な方法である一方で，深い上眼瞼溝を持つ患者に対して行うと移植材料が浮き出てしまうといった短所もある．この合併症を回避するために，真皮脂肪移植を併用することがある．本稿では，真皮脂肪移植＋PTFEシートによる前頭筋吊り上げ術を紹介する．

## 手術適応

深い上眼瞼溝または薄い上眼瞼組織を持つ重度眼瞼下垂患者を対象としている．

## 手術方法

真皮脂肪移植＋PTFEシートによる前頭筋吊り上げ術のシェーマを図1に示す．

上眼瞼皮膚切開後に，眼輪筋下を頭側に剝離する（図1A）．そして，眼輪筋下筋膜の下の層も剝離する（図1B）．上眼瞼から眉毛上までトンネルを作成し，PTFEシートを留置し，下端を瞼板に固定する（図1C）．PTFEシートを被覆後（図1D），採取した真皮脂肪を眼輪筋下に留置する（図1E）．真皮脂肪を固定し，上眼瞼を閉創後，PTFEシートの上端を固定する（図1F）．

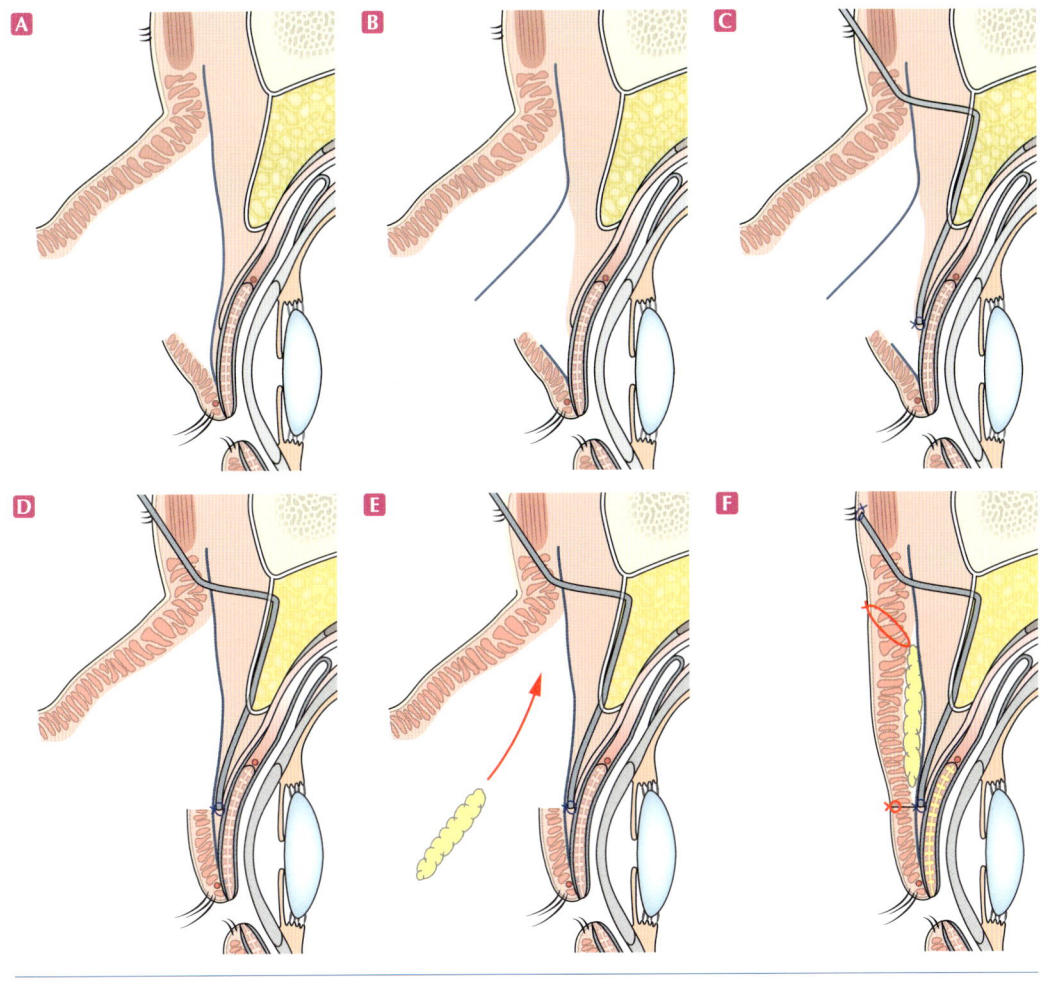

図1 真皮脂肪移植＋PTFEシートによる前頭筋吊り上げ術のシェーマ

手順 ▶ 手術の実際（動画1） 手術動画 WEB

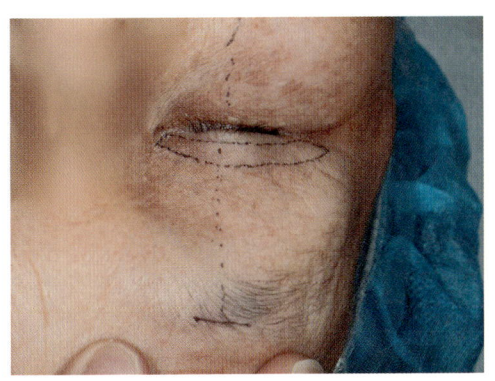

**1 デザイン.** 本症例では重瞼ラインを瞼縁から5mmに，余剰皮膚を6mm切除するデザインとした．その他に，瞳孔中央ラインでの眉毛上切開を横方向に12mmデザインする．

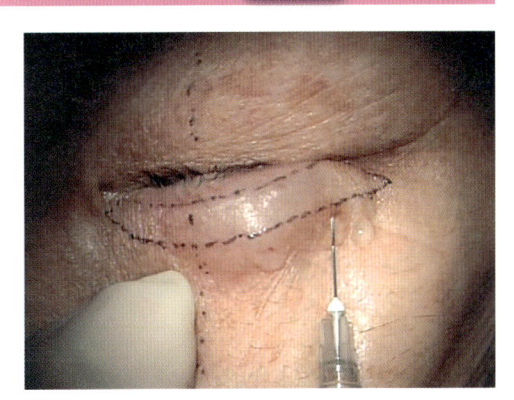

**2 局所麻酔.** エピネフリン入りキシロカイン®1％を片側（重瞼部，眉毛上，トンネル作成部）に合計2.5mL皮内に注入する．本症例は局所麻酔下で行っている．

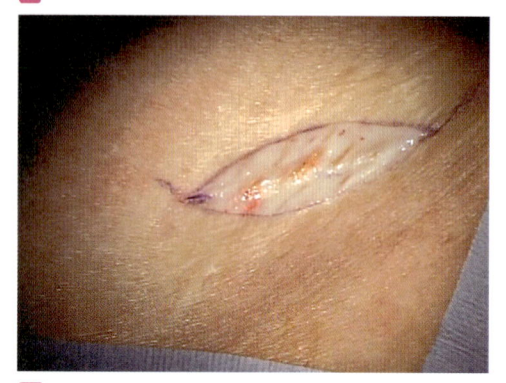

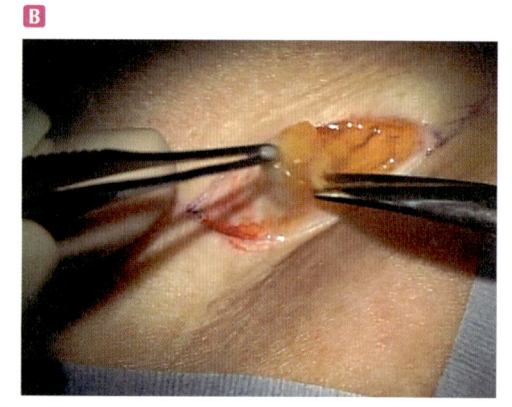

**3** **側腹部に局所麻酔.** 側腹部に 32 × 10mm の紡錘状デザインを行い，エピネフリン入りキシロカイン®1％を合計2.5mL 注入した．皮膚を分層で採皮後（A），真皮脂肪をシグマ形成剪刀曲を用いて採取した（B）.

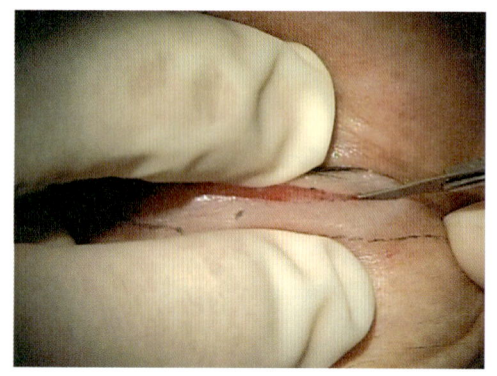

**4** **皮膚および眼輪筋の切開.** 上眼瞼部の皮膚および眼輪筋を 15 番メス，または高周波メスを用いて皮膚切開する．

**POINT** 左手の示指および中指で皮膚に緊張を加えておくとデザイン通りに切開しやすい.

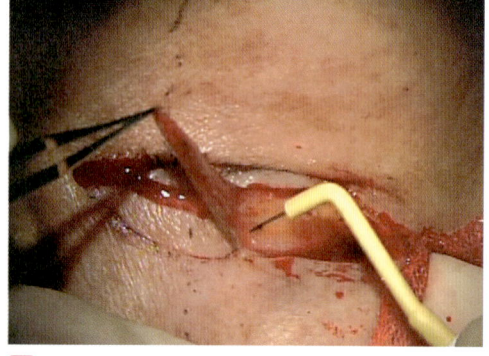

**5** **皮膚および眼輪筋の切除.** 剪刀，または高周波メスを用いてデザインした皮膚および眼輪筋を切除する.

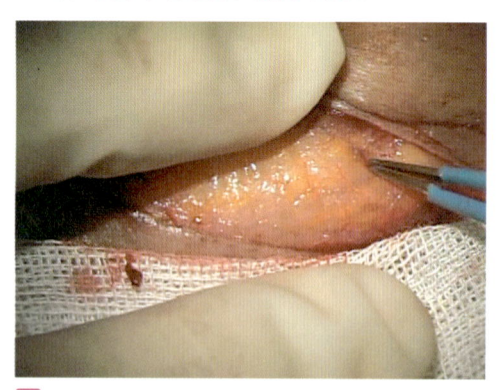

**6** **止血.** 眼輪筋および皮下からの出血をしっかりバイポーラ鑷子で凝固しておく.

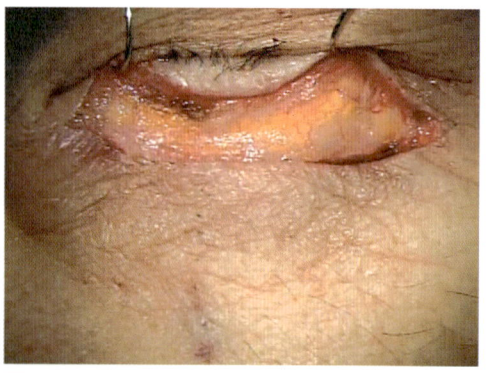

**7** **尾側を釣針鈎で牽引.** 尾側の眼輪筋に釣針鈎を用いて内側と外側の 2 カ所で牽引する.

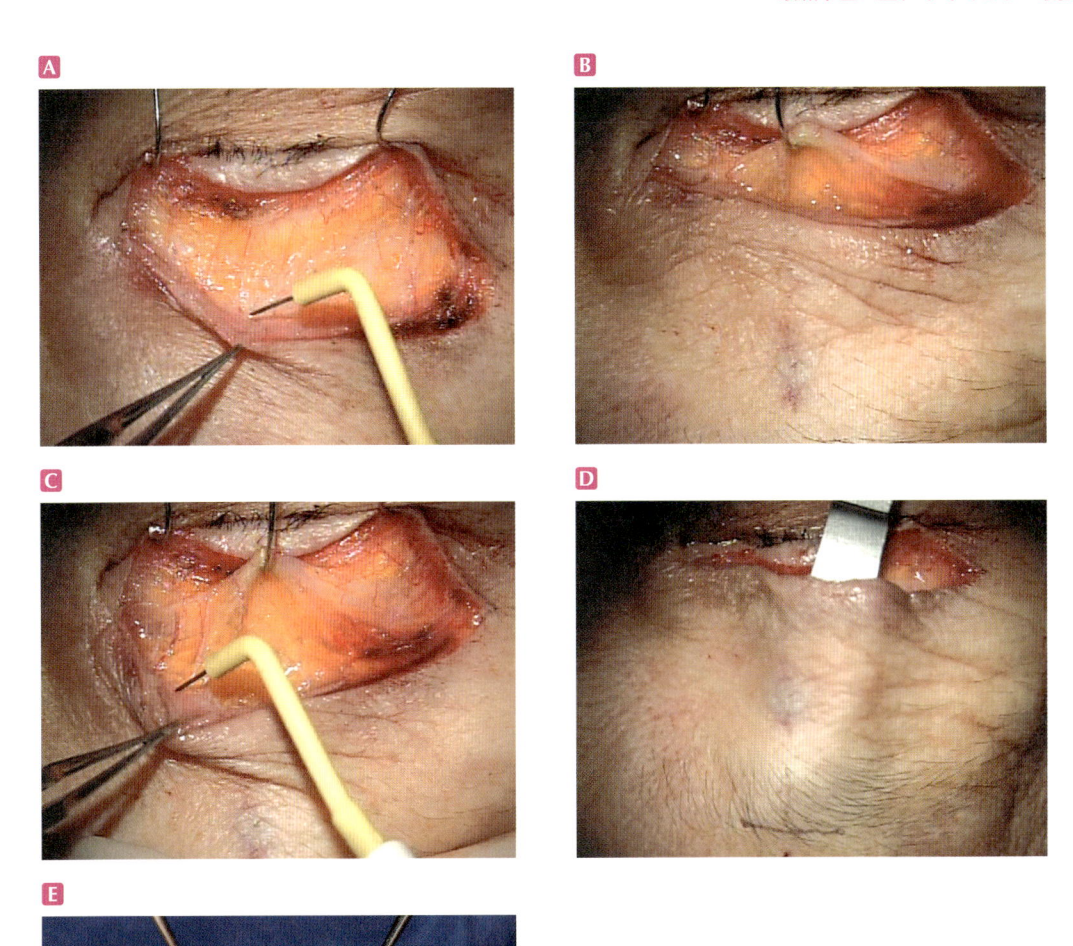

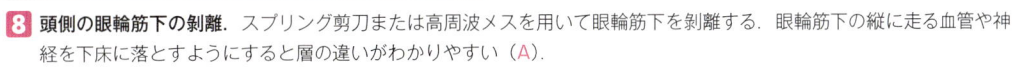

**8** **頭側の眼輪筋下の剝離**．スプリング剪刀または高周波メスを用いて眼輪筋下を剝離する．眼輪筋下の縦に走る血管や神経を下床に落とすようにすると層の違いがわかりやすい（A）．

　**POINT**　頭側にいくほど剝離が困難になるので，尾側中央に釣針鈎で眼輪筋や眼輪筋下筋膜を牽引すると容易になる（B，C）．眉毛下を少し越えるまでしっかり眼輪筋下を剝離する（D，E）．

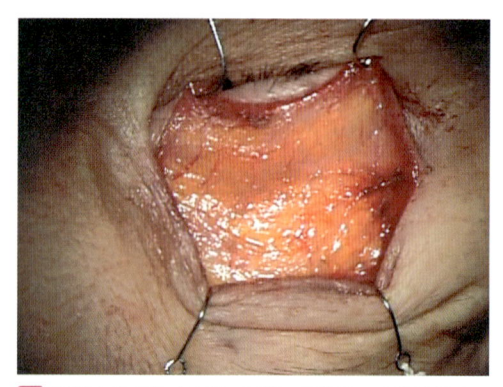

**9** **頭側を釣針鈎で牽引.** 頭側の眼輪筋にも釣針鈎を2カ所かけて牽引する.

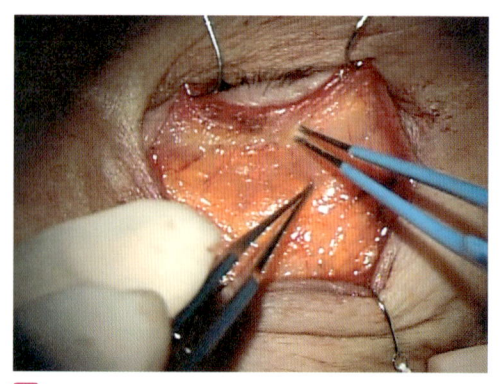

**10** **瞼板前組織を凝固.** あらかじめ切開するラインをバイポーラ鑷子で凝固しておく.

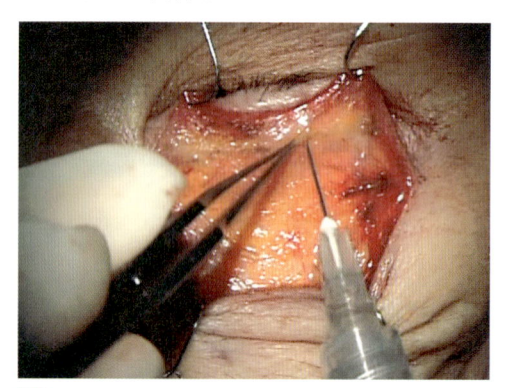

**11** **瞼板上に局所麻酔.** 瞼板上にエピネフリン非含有キシロカイン®1%を合計0.5mL注入する.

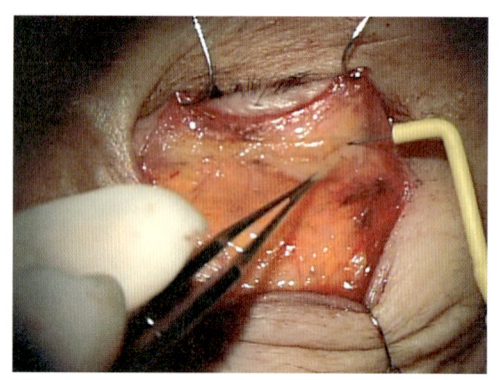

**12** **瞼板前組織を切開.** 瞼板前組織をラジオ波かスプリング剪刀で切開し,瞼板を展開する.

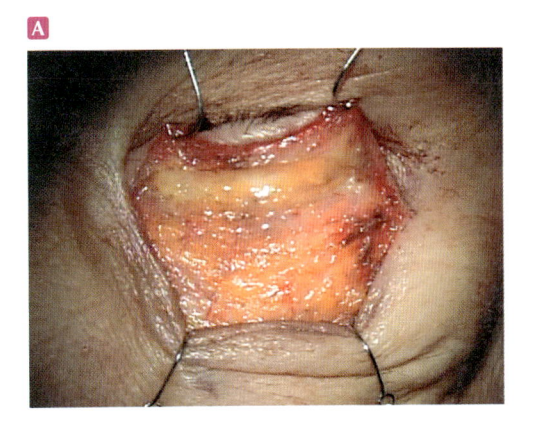

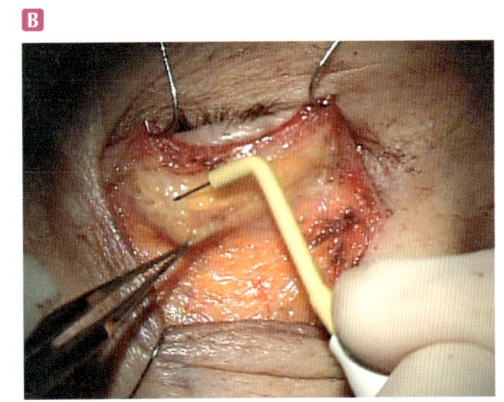

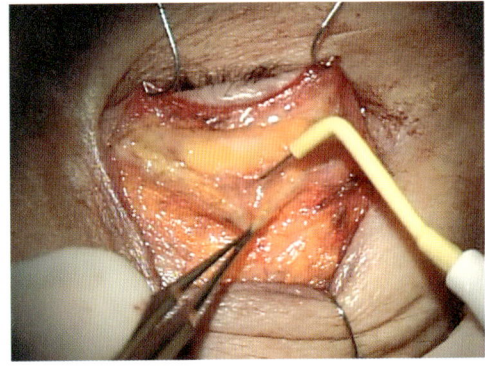

🔢 **瞼板上縁を展開.** 瞼板に到達したら（Ａ），瞼板上を頭側に向かって剥離する（Ｂ）．そして瞼板上縁まで展開する（Ｃ）．

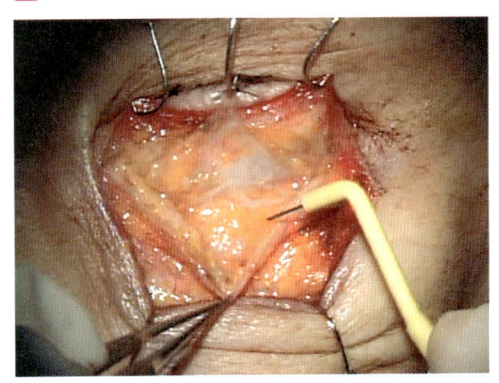

🔢 **トンネル作成 1.** トンネルの作成を開始する．眼輪筋下筋膜のすぐ裏を頭側に向かって剥離する．

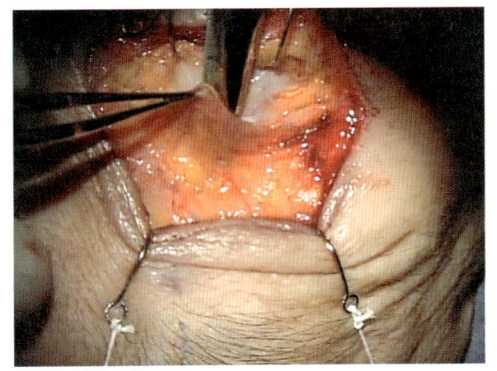

🔢 **トンネル作成 2.** シグマ形成剪刀曲を用いて，眼窩隔膜を突き抜け，眼窩脂肪の層に入り，頭側に剥離を進める．図1 **Ｃ**のルートを作成する．

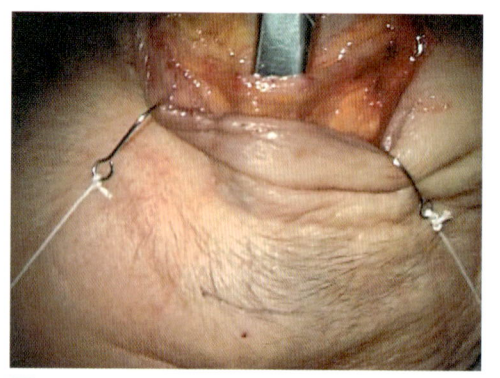

**16** **トンネルおよび眉毛上のポケット作成.** さらに頭側にトンネルを形成し，眼窩隔膜を裏から表に突き破った後に，眉毛下の皮下の層に入り，眉毛上を10mm越えてポケットを作成する.

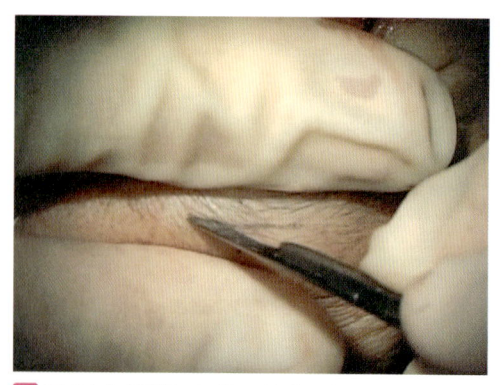

**17** **眉毛上皮膚切開.** シグマ形成剪刀曲を入れたまま眉毛上のデザインを切開する.

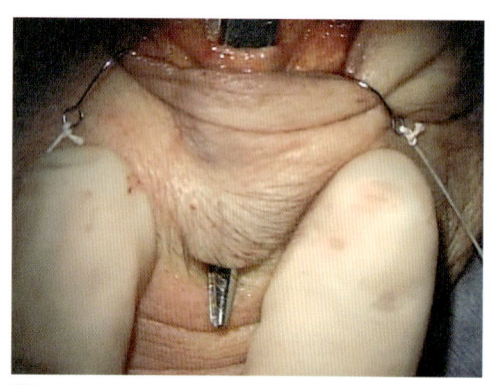

**18** **トンネルの完成.** シグマ形成剪刀曲を尾側に引いて，眉毛上の創から先端を突き出すことで，トンネルを完成させる.

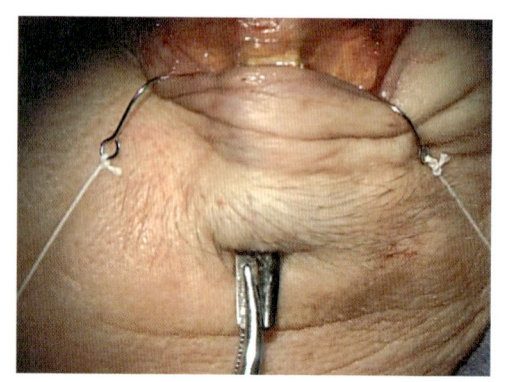

**19** **モスキート鉗子でシグマ形成剪刀曲の先を把持.** モスキート鉗子でシグマ形成剪刀曲の先端を把持し，モスキート鉗子を上眼瞼の創に誘導する.

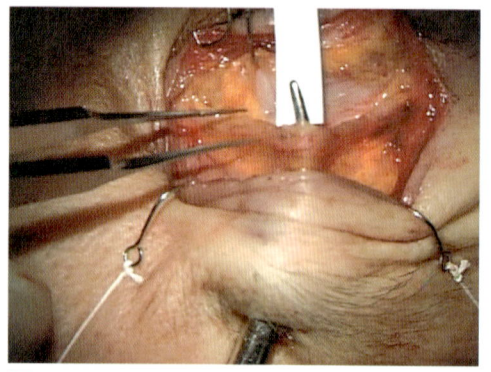

**20** **モスキート鉗子でPTFEシートを把持.** モスキート鉗子でPTFEシートを把持し，PTFEシートを眉毛上の創に誘導する.

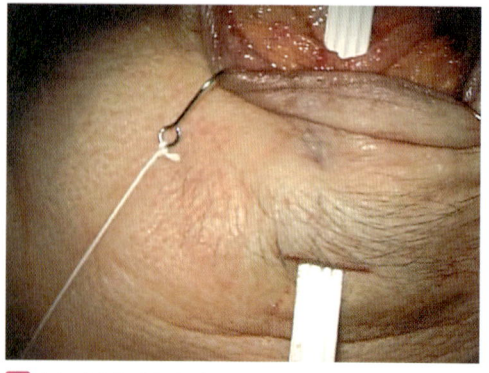

**21** **トンネルにPTFEシートを通す.** トンネルにPTFEシートが通ったところを示す.

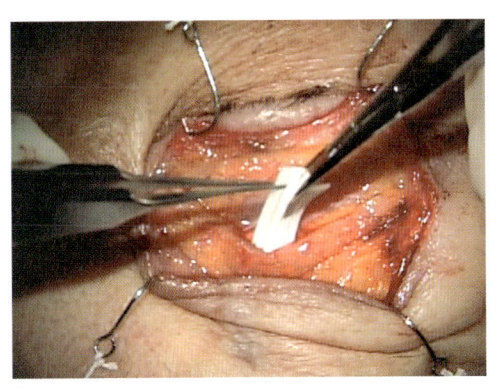

**22** PTFEシート下端中央にスリットを入れる. 剪刀で
PTFEシート下端にスリットを12mm入れる.

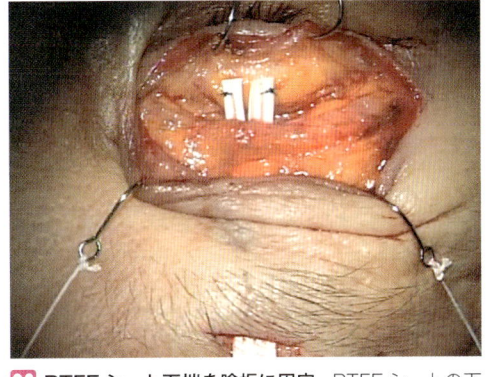

**23** PTFEシート下端を瞼板に固定. PTFEシートの下
端をそれぞれ瞼板上縁付近に6-0プロリーン®を用い
て固定する. それぞれ2針ずつ固定する.

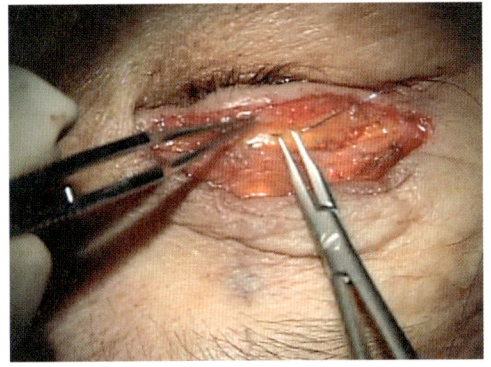

**24** 前葉と後葉の一体化1. 瞼板に横方向に6-0プロリ
ーン®を通糸する.

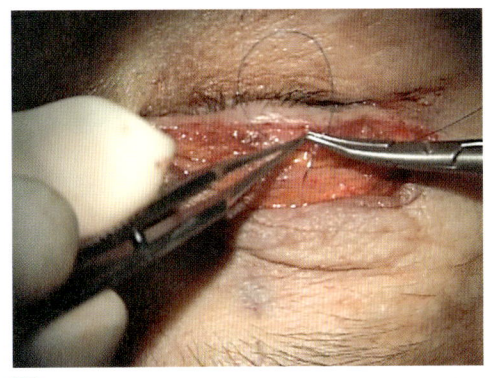

**25** 前葉と後葉の一体化2. 睫毛側皮下に縦方向に通糸す
る. この一体化を5～6針行う.

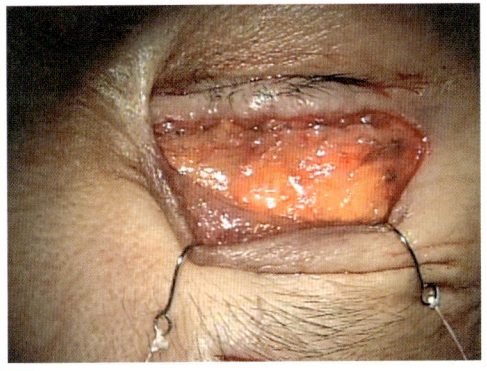

**26** PTFEシートの被覆. PTFEシートを6-0プロリー
ン®を用いて被覆する.

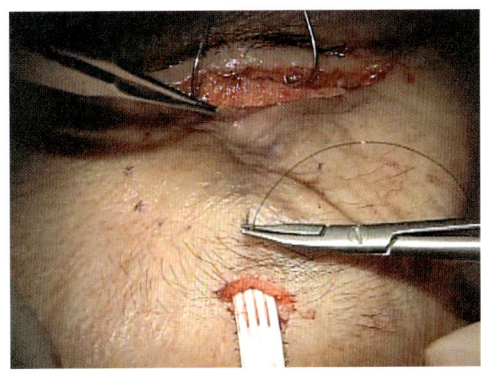

**27** 真皮脂肪の固定1. 6-0ナイロン糸を眉毛下の皮膚に
表から裏に向けて通糸する.

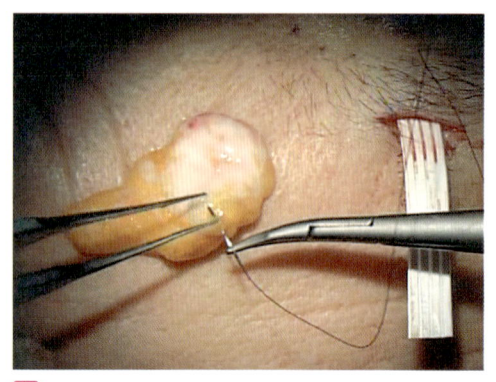

**28** 真皮脂肪の固定2. 移植脂肪に通糸する. この際, 真皮が天井側に向くようにしている.

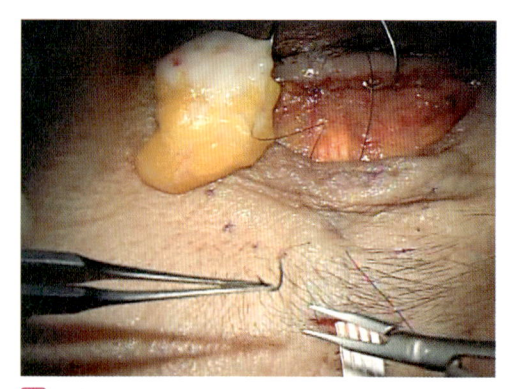

**29** 真皮脂肪の固定3. 再度眉毛下の皮膚に, 裏から表に向けて通糸する.

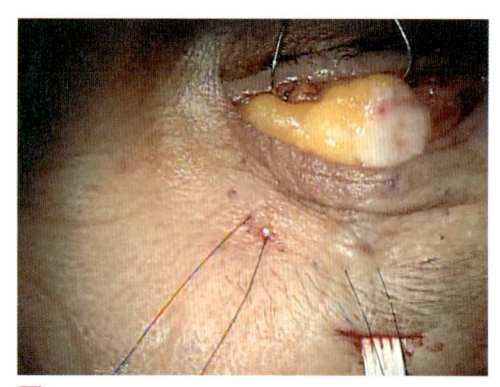

**30** 真皮脂肪の固定4. 本症例では2〜3カ所に同様の通糸を行う.

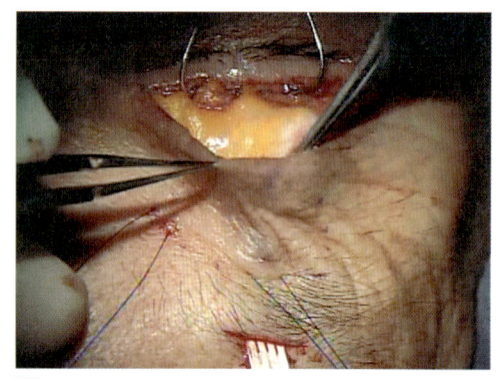

**31** 真皮脂肪の固定5. 脂肪を眼輪筋下の層に留置する.
**POINT** 脂肪はできるだけ薄く, 広く留置するのがよい. 現在は, 脂肪の重さを0.5gとしている.

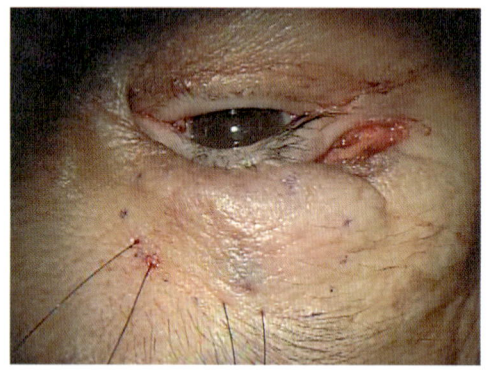

**32** 真皮脂肪の固定6. 眉毛上のPTFEシートを頭側に牽引し, 開瞼を確認する.
**POINT** 脂肪の量が多すぎたらここで減量する.

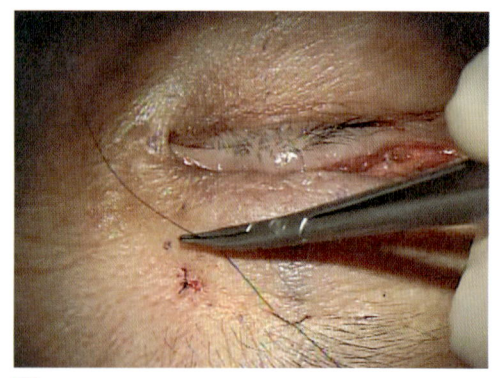

**33** 真皮脂肪の固定7. 眉毛下と真皮脂肪に通糸していた糸を結紮する.

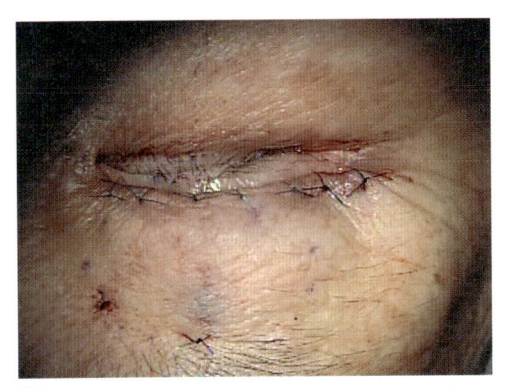

**34** 上眼瞼を閉創. 6-0 ナイロン糸を用いて，上眼瞼を縫合する．2～3 針は尾側の皮膚，脂肪，頭側の皮膚を通糸する．

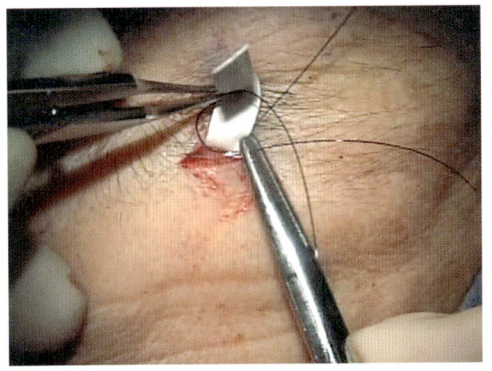

**36** PTFE シートの眉毛上固定 2. 次に，5-0 ナイロン糸を前頭筋に横方向に通糸する．
**POINT** 眉毛上の皮膚切開創が小さすぎるとこの操作が困難になるので，筆者は 12mm 以上は皮膚切開を行っている．

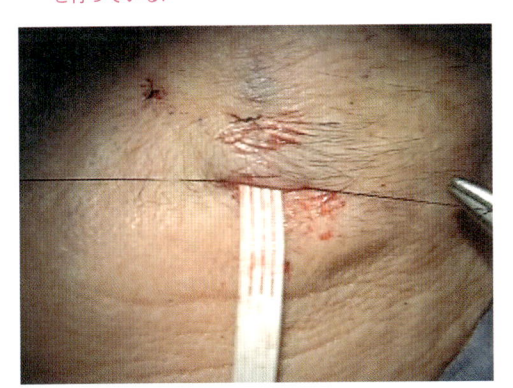

**38** PTFE シートの眉毛上固定 4. 3～4 回結紮する．
**POINT** この際，まだ糸は切らないでおく．

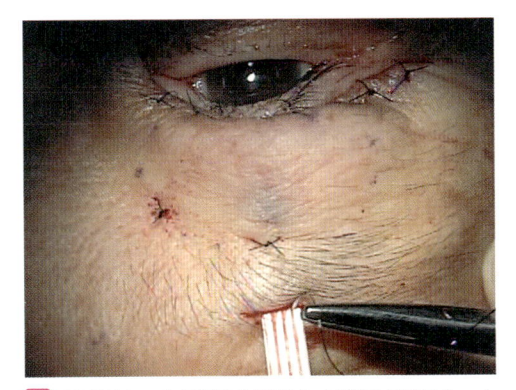

**35** PTFE シートの眉毛上固定 1. 頭側の PTFE シートを牽引し，表から 5-0 ナイロン糸を通糸する．
**POINT** 横幅の右 1／3 くらいを目安に刺入する．

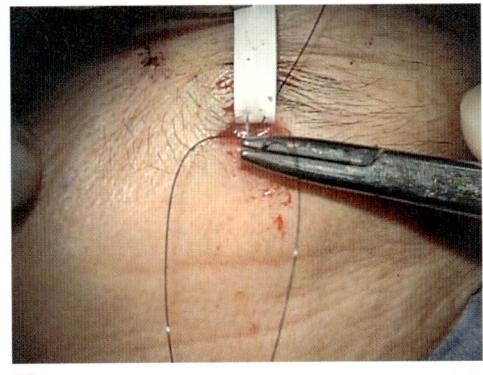

**37** PTFE シートの眉毛上固定 3. PTFE シートの裏から表方向に通糸する．刺入点は，PTFE シートの横幅の左 1／3 くらいを目安とする．

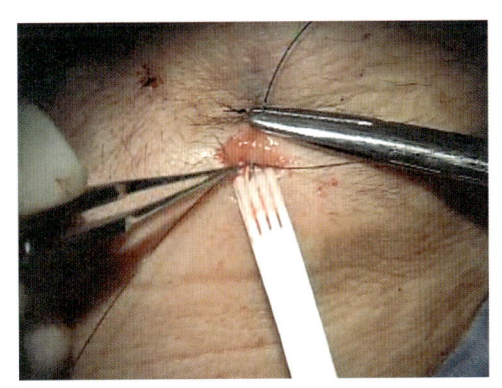

**39** PTFE シートの眉毛上固定 5. 眉毛上の創から，眉毛中央の真皮を拾う．
**POINT** 尾側の皮下の刺入点は皮膚から離れた深めとする．浅い層からそのまま真皮を拾ってしまうと，眉毛上の創に dimple ができてしまう．

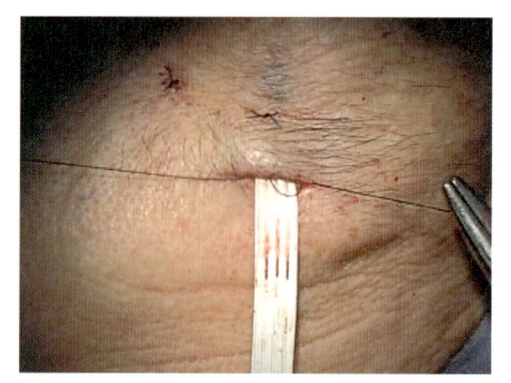

**40** PTFE シートの眉毛上固定6. 再度，結紮を3回施行し，糸を3mm ほど残してカットする.

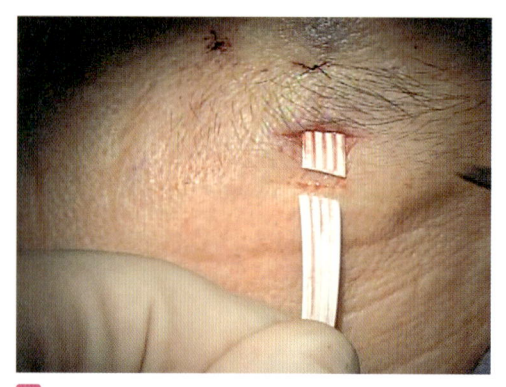

**41** PTFE シートの頭側を切除. PTFE シートの頭側を8mm 程度残してカットする.

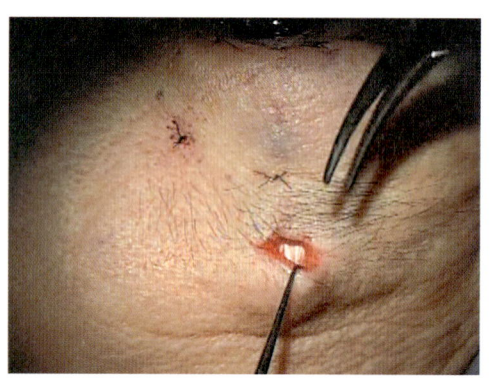

**42** PTFE シート頭側断端を皮下に埋入. PTFE シートの断端をあらかじめ作成しておいたポケットに埋入する.

**POINT** 左手のスキンフックで頭側の皮下を牽引し，モスキート鉗子でポケットを確認してから埋入するとよい.

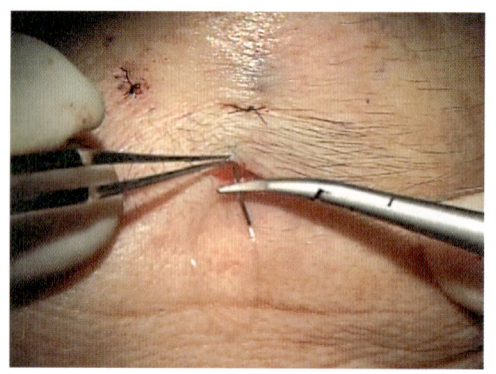

**43** 眉毛上の創を閉じる. 眉毛上の創を，5-0PDS®を用いて真皮縫合，6-0 プロリーン®を用いて皮膚縫合を行う.

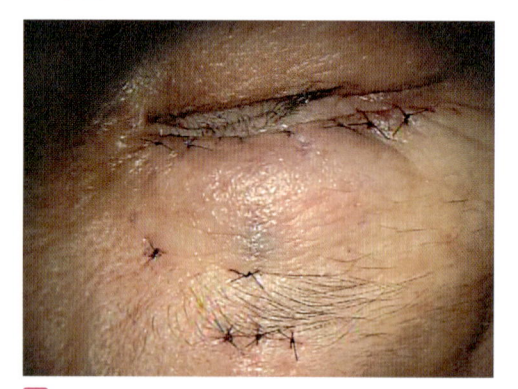

**44** 術直後. 局所麻酔下で行っており，閉瞼の確認ができている.

## 術後管理

　ドレッシングは生理食塩液に浸して絞ったガーゼを傷にのせ，その上から乾いたガーゼをのせている．抗菌薬の内服は 3 日間処方している．術後 1 日目に消毒およびガーゼ交換を行う．術後 2 日目までクーリングを施行している．術後 3 日目にガーゼを外して，洗顔およびシャワー浴を開始とすることが多い．就寝前の眼軟膏の塗布を自己処置としている．術後 7〜10 日で抜糸を行う．術後 4 週までは脂肪生着を考慮してクーリングをしてもらう．また，入浴も我慢してもらう．抜糸後の経過は順調であれば，術後 1 カ月，3 カ月，6 カ月で観察している．開瞼，角膜の状態，ドライアイ，自覚症状，傷痕，左右差などをチェックしていく．

## 合併症

### ① 眼瞼の腫脹

　特に抜糸までの間は腫脹がある．術後 1 カ月程度で腫脹は改善するが，厳密な腫脹の消退には 3〜6 カ月かかる．留置する真皮脂肪が大きすぎると術後 6 カ月が経過しても bulky なままである．その場合，減量手術を行う．

### ② 血腫

　術翌日のガーゼ交換時に多くの出血が付着しており，結紮と結紮の間にコアグラが露出している場合には，その場で抜糸し生理食塩液で洗浄する．人工物を移植しているため，血腫や感染は避けたい．

### ③ 感染

　起こることは稀であるが，膠原病によりステロイドを内服している患者は注意が必要である．

### ④ 低矯正・過矯正

　経過をみて 3〜6 カ月待ってから二期的に眉毛上の創から PTFE シートを展開し，留め直す．瞼縁の形がよければ重瞼部を開ける必要はない．

## 症例提示（手術の実際と別の症例）

### 86 歳の女性

　もともと右先天性眼瞼下垂を未治療で過ごしてきたが，加齢とともに下垂が増悪したため手術を希望し当院を紹介受診した．深い上眼瞼溝を認める（図 2A）．

　真皮脂肪移植＋前頭筋吊り上げ術後 9 カ月で開瞼が可能となった．前頭筋吊り上げに用いた PTFE シートは透見されない（図 2B）．

## まとめ

　上眼瞼溝に関しては，軽度から中等度の深さでは前頭筋吊り上げ術をするだけで上眼瞼溝が浅くなる．しかし，上眼瞼溝の深さが重度の症例では，真皮脂肪移植を併用すると移植材料の透見を防ぐことができる．

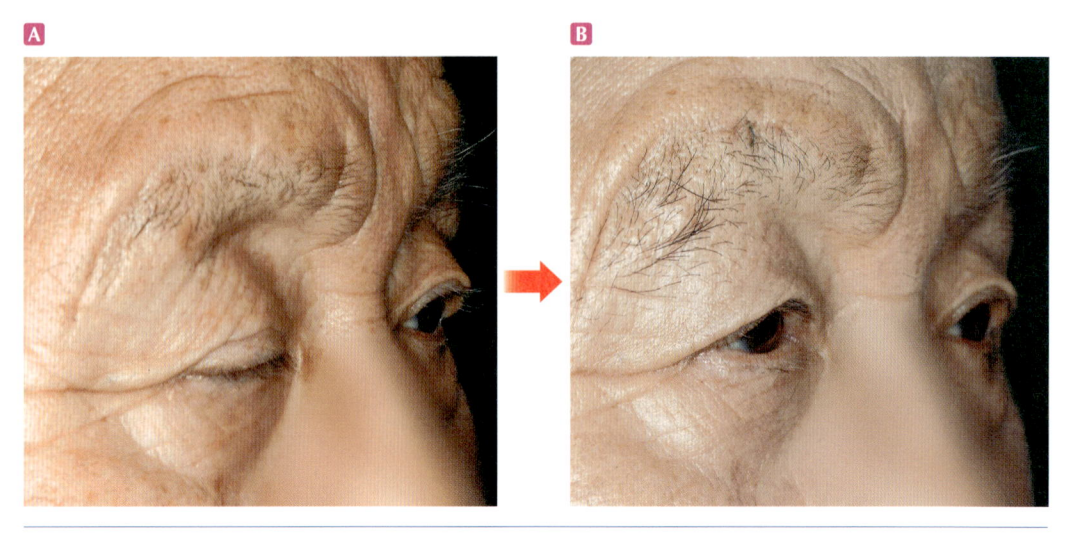

**図2 86歳，女性の症例**

Ⓐ 術前

Ⓑ 術後9カ月

［**文 献**］

1) Kokubo, K. et al. Combination of Dermal fat Grafting and Frontalis Suspension Using Polytetrafluoroethylene Sheet for Blepharoptosis With a Deep Sulcus. J Craniofac Surg. 32（6），2021, e556-9.

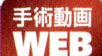

# 7 PTFEシートによる前頭筋吊り上げ 術後の低矯正に対する修正術

小久保 健一 Kenichi Kokubo

動画1

## はじめに

　前頭筋吊り上げ術は，挙筋機能不良な重度の眼瞼下垂に対して施行される．そして，移植材料としては，通常自家組織か人工物が用いられる．なかでも PTFE（polytetrafluoroethylene）シートは本邦では最もよく用いられる人工物である．PTFE シートを用いた前頭筋吊り上げ術の合併症には，糸や PTFE シートの露出，感染，低矯正などが挙げられる[1]．本稿では，PTFE シートによる前頭筋吊り上げ術後の低矯正に対する修正術を紹介する．

## 手術適応

　本稿で紹介する修正術は，PTFE シートによる前頭筋吊り上げ術を施行後6カ月経過した患者がさらなる開瞼を希望した場合に適応としている．ただし，Bell 現象が陰性の場合や，眉毛の移動距離が短い場合には，角膜損傷のリスクが高くなるため注意が必要である．

## 手術方法

　PTFE シートによる前頭筋吊り上げ術後の修正術のシェーマを図1に示す．

　前頭筋吊り上げ術で切開した眉毛上の創を再度切開し PTFE シートを同定する（図1A）．固定していた糸を抜糸し，PTFE シートをさらなる開瞼のために頭側に牽引する（図1B）．PTFE シートを前頭筋および眉毛中央の皮下に固定する（図1C）．PTFE シートを8mm程度余らせて切除する（図1D）．頭側のポケットに余らせた PTFE シートを埋入しておく（図1E）．

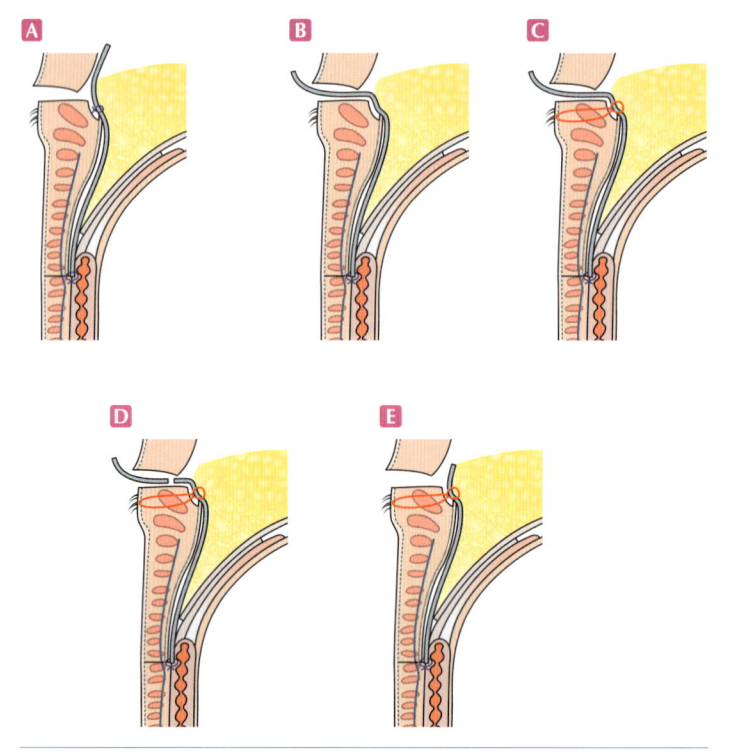

図1 PTFE シートによる前頭筋吊り上げ術後の修正術のシェーマ

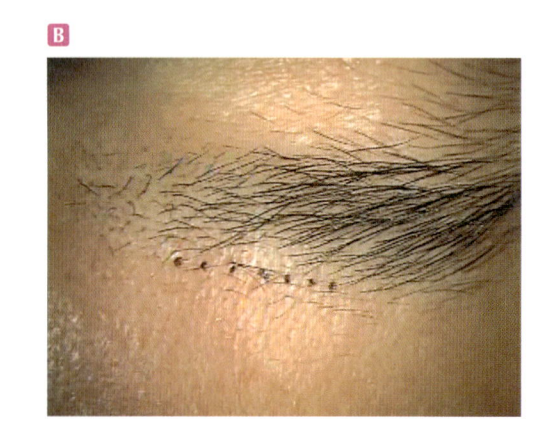

**1 デザイン.**
A 右眉毛上の瘢痕は目立たない.
B 前回手術時の眉毛上切開部位に同様のデザインをおく.

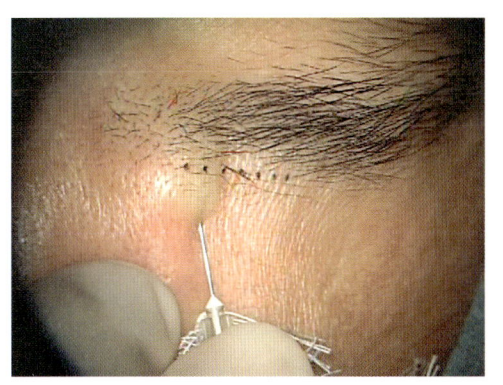

**2** **局所麻酔.** エピネフリン入りキシロカイン®1%を片側（眉毛上）に合計1.5mL皮下に注入する．修正術は，局所麻酔下で行っている．

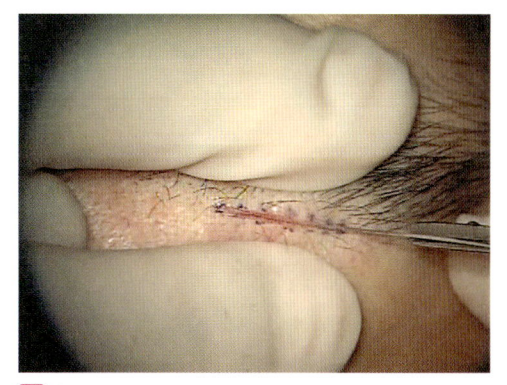

**3** **皮膚切開.** 眉毛上の皮膚を15番メスを用いて皮膚切開する．
**POINT** 皮下にPTFEシートがあるはずなので，層を見ながら切開していく．

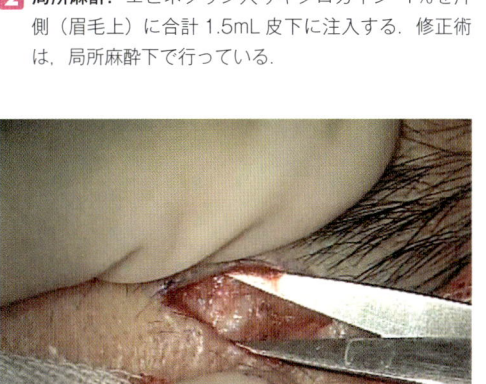

**4** **皮下の剝離.** 皮膚を全層で切開したら，キルナー剪刀曲を用いて頭尾側方向に剝離を行う．すると創の直下にPTFEシートを包んだ被膜を認める．

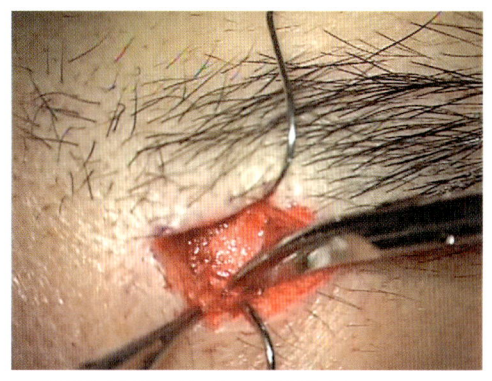

**5** **被膜上を剝離.** 創の上下に釣針鈎をかけ，PTFEシートの被膜上を頭側に向かって剝離する．

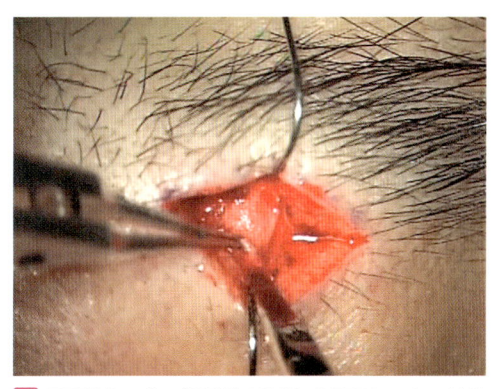

**6** **PTFEシートの頭側端の確認.** PTFEシートの被膜上を頭側に剝離すると頭側端を認める．鑷子で把持しているのがPTFEシートの頭側端である．

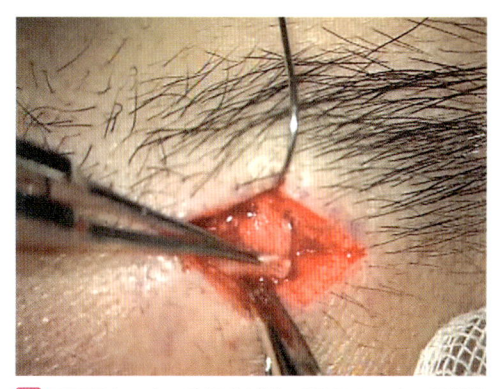

**7** **PTFEシートの裏面を剝離.** PTFEシートの頭側端を鑷子で把持し，今度はPTFEシートのすぐ裏面を尾側に剝離する．

**7** PTFEシートによる前頭筋吊り上げ術後の低矯正に対する修正術

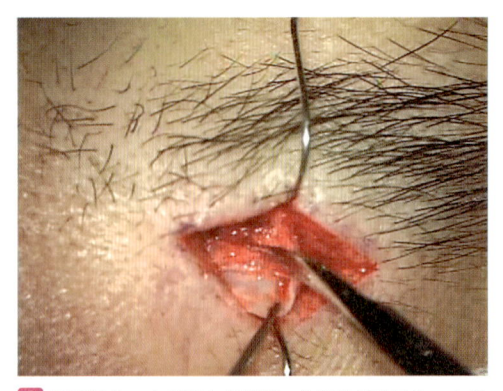

**8** **PTFE シートの直上を剝離.** 今度は PTFE シートの直上を剝離する.

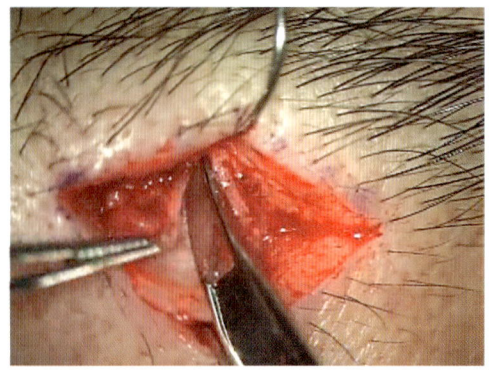

**9** **PTFE シートの被膜を縦に切開.** スプリング剪刀を用いて,腹側(天井側)の被膜をシートの中央で縦方向に切開する.

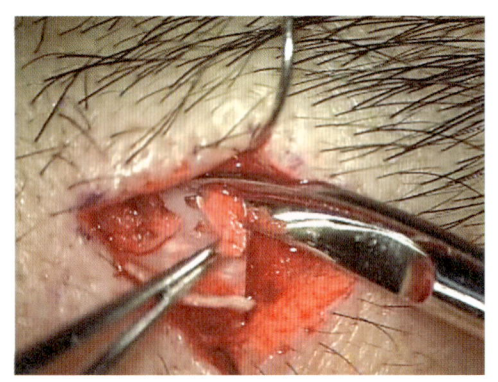

**10** **被膜組織を部分的に切除.** 視野を展開するために,被膜の一部を切除する.

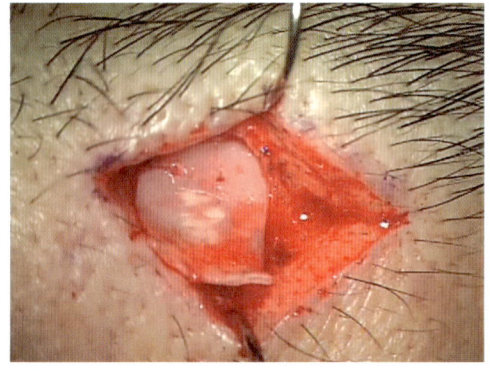

**11** **腹側(天井側)の被膜が切除された状態.** 腹側の被膜が切除された状態を示す.PTFE シートに開いている孔は初回の前頭筋吊り上げ術時に通糸した孔が残存しているものである.

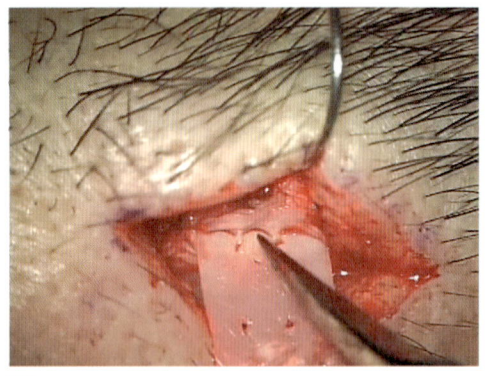

**12** **裏面と表面を交通する被膜.** PTFE シートを頭側に牽引すると,初回吊り上げ術で通糸したが低矯正だったため使用しなかった孔に被膜が入り込んでいるのがわかる.

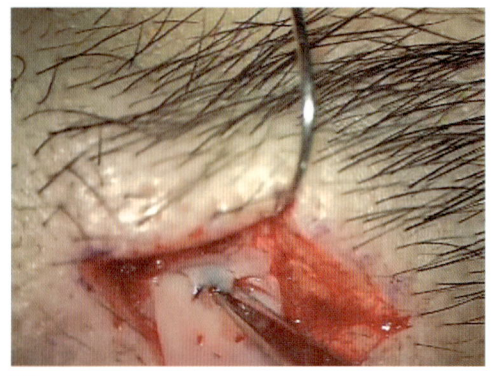

**13** **PTFE シートの固定糸を切除.** さらに頭側に PTFE シートを牽引すると,固定糸が認められるので固定糸を切除する.

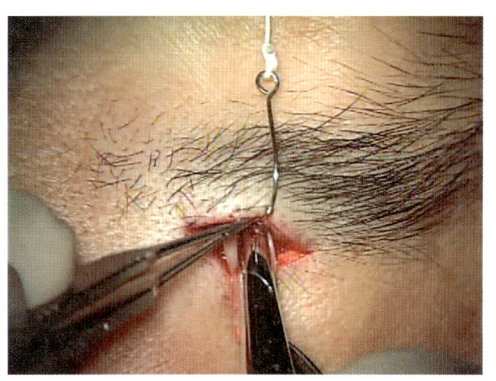

**14** **PTFEシートと被膜の間に癒着はない．**被膜とPTFEシートの間では癒着は起こらないため，剪刀は頭尾側方向に自由に動かすことができる．

**POINT** これは自家組織を用いた前頭筋吊り上げ術における再手術とはまったく異なる所見である．自家組織を使用した場合には，移植した部位すべてにおいて周囲組織と癒着が起こっている．そのため眉毛上部位のみの創から修正することは，より困難となる．

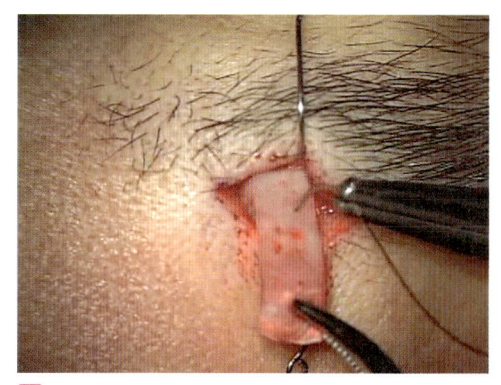

**15** **PTFEシートの再固定1．**PTFEシートを前回手術よりもさらに尾側で5-0ナイロン糸を用いて固定する．PTFEシートの腹側（天井側）から背側へ外側（耳側）1／3の位置で通糸する．

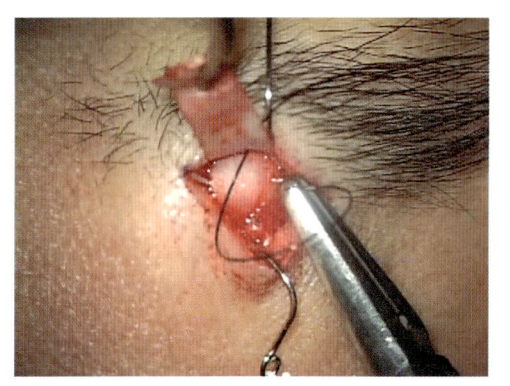

**16** **PTFEシートの再固定2．**前頭筋を被膜ごと拾う．

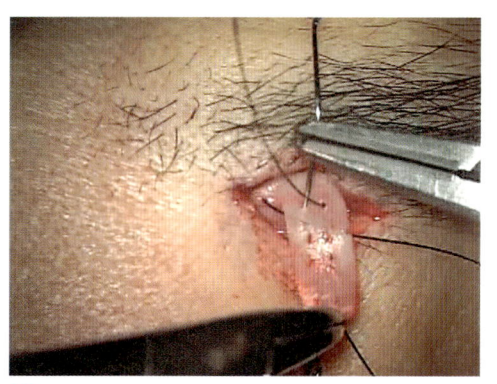

**17** **PTFEシートの再固定3．**PTFEシートを背側から腹側に内側（鼻側）1／3の位置で通糸する．

PTFEシートによる前頭筋吊り上げ術後の低矯正に対する修正術

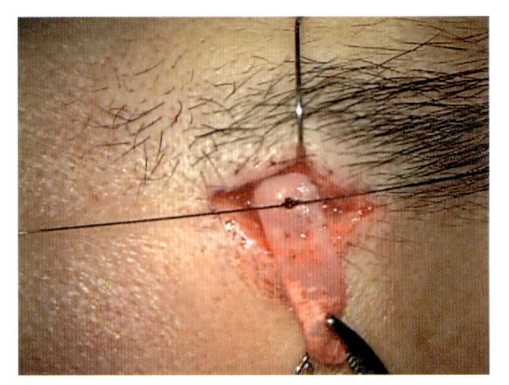

**18** PTFE シートの**再固定 4.** 結紮する．しかし，糸はまだ切断しないでおく．

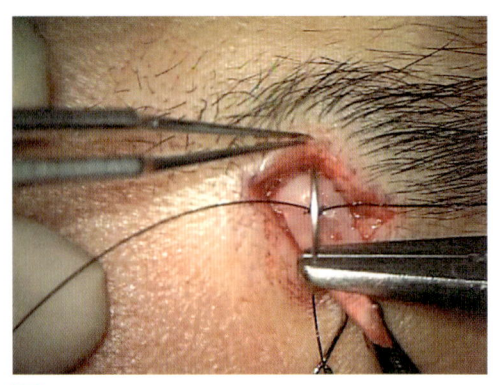

**19** PTFE シートの**再固定 5.** 尾側（足側）の皮下に縦方向に通糸する．

**POINT** この際，刺入は皮下から行い，眉毛中央の真皮を拾った後，PTFE には通糸せずに戻ってくるように運針を行う．特に浅い位置で尾側皮膚に刺入してしまうと，眉毛上の傷が陥凹し傷が目立つことになるため注意が必要である．

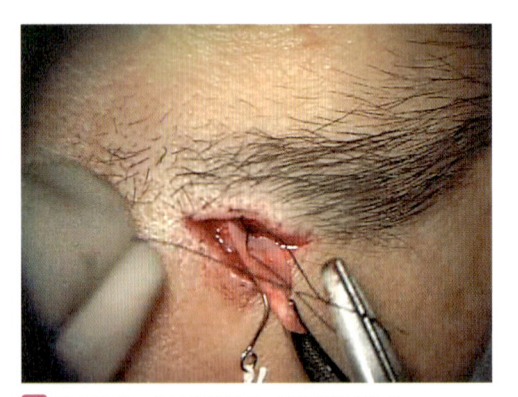

**20** PTFE シートの**再固定 6.** 再度結紮を行う．

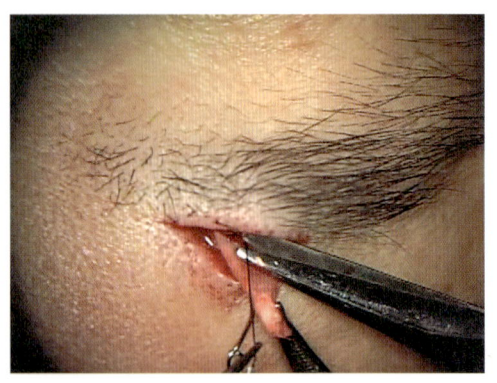

**21** PTFE シートの**再固定 7.** 糸を 3mm 程度残して切断する．

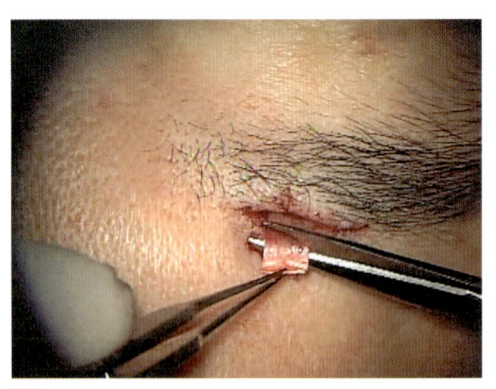

**22** PTFE シートを**部分切除.** PTFE シートを 8mm 程度余らせて，切除する．

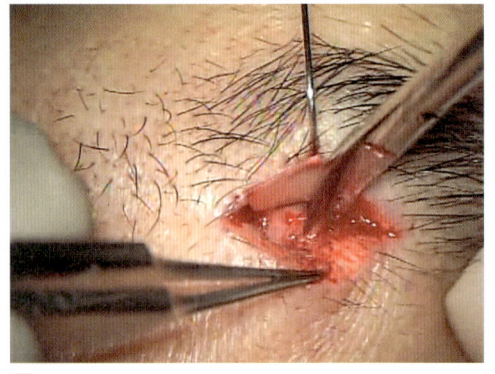

**23** **ポケット作成.** もともと作成してあった創の頭側にあるポケットを改めて確認しておく．必要なら再度ポケットを作成して，前回ポケットと交通させておく．

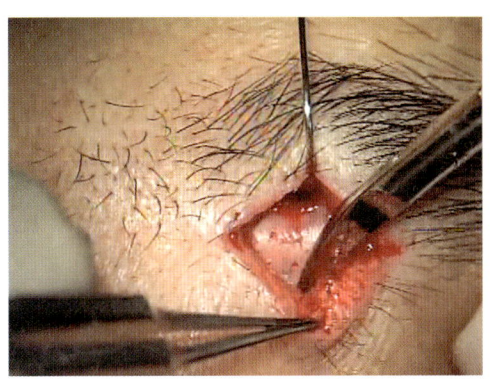

**24** **PTFE シート埋入.** 作成した皮下ポケットに PTFE シートの頭側端を埋入させる.
**POINT** この際，頭側端の角が丸まっていないかしっかり確認する.

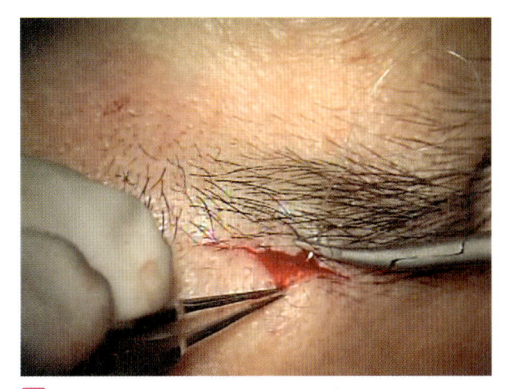

**25** **閉創 1.** 眉毛上の創を，5-0PDS®を用いて真皮縫合する.

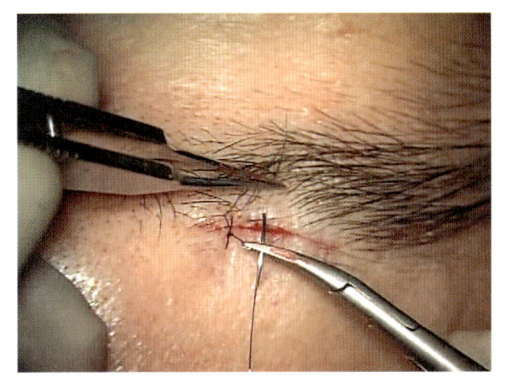

**26** **閉創 2.** 6-0 ナイロン糸，または 6-0 プロリーン®を用いて皮膚縫合を行う.

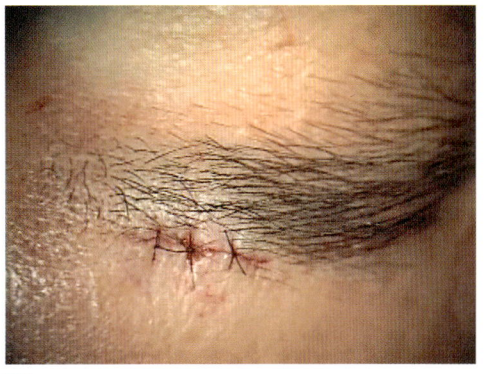

**27** **終了時.**

## 術後管理

　ドレッシングは生理食塩液に浸して絞ったガーゼを傷にのせ，その上から乾いたガーゼをのせている. 抗菌薬の内服は 3 日間処方している. 術後 1 日目に消毒およびガーゼ交換を行う. 術後 2 日目までクーリングを施行している. 術後 3 日目にガーゼを外して，洗顔およびシャワー浴を開始とすることが多い. 就寝前の眼軟膏の塗布を自己処置としている. 術後 7～10 日で抜糸を行う. 抜糸後の経過は順調であれば，術後 1 カ月，3 カ月，6 カ月で観察している. 開閉瞼，角膜の状態，ドラ

イアイ，自覚症状，傷痕，左右差などをチェックしていく.

## 合併症

### ① 眼瞼の腫脹

　特に抜糸までの間は腫脹がある. 術後 1 カ月程度で腫脹は改善する.

### ② 血腫

　剥離範囲が少ないため，術中の出血は少ない. しかし，血腫を認めた場合には，その場

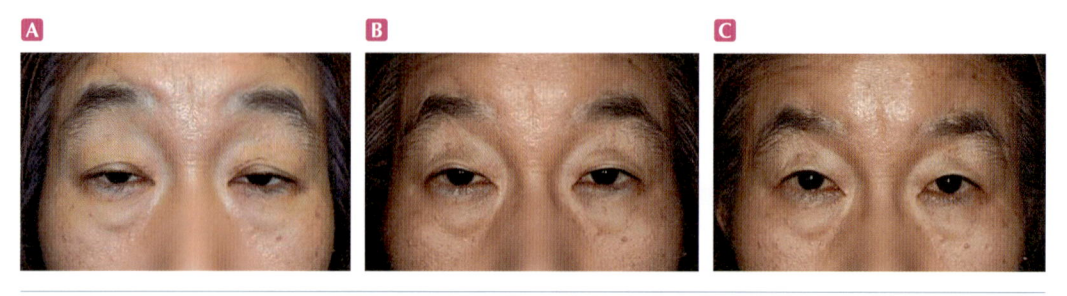

**図2 57歳, 女性の症例**（文献2より）

A 術前 　　B 両側PTFEシートによる吊り上げ術後 C 修正術後1年4カ月
　　　　　　　　　10カ月

で抜糸し生理食塩液で洗浄する. 人工物を移植しているので, 血腫や感染は避けたい.

### ③ 感染

起こることは稀であるが, 人工物を使用しているので清潔操作を心がける.

### ④ 低矯正・過矯正

経過をみて3〜6カ月待ってから二期的に眉毛上の創からPTFEシートを展開し, 留め直す. 瞼縁の形がよければ重瞼部を開ける必要はない.

### ⑤ 睫毛内反

眉毛上切開により後葉の牽引が強くなる. もし睫毛内反が起こるようであれば, 睫毛上を切開し, 前葉と後葉の一体化を行うべく, Hotz変法（rotating suture technique）を行う.

## 症例提示（手術の実際と同一症例）

### 57歳の女性

両先天性眼瞼下垂に対して1年2カ月前にPTFEシートによる前頭筋吊り上げ術が施行された（図2A, B）[2].

今回さらなる開瞼希望があり, 眉毛上切開を用いた修正術を行った（図2C）.

## まとめ

PTFEシートによる前頭筋吊り上げ術後の修正は, 大腿筋膜や長掌筋腱, 側頭筋膜などの自家組織を使用した吊り上げ術後の修正よりも, 簡便に調節をすることができる. 吊り上げ材料に関しては, 術者の好みや慣れで選択すればよいと考えるが, PTFEシートという選択肢は持っておいてよいと考えている.

［文献］

1) Kokubo, K. Katori, N. Hayashi, K. et al. Frontalis suspension with an expanded polytetrafluoroethylene sheet for congenital ptosis repair. J Plast Reconstr Aesthet Surg. 69 (5), 2016, 673-8.

2) 小久保健一. 先天性眼瞼下垂症に対するPTFEシートを用いた前頭筋吊り上げ術. 形成外科. 66 (7), 2023, 797-806.

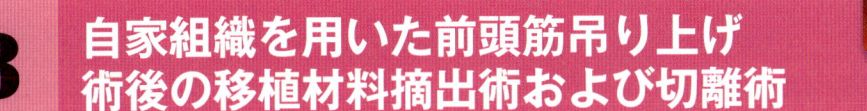

# 8 自家組織を用いた前頭筋吊り上げ術後の移植材料摘出術および切離術

小久保 健一 Kenichi Kokubo

WEB▶動画

動画1

動画2

## はじめに

重度の後天性眼瞼下垂や先天性眼瞼下垂に対して，前頭筋吊り上げ術が行われる．吊り上げ材料には主に自家組織と人工組織が使用されるが，本邦では大腿筋膜，側頭筋膜，長掌筋腱などの自家組織が用いられることが多い．吊り上げ材料の形状もさまざまであり，3mm幅以下の材料をO型（ループ状）に用いたり（図1A〜C），5mm幅以上の材料をI型（シート状）に用いたり（図1D，E），逆Y型（図1F）に加工して用いられる．本稿では，自家組織を用いた前頭筋吊り上げ術後の

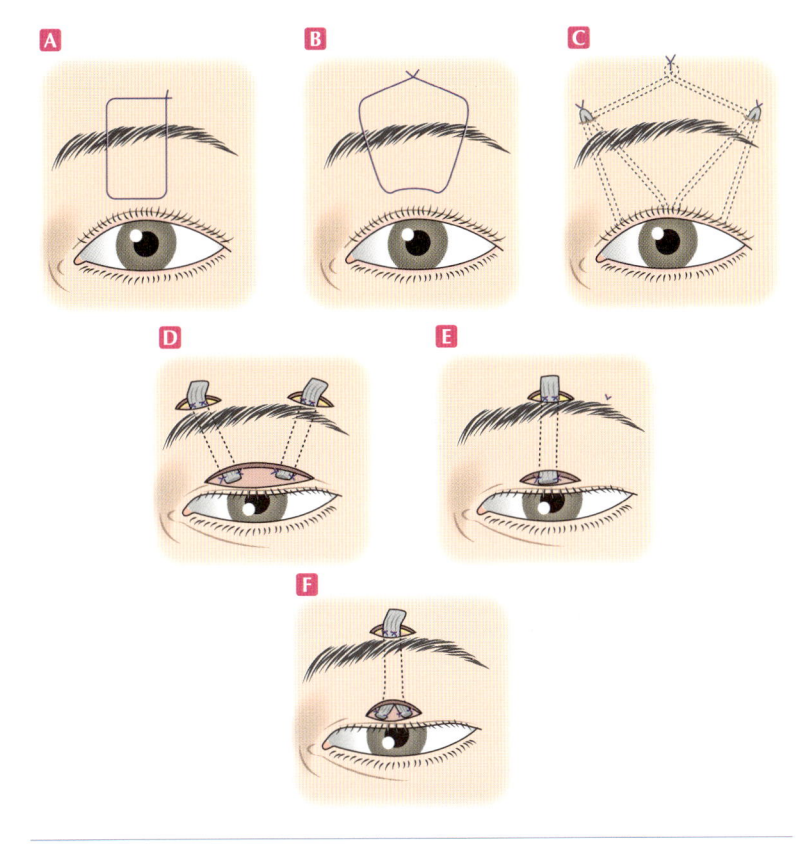

**図1 吊り上げ材料の形状**

**A**，**B**，**C** O型（ループ状）：3mm幅以下の紐状（糸）
**D**，**E** I型：5mm幅以上のシート状
**F** 逆Y型：5mm幅以上のシート状

過矯正に対して，I型移植材料の除去および
Y型移植材料の切離について解説をする．

## 手術適応

　持続する角膜潰瘍や疼痛を訴える患者を対
象としている．移植材料の摘出をするのか，
瞼板に固定された移植材料の切離をするのか
については，現時点でガイドラインは存在し
ない．個人的には，顕著な瞼板変形があると
きや角膜潰瘍があるときには，移植材料の摘
出を選択している．まずはしっかり上眼瞼を
落とし切り，眼表面の機能を正常化させたい
からである．一方で，自身で行った吊り上げ
術で過度な過開瞼でない場合や軽度の点状表
層角膜症（superficial punctate keratopathy；
SPK）の場合には，患者と相談し経過観察か
移植材料の切離を選択している．

## 手術方法：移植材料の摘出

　移植材料の摘出は全身麻酔下に行ってい
る．局所麻酔下でも可能であるが，麻酔薬が
瘢痕によってなかなか広がらないこともあ
り，術中に痛みを生じる症例を経験したた
め，現在は全身麻酔下で行っている．以下の
やり方で移植材料の除去を行っているが，必
ずしも上眼瞼側に移植材料を押し込んでから
摘出する必要はない．ただ，頭側から作成す
るトンネルと尾側から作成するトンネルを盲
目的に融合させることは意外と簡単ではない．
　自家移植材料摘出のシェーマを図2に示す．
①眉毛上の創から移植材料にアプローチし，
　移植材料を頭側端までたどり，頭側端から
　移植材料の背側（裏側）を尾側に向かって
　剥離する（図2A-①）．
②次に，眉毛上の創から，移植材料の腹側
　（天井側）を尾側方向に剥離する（図2A-
　②）．
③移植材料の頭側端をモスキート鉗子で把持
　し，移植材料の表，裏，横を剥離しながら
　できるだけ尾側に向かう（図2A-③）．
④今度は，上眼瞼の創から移植材料の腹側
　（天井側）を剥離する（図2A-④）．
⑤移植材料を眉毛上から上眼瞼の創に押し込
　む（図2B-⑤）．
⑥上眼瞼の創から移植材料と瞼板の付着部を
　外す（図2C-⑥）．

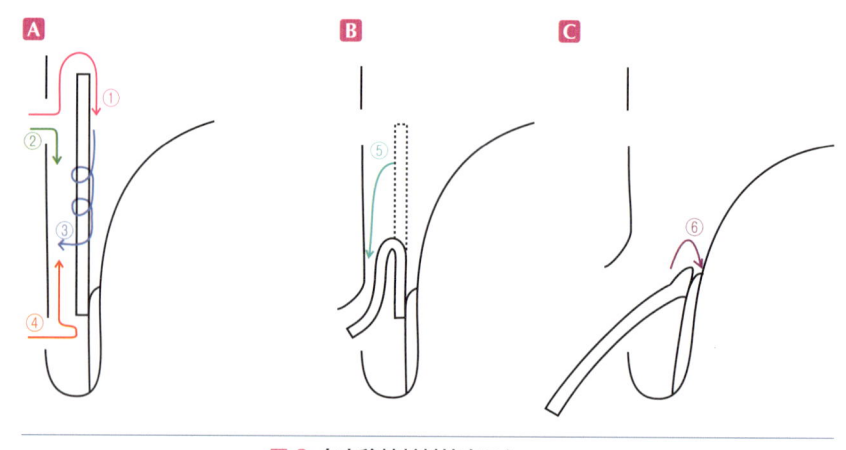

図2　自家移植材料摘出のシェーマ

**手順**　手術の実際：移植材料の摘出（動画 1）

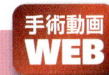手術動画 **WEB**

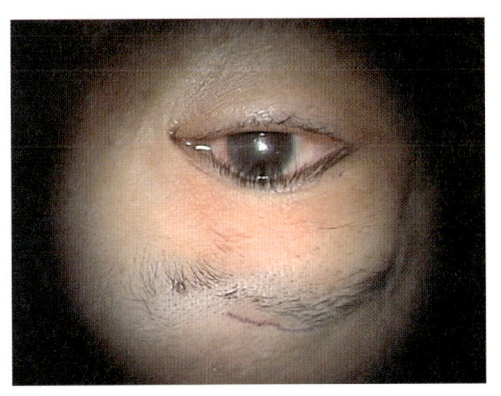

**1** **デザイン.** 上眼瞼は，前回手術に用いた癒痕上にデザインとする．眉毛上は 10mm 程度の癒痕であったが横幅 20mm 程度まで延長している．

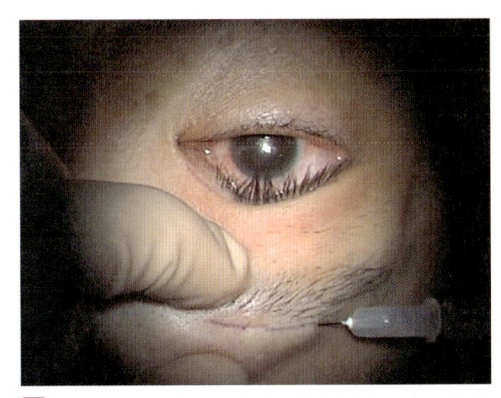

**2** **眉毛上と上眼瞼に局所麻酔.** 眉毛上と上眼瞼にエピネフリン入りキシロカイン® 1% を 3.5mL 注入する．

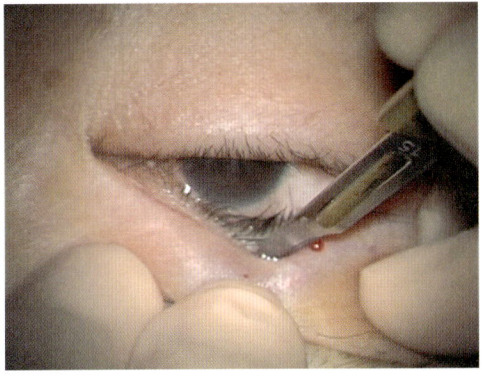

**3** **上眼瞼に皮膚切開.** 15 番，または 15C メスを用いて皮膚に切開を加える．

**POINT** 後葉が頭側に引き込まれて切開しにくいので，丁寧に切開する．

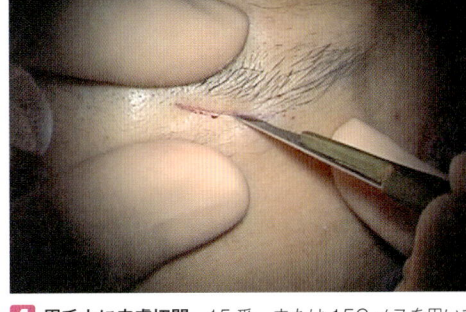

**4** **眉毛上に皮膚切開.** 15 番，または 15C メスを用いて皮膚に切開を加える．

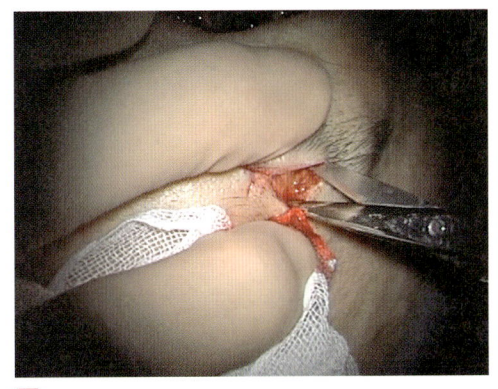

**5** **眉毛上の創の皮下剝離.**
シグマ形成剪刀曲かキルナー剪刀曲を用いて，眉毛上の創の皮下をゆっくり剝離しながら前医における吊り上げ材料を探す．

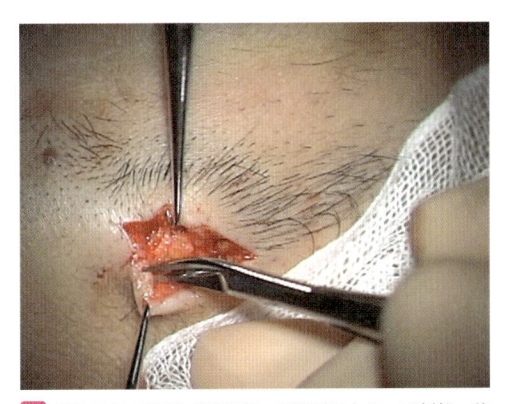

**6** **移植材料の腹側（天井側）を頭側に向かって剝離.** 移植材料に到達したら，その腹側（天井側）を頭側に向かって剝離をしていく．

**POINT** この際，スプリング剪刀やキルナー剪刀曲などを用いる．

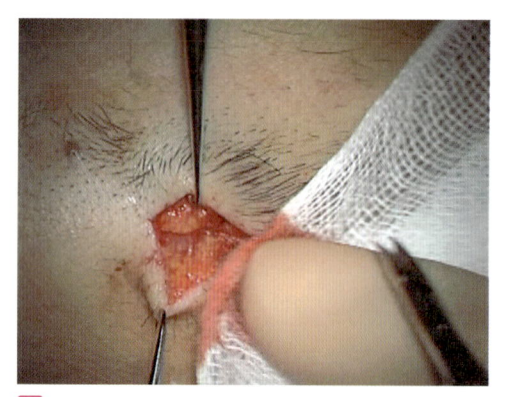

**7** **移植材料の背側を尾側に向かって剝離.** 移植材料の頭側端に到達したら，そのまま，頭側端から移植材料の背側（裏側）に入り，尾側に向かって剝離していく.

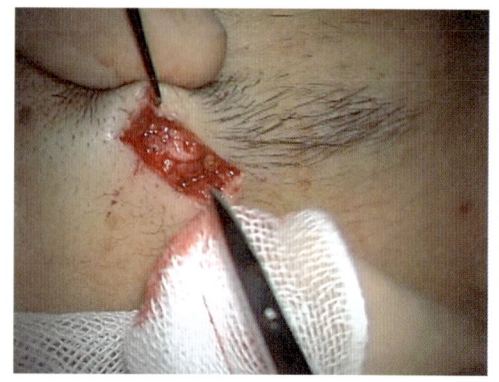

**8** **移植材料の腹側（天井側）を尾側方向に向かって剝離.** 今度は移植材料と皮膚の間を尾側に向かって剝離する.
**POINT** 皮膚直下に移植材料が張り付いていることも多く，左手にスキンフック，右手にスプリング剪刀を持ってカット中心に移植材料直上を剝離していく. フックを把持した左手の環指を皮膚に当てることで剪刀の先端を感じとるとよい.

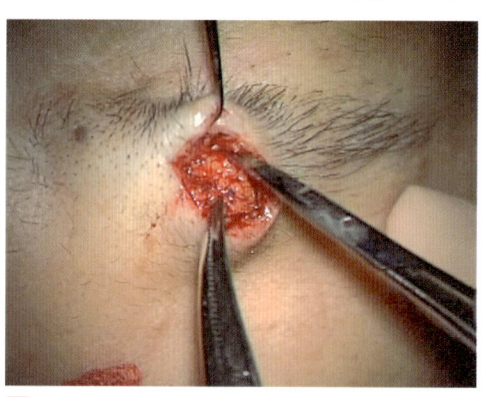

**9** **モスキート鉗子で移植材料を把持.** 移植材料の腹側（天井側）と背側（地面側）をある程度剝離したら，牽引のためにモスキート鉗子で移植材料を把持し頭側に牽引する. その上で，移植材料の腹側をさらに剝離する.

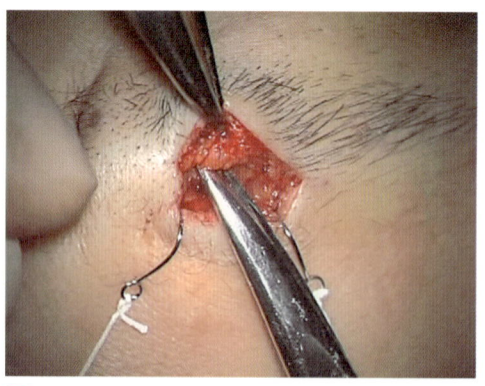

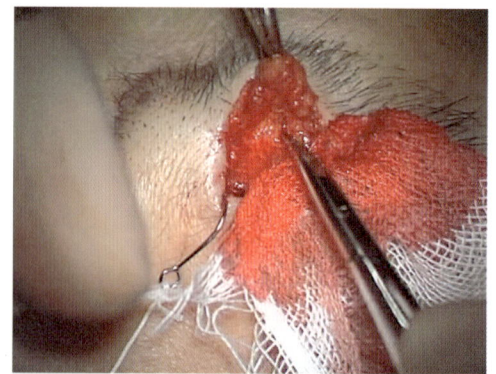

**10** **移植材料の背側（地面側）をさらに剝離.** シグマ形成剪刀曲，キルナー剪刀曲，スプリング剪刀などを用いて，移植材料の背側（地面側）をさらに尾側に剝離する（A）.
**POINT** 移植材料をモスキート鉗子で腹側（天井側）に牽引できるので剝離が容易になる. 出血に対しては，適宜バイポーラ鑷子で止血するかガーゼで拭う（B）.

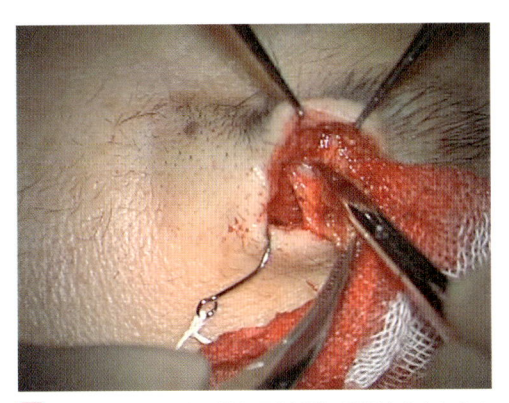

**11** **移植材料の表，裏，横を順次剝離.** 頭側からトンネルをのぞき込むような形で移植材料の表，裏，両サイドを剝離していく.

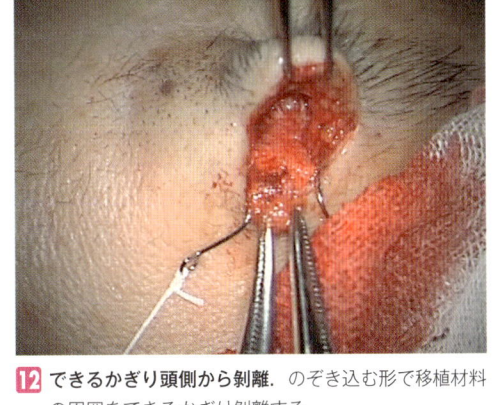

**12** **できるかぎり頭側から剝離.** のぞき込む形で移植材料の周囲をできるかぎり剝離する.

**POINT** 慣れれば眉毛上の創は小さくても剝離可能だが，経験上，創が横方向に 20mm あれば操作が容易になる.

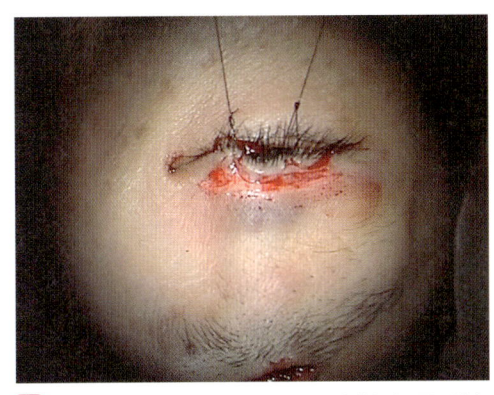

**13** **上眼瞼に術野を移動.** 眉毛上からの剝離が限界に達したら，今度は上眼瞼に術野を移す. 6-0 ナイロン糸，またはプロリーン®を使用して，瞼縁側を尾側に牽引しモスキート鉗子で覆布に固定する.

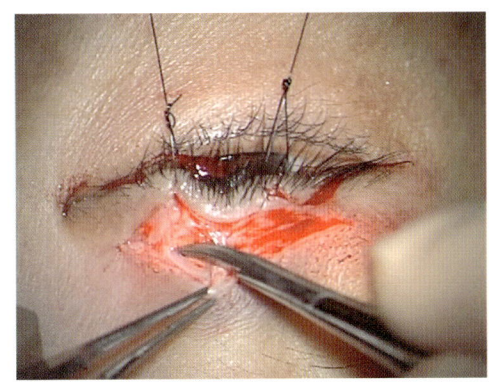

**14** **眼輪筋および瘢痕を切開.** 瞼板を展開するために，スプリング剪刀，またはラジオ波を用いて，眼輪筋および白い瘢痕組織を背側方向に切開していく.

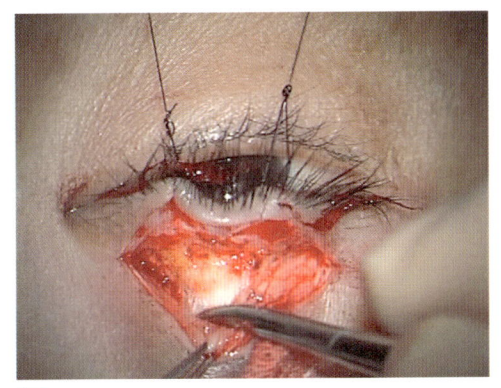

**15** **瞼板を展開.** 瞼板が展開されたら，瞼板上を頭側方向に剝離していく.

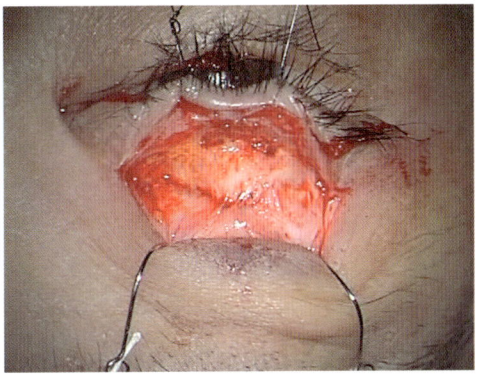

**16** **瞼板と移植材料の付着部を確認.** 瞼板上を頭側に剝離していくと，瞼板中央に移植材料および糸が認められる. 頭側に 2 カ所釣針鈎をかけている.

**8**

自家組織を用いた前頭筋吊り上げ術後の移植材料摘出術および切離術

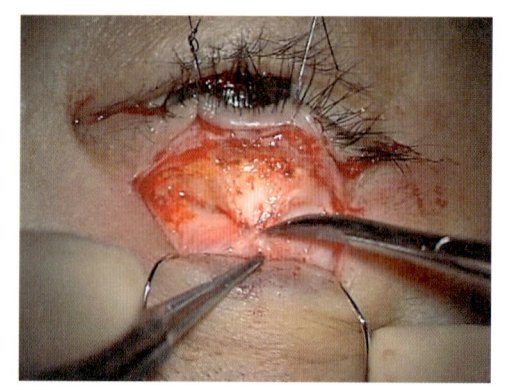

**17** **瞼板と移植材料の付着部を展開.** ぎりぎりまで瞼板と移植材料の付着部を展開しておく. ただし, ここで瞼板との付着部を完全には外さないでおく.

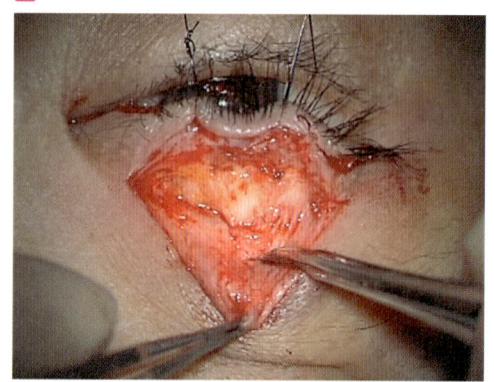

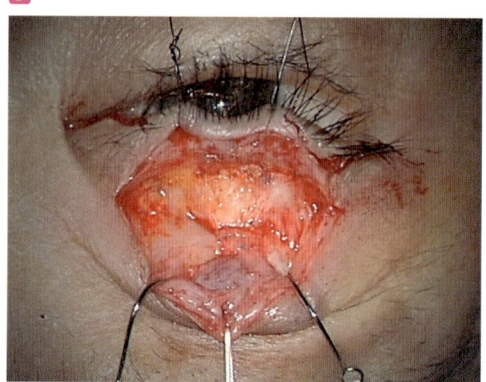

**18** **移植材料の腹側（天井側）を剝離.**
- **A** 周囲の組織を左手の鑷子で牽引しながら移植材料の腹側を展開する.
- **B** 移植材料の腹側は可能なかぎり剝離する.

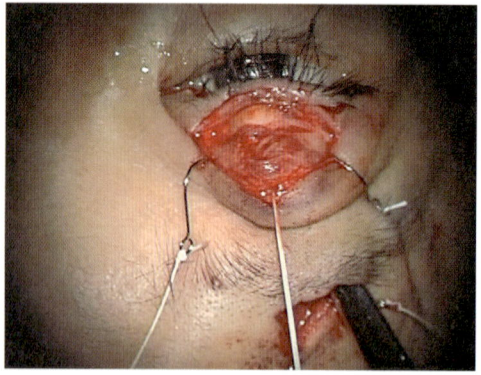

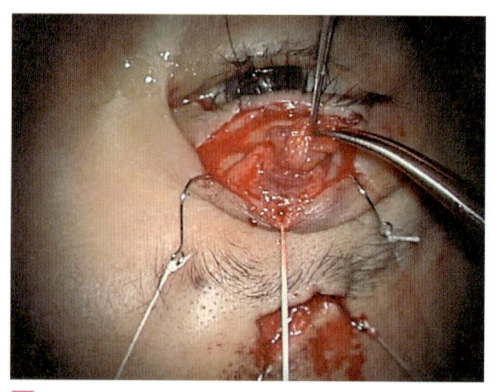

**19** **眉毛上から上眼瞼の創に移植材料を押し出す.** 眉毛上の術野から, モスキート鉗子で把持している移植材料の頭側端を上眼瞼側の創に押し込んでいく.

**20** **上眼瞼の創から移植材料の頭側端を把持.** 上眼瞼の創から移植材料の頭側端を鑷子で把持し, 再度モスキート鉗子で頭側端を把持する.

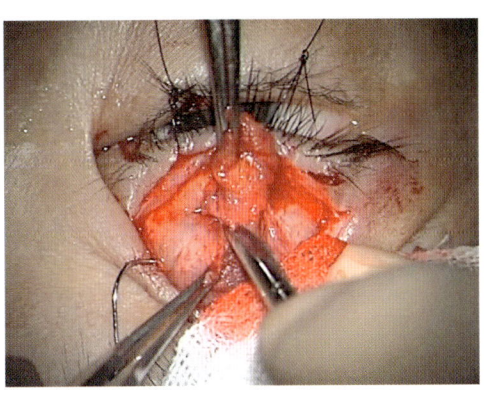

**21** **移植材料周囲を剝離.** 移植材料周囲を鑷子とスプリング剪刀を用いて剝離する.

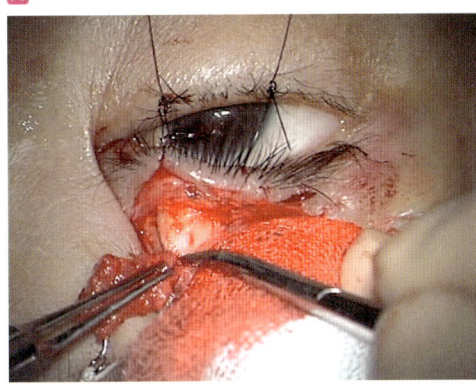

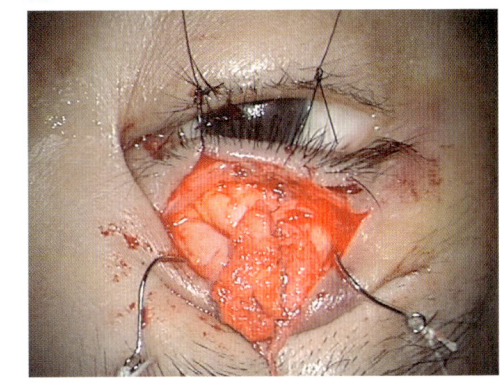

**22** **瞼板上縁の付着部から移植材料を離断.**

**A** 瞼板への付着部から移植材料を離断する.

**B** 切除した移植材料を示す. 今回は, 問診より自家大腿筋膜であった.

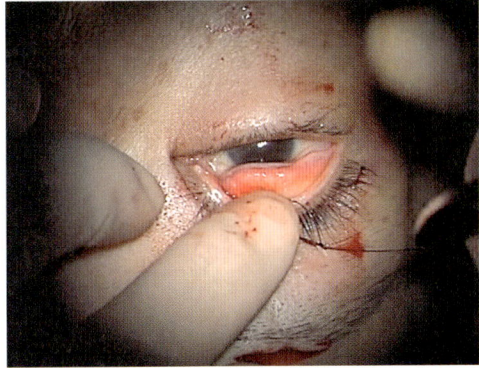

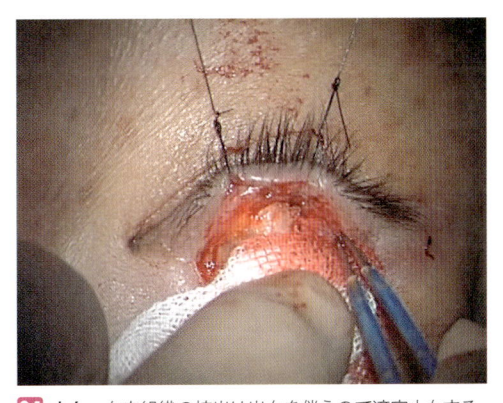

**23** **瞼板変形の有無を確認.** 瞼板を翻転し, 変形の有無を確認する.

**POINT** 移植材料の付着部が, 瞼板の上縁付近でなく中央付近にある場合には, 瞼板の変形が顕著なことが多い. 瞼板に変形がある場合には隆起部位を挟み込むように 6-0 プロリーン®を用いて変形の修正を行っている.

**24** **止血.** 自家組織の摘出は出血を伴うので適宜止血する.

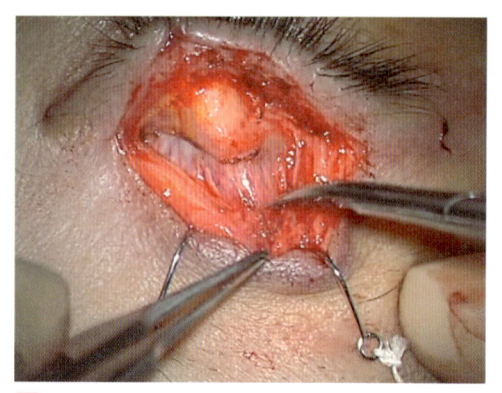

**25** **ミュラー筋の後転.** 今回は，正常な左眼と比較して右眼の開瞼が大きかったためミュラー筋を瞼板上縁から外した．全例に行う必要はないと考えている．ミュラー筋を瞼板から外す手技については，本書の「第1章3挙筋群短縮術」や「第8章2眼瞼けいれんに対するADM手術」を参照してほしい．

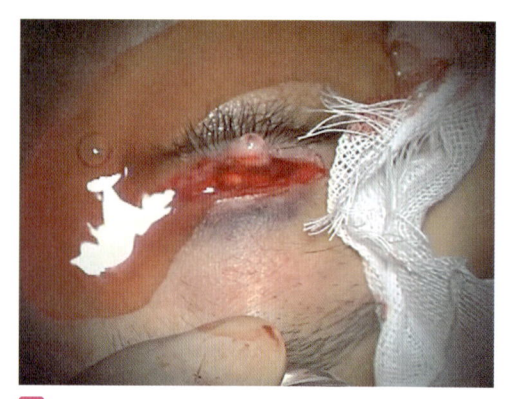

**26** **生理食塩液で洗浄.** 眉毛上の創から上眼瞼に向かって生理食塩液10mLを用いて洗浄する．

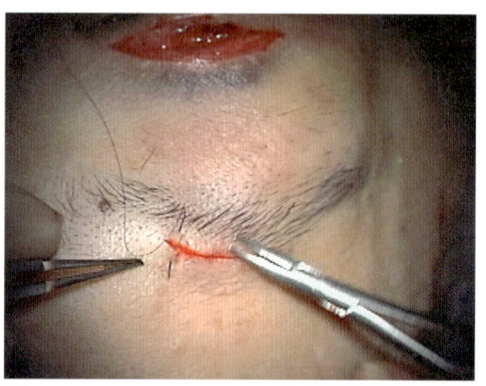

**27** **眉毛上の閉創.** 5-0PDS®で真皮縫合し，6-0ナイロン糸か6-0プロリーン®で皮膚縫合をする．

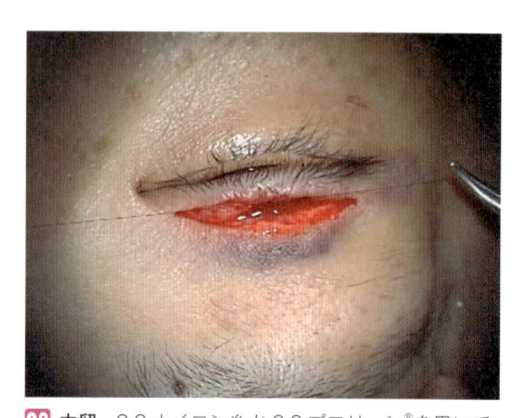

**28** **中留.** 6-0ナイロン糸か6-0プロリーン®を用いて，3～4針程度，瞼板と睫毛側皮下を縫合する．
**POINT** 特に術前の睫毛内反が顕著な場合には睫毛を腹側（天井方向）に立てておく．睫毛を立てすぎるとlid wiperが眼球から離れてしまうので，天井方向に睫毛が向くくらいに調整しておく．

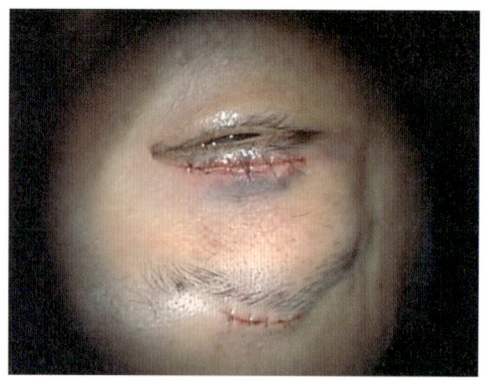

**29** **上眼瞼の閉創.** 6-0ナイロン糸か6-0プロリーン®を用いて，皮膚縫合を行う．

## 瞼板変形がある場合の対応

移植材料が瞼板の頭側付近でなく，尾側よりに固定されている場合に瞼板の変形が生じていることが多い．主に，断面図でみると「く」の字に変形している（図3A）．これらに対して，腹側に隆起している瞼板を平坦化するために，水平マットレスを3～4針行うと（図3B），修正できることが多い（図3C）．

## 術後管理

ドレッシングは生理食塩液に浸して絞ったガーゼをそれぞれ創部にのせ，その上から乾いたガーゼをのせている．抗菌薬の内服は3日間処方している．術後1日目に消毒およびガーゼ交換を行う．術後2日目までクーリングを施行している．術後3日目にガーゼを外して，洗顔およびシャワー浴を開始とすることが多い．術後10～14日で抜糸を行い，抜糸翌日より入浴を開始としている．抜糸後の

経過が順調であれば，術後1カ月，3カ月，6カ月で観察している．自覚症状，傷痕，左右差，違和感，ドライアイ，眉毛の位置などをチェックしていく．

## 合併症

### ① 眼瞼の腫脹

特に抜糸までの間は腫脹がある．術後1カ月程度で腫脹は改善するが，厳密な腫脹の消退には3～6カ月かかる．

### ② 血腫

術中に出血はしやすいが術後に圧迫していれば血腫にはなりにくい．ペンローズドレーンなども留置していない．

### ③ 感染

起こることは稀であるが，感染していたらすぐに創を開けて生理食塩液で洗浄し閉創する．

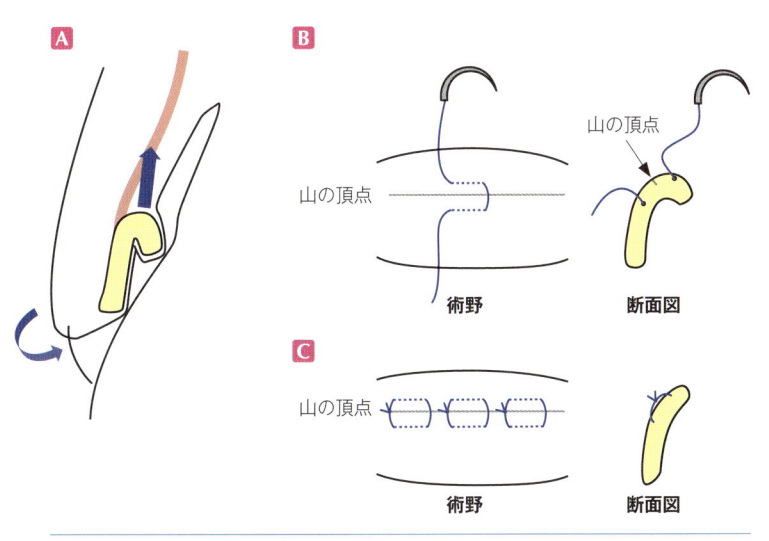

図3 瞼板変形がある場合の対応

山の頂点
術野　断面図
山の頂点
術野　断面図

### ④ 上眼瞼の陥凹

移植材料とともに周囲の軟部組織も一緒に切除されてしまうため，陥凹することがある．必要なら次回手術で吊り上げ術施行時に脂肪移植も併用する．

## 症例提示：移植材料の摘出（手術の実際と同一症例）

### 51 歳の女性

5年前に他院にて大腿筋膜による前頭筋吊り上げ術を施行され，近医眼科より当院紹介受診となった症例である．術前を図4，術後を図5に示す．

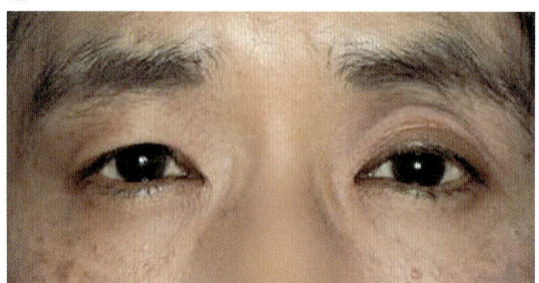
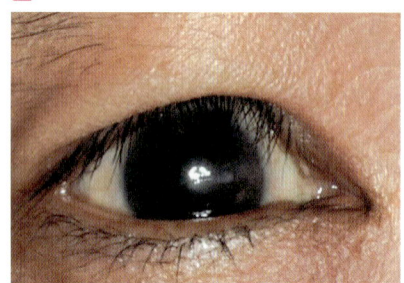
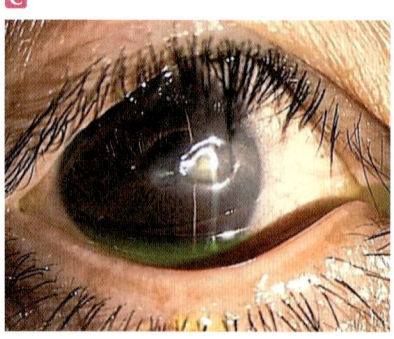
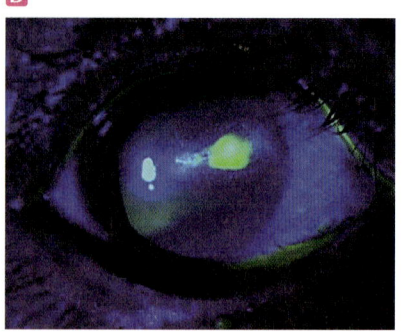

**図4 51歳，女性の症例（術前）**

A 術前正面視：一見すると，異常はなさそうに見える.
C 角膜潰瘍を認める.
B 術前正面視：睫毛内反を認める.
D フルオレセイン染色にて角膜潰瘍を認める.

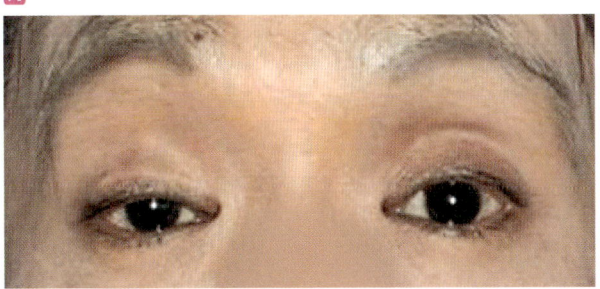
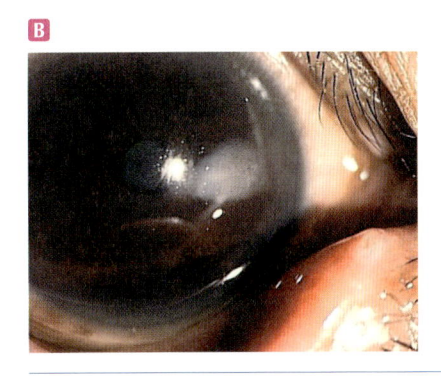

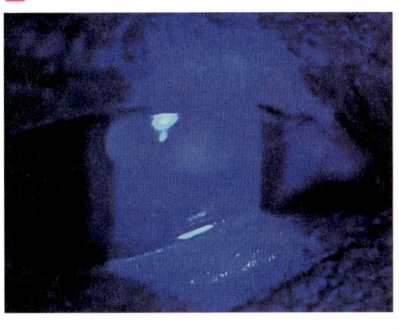

**図5 図4と同症例（術後9カ月）**

A 術後9カ月正面視：右眼の眼瞼下垂を認める．また，上眼瞼溝の陥凹を認める．
B 角膜の白濁を認める．
C フルオレセイン染色にて潰瘍の改善を認める．

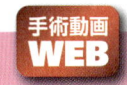

**手順　手術の実際：移植材料の切離（動画2）**

　移植材料の切離に関しては，術中に坐位で開瞼を確認するために局所麻酔下で施行している．ただ，瘢痕による癒着が強く術中に局所麻酔を頻回に追加しなければならないことがある．流れとしては，上眼瞼の創からアプローチし，移植材料の周囲を少しずつ剥離しては坐位で開瞼具合を確認していく．瞼板から完全に移植材料を外し切ってしまうと今度は低矯正になることもあり，調節がやや難しい．

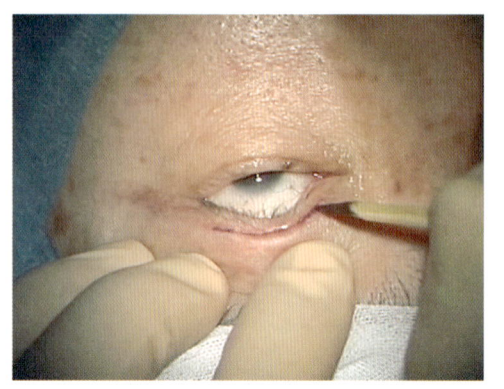

**1** **デザイン.** 上眼瞼は前回手術の瘢痕上にデザインする.

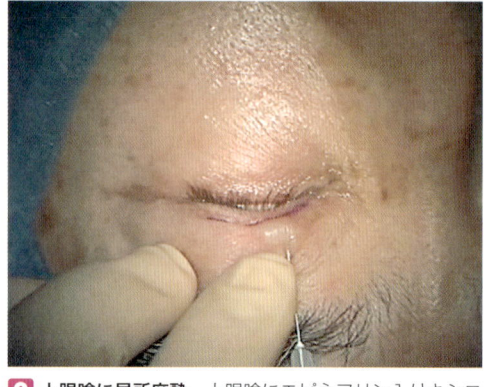

**2** **上眼瞼に局所麻酔.** 上眼瞼にエピネフリン入りキシロカイン®1%を2.5mL注入する.

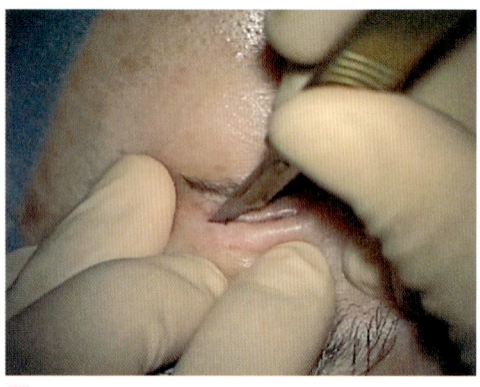

**3** **上眼瞼に皮膚切開.** 15番メスやラジオ波で皮膚を切開する.

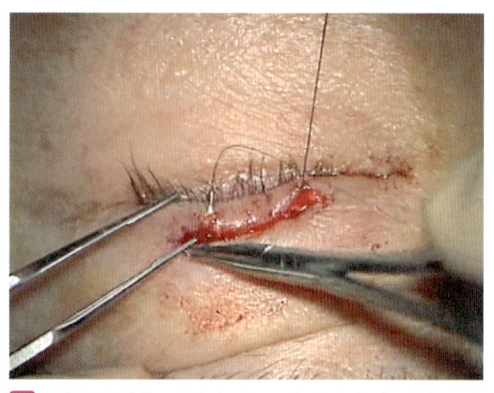

**4** **尾側に牽引糸.** 6-0ナイロン糸を2カ所で瞼板に通糸し,尾側に牽引しモスキート鉗子で固定する.

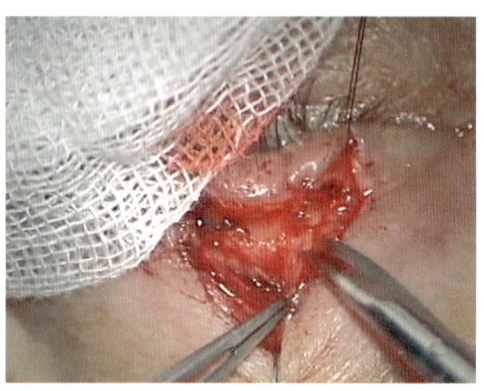

**5** **瞼板を展開.** 眼輪筋と瘢痕を切開し,瞼板を露出させる.

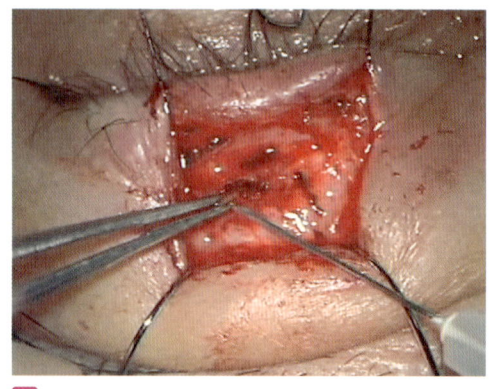

**6** **移植材料周囲に局所麻酔.** 移植材料周囲にエピネフリン入りキシロカイン®1%を1.0mL注入する.適宜,患者に痛みがあれば追加していく.

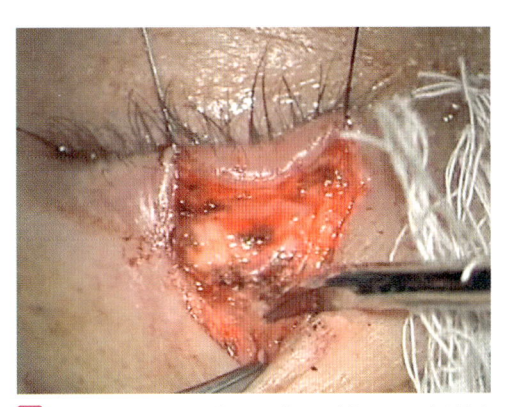

**7 移植材料の腹側を剝離.** スプリング剪刀やラジオ波を用いて移植材料の腹側（天井側）を剝がしていく.

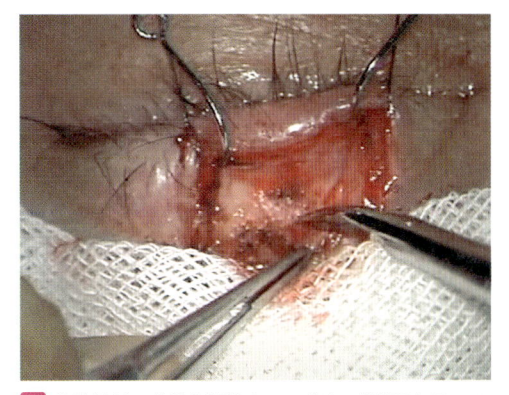

**8 移植材料の背側を剝離 1.** スプリング剪刀を用いて，移植材料と瞼板の間を剝離していく.

**POINT** 癒着が強く，出血もしやすいので，適宜バイポーラ鑷子で止血しながら剝がしていく.

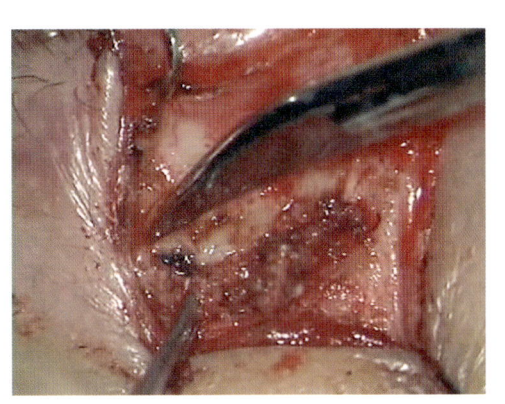

**9 移植材料の背側を剝離 2.** 移植材料を瞼板に固定していたプロリーン®も外して，移植材料の背側（裏側）を瞼板上縁まで展開していく. この間も適宜，坐位で開瞼を確認する.

**POINT** 軽度の過開瞼であれば完全に瞼板から移植材料を外し切らずに終了することもある.

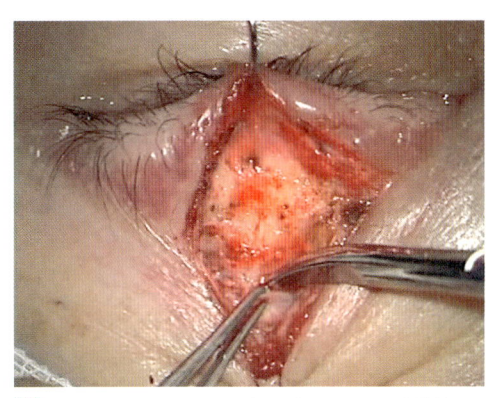

**10 瞼板上縁と移植材料を切離.** 瞼板上縁と移植材料の間の瘢痕を切離する.

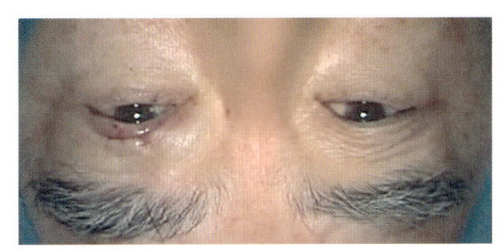

**11 開瞼の確認.** 適宜，開瞼の程度を確認する.

**POINT** 坐位でも過開瞼が改善したかを確認する. 実際には，①剝離，②坐位での確認，を繰り返して進めていく. 初回の前頭筋吊り上げ術のように自家組織の術後収縮を考慮する必要はない. 頭側への剝離を進めすぎると低矯正になることもある.

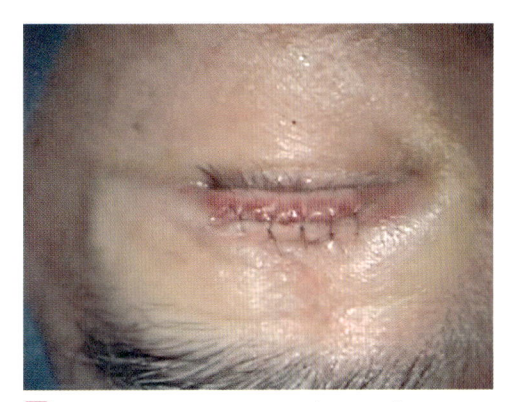

**12 閉創.** 6-0 ナイロン糸か 6-0 プロリーン®を用いて閉創する.

## まとめ

　自家組織移植による前頭筋吊り上げ術後の過開瞼に対する決まった治療法はない．本稿を機にさまざまな手技や経験が議論・報告されることを待ち望んでいる．

# 第 2 章

# 上眼瞼皮膚弛緩：最強の戦略

# 1 眉毛下皮膚切除術

小久保 健一 Kenichi Kokubo

WEB ▶動画

 動画1　 動画2　 動画3　 動画4

## はじめに

上眼瞼余剰皮膚の治療法としては，眉毛下皮膚切除術や重瞼部皮膚切除術が一般的である．眉毛下皮膚切除術は，Parkes らによって 1976 年に論文として最初に報告された[1]．その後，眼輪筋の操作などさまざまな工夫の報告があるが，デザインに関してはあまり変化していない．

本稿では筆者が行っている眉毛下皮膚切除術のデザインや注意すべき症例などに関して解説を行う．

## 手術適応

個人的には，眉毛下皮膚切除術はすべての上眼瞼の皮膚弛緩のある患者に適応できると考えている．ただ，すべての上眼瞼皮膚弛緩を眉毛下のみで，または重瞼部のみで解決するべきだとは考えておらず，必要なら二期的に両者を行うことも大切だと考えている．また，眉毛下皮膚切除術への適応が比較的容易なものと，困難なものも存在する．最初は比較的容易なものから手を付けるとよいと考える．

### ① 眉毛下皮膚切除術を行いやすい症例

#### 1）皮膚が分厚く lateral hooding の症例（図1）

Lateral hooding 症例（図1）に関しては，術後の外側の余剰皮膚の改善に伴って「車の運転で左右が見にくい」などの症状も改善するため，患者からの満足度も高い．

#### 2）眉毛部のアートメーク症例（図2）

アートメーク症例（図2）に関しては，術後の傷痕が目立たないことが患者の満足度につながっている．

### ② 注意が必要な症例

#### 1）術後に眼窩内側の脂肪突出が目立つ症例（図3）

眼窩内側の脂肪突出が目立つ症例（図3）に関しては，術前にマスクされていた眼窩脂肪の突出が，術後に顕著になる可能性があり，あらかじめ説明しておくことが重要である．また，二期的に上眼瞼から内側眼窩脂肪を除去する選択肢も提示しておくとよい．

#### 2）上眼瞼のアウトラインが急激に変化する症例（図4）

上眼瞼のアウトラインが急激に変化する症例（図4）に関しては，術後 6 カ月において右上眼瞼の内側の notch が残存している．このような症例では，特に術中坐位での確認が大切であり，必要なら皮膚切除の追加を考慮

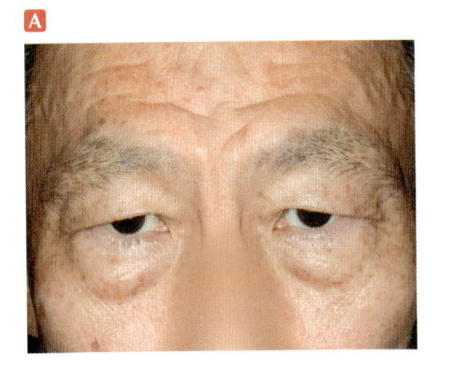
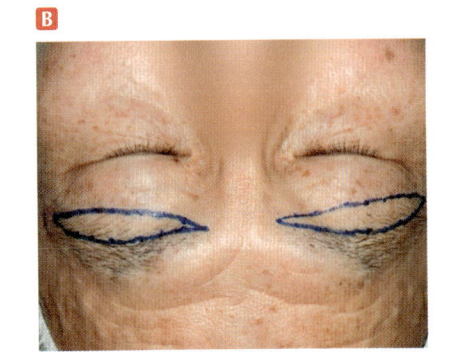
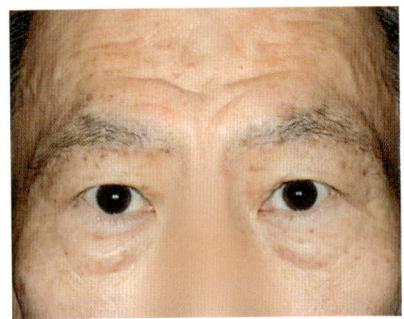
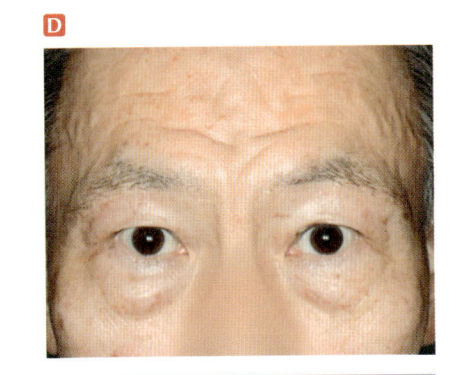

**図 1 外側余剰皮膚が中心の lateral hooding 症例**（B は文献 2 より）

**A** 術前
**B** デザイン
**C** 術後 12 日：抜糸
**D** 術後 6 カ月

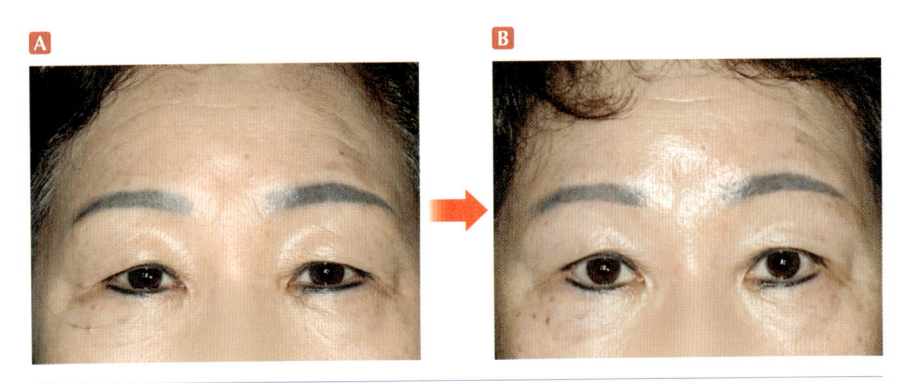

**図 2 眉毛部アートメーク症例**

眉毛のアートメーク症例は傷が目立たず手術しやすい.

**A** 術前正面視
**B** 術後 6 カ月正面視

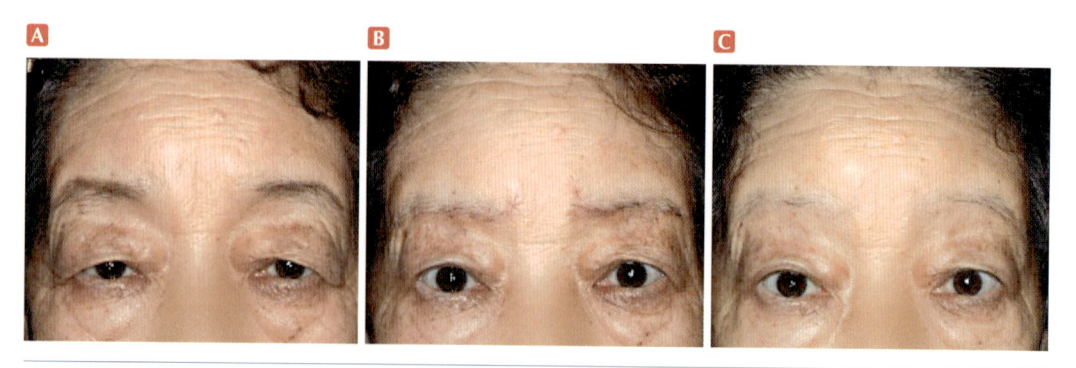

**図3 マスクされていた眼窩脂肪が術後に目立つ症例**

A 術前　　　B 抜糸時　　　C 術後6カ月：眼窩内側の脂肪が目立つ.

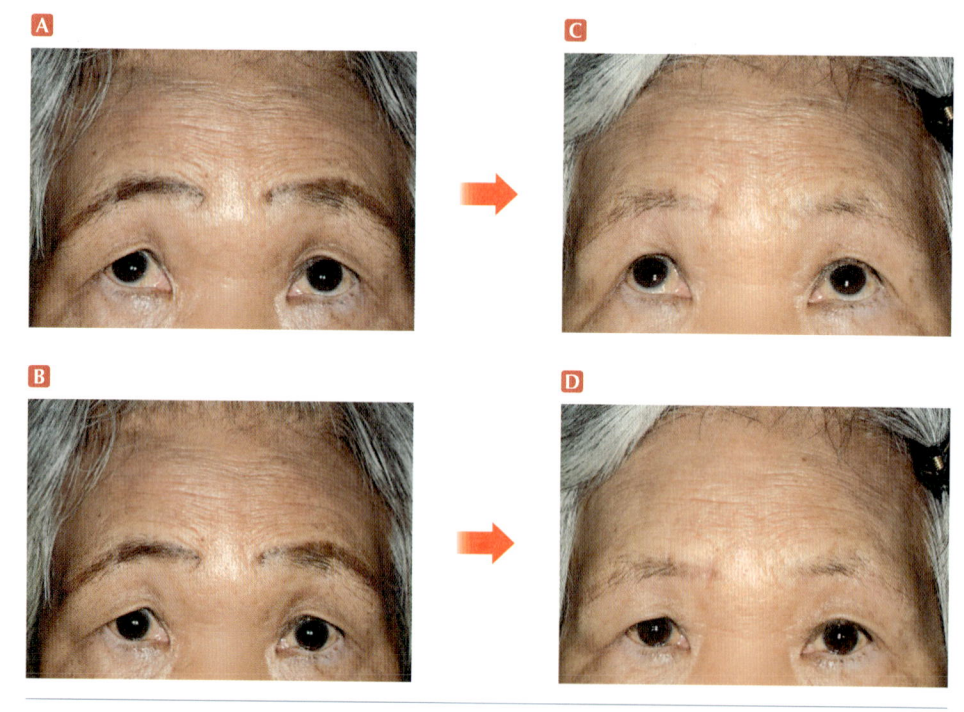

**図4 上眼瞼のアウトラインが急激に変化する症例**

A 術前上方視

B 術前正面視：右上眼瞼のアウトラインが急激に変化している.

C 術後6カ月上方視

D 術後6カ月正面視：右上眼瞼のnotchが残存している.

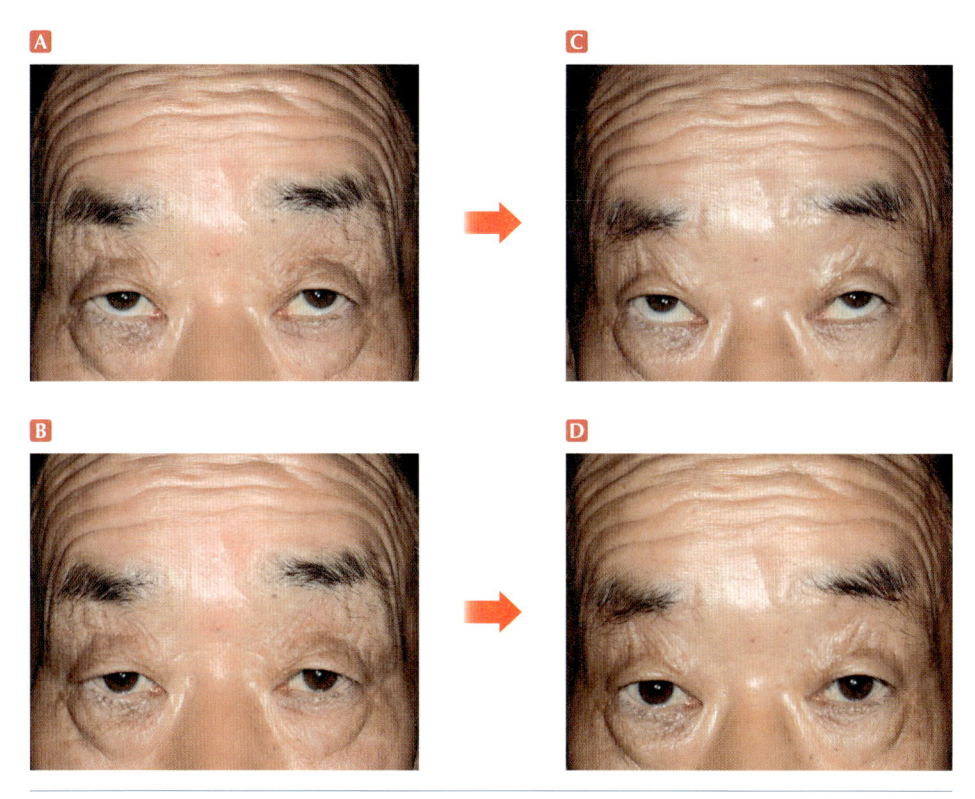

図5 術後の前頭筋収縮が強く，縦しわが残存する症例

**A** 術前上方視
**B** 術前正面視

**C** 術後6カ月上方視
**D** 術後6カ月正面視：斜め方向に縦しわを認める．

する．

### 3）前頭筋収縮が強い症例（図5～7）

　図5の症例においては，上眼瞼溝の深化に加えて前頭筋収縮が顕著である．紡錘状デザインによる皮膚切除を施行したが，術後に斜め方向の縦しわが出現している．術前に上方視や最大開瞼をよく観察しておくと，縦しわ出現のリスクを認識できることもある（図6A～C）．このような症例では，なるべく眉毛内側まで皮膚切開を行い，瞳孔より内側では尾側の皮膚を内側に引き上げて縫合する必要がある（図6D）．また，術後に縦しわが出現した場合には，重瞼部皮膚切除の追加をすることで眉毛が下垂し修正できることが多い

（図7）．

### 4）上眼瞼溝の深化を認める症例（図8）

　図8の症例においては，特に左上眼瞼において緑内障点眼治療による上眼瞼溝の深化を認める（図8A，B）．両側眉毛下皮膚切除術を行ったが，眉毛は下垂せずに左上眼瞼の陥凹が顕著になっている（図8D，E）．術前に上方視および最大開瞼を観察しておき（図8C），リスクを認識しておく必要があった．このような症例は重瞼部における皮膚切除のほうがよい．また，術前に左右差のある症例も術後に左右差が顕著となることがあるため，注意が必要である．

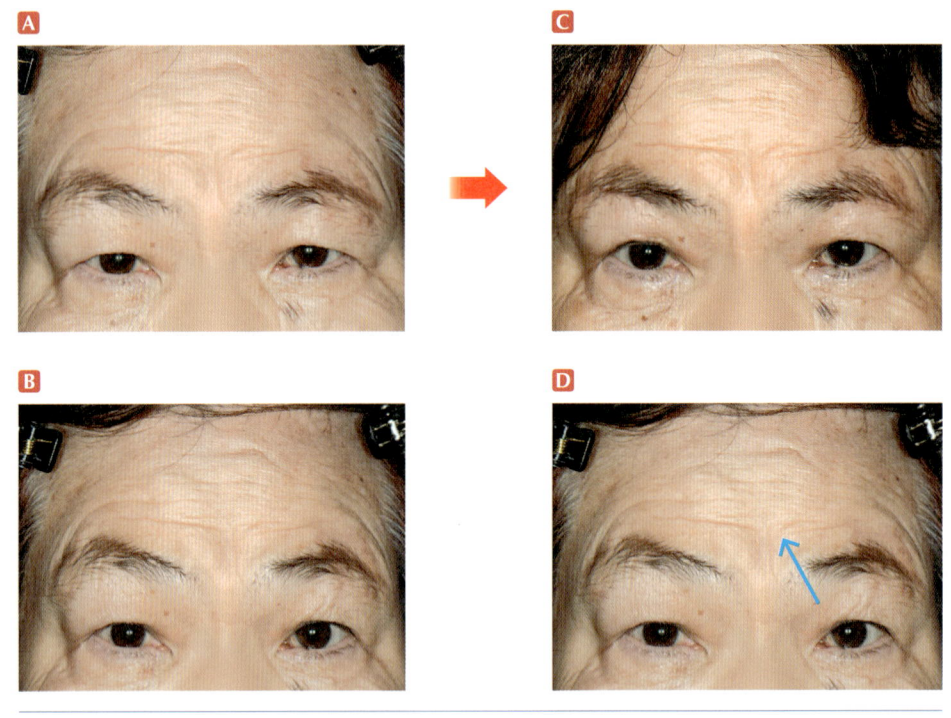

**図 6 術後に縦しわが出現するリスクの高い症例**

A 術前正面視
B 術前の最大開瞼：左上眼瞼に縦しわを認める.

C 術後 6 カ月正面視
D 尾側の皮膚を引き上げる方向（矢印）：
D の写真は B と同じ術前の最大開瞼である.

## 長所と短所

### ① 長所

　眉毛下皮膚切除術の長所としては，①上眼瞼の皮膚が分厚い場合でも自然な顔貌を保つことができる，②外側の余剰皮膚も切除可能である，③術後の腫脹が少ないためダウンタイムが短く社会復帰が早い，④再手術が容易である，などが挙げられる.

### ② 短所

　短所としては，①今までと異なる二重瞼を希望する患者に対応できない，②ときおり傷が目立つ人がいる，③眉毛が平坦化する，④眉毛挙上の強い症例や大量の皮膚切除を行った症例に縦しわが入る可能性がある，⑤上眼瞼溝の深い症例では陥凹がより顕在化することがある，⑥睫毛直上の皮膚まで取り切るのが難しい，などが挙げられる.

## 手術方法

　眼輪筋の扱いに関しては，①皮膚と一緒に切除，②尾側の眼輪筋を頭側に挙上して固定，③眼輪筋は切除しない，などさまざまな報告があるので，術者自身の好みで良いと考える．筆者は皮膚のみを切除し，眼輪筋は切

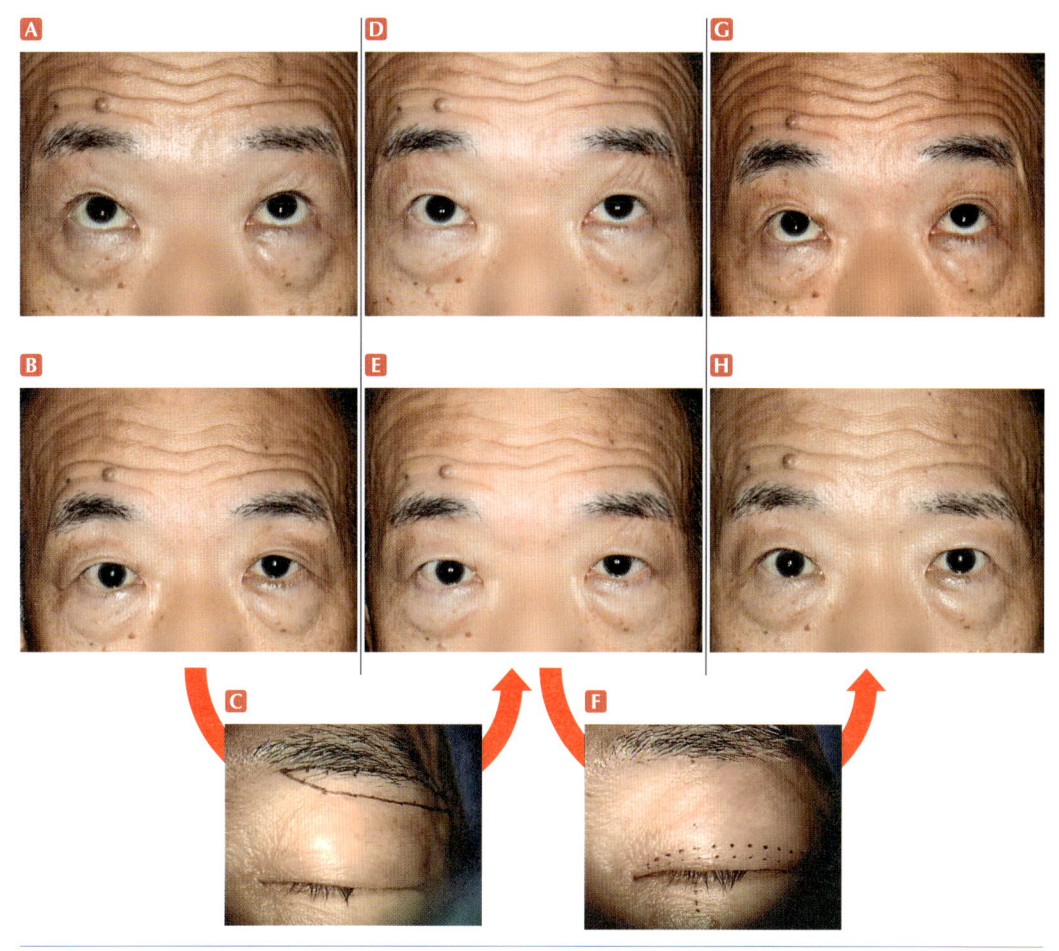

**図7 眉毛下皮膚切除術後に縦しわが出現した症例に重瞼部皮膚切除を施行**

A 術前上方視
B 術前正面視
C 両側眉毛下皮膚切除術施行
D 術後6カ月上方視
E 術後6カ月正面視：左上眼瞼に縦しわを認める．
F 両側重瞼部皮膚切除施行
G 術後12カ月上方視
H 術後12カ月正面視：眉毛が落ちて，左上眼瞼の縦しわは消失している．

除していない．

　よく筆者が用いる眉毛下皮膚切除術のデザインを図9に示す．①一般的な外側の余剰皮膚に対応するための紡錘状（図9A），またはS字形のデザイン，②内側の余剰皮膚に対応するため眉間のしわに合わせたデザイン（図9B），③内側の余剰皮膚に対応するため

眉間に三角形を追加したデザイン（図9C）である．

　以前は内側を鼻根部のしわに沿って延長するデザインを用いているときもあったが，現在筆者は上述の3つを用いて余剰皮膚に対応している．眉毛内側における皮膚切開延長や皮膚切除を行うことには賛否があるとは思う

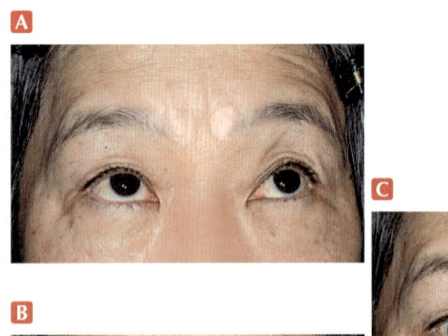
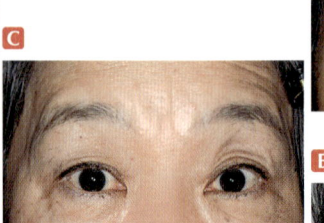
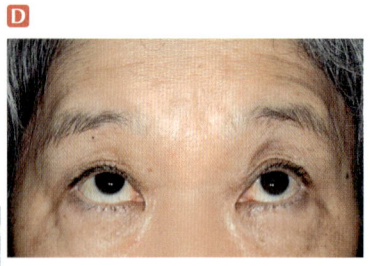
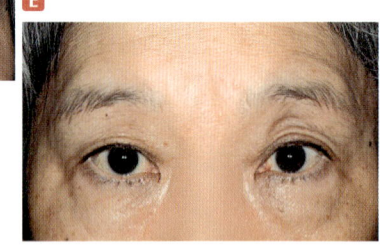

**図8 上眼瞼溝の深化が顕著な症例**

A 術前上方視：左上眼瞼に陥凹を認める.
B 術前正面視
C 術前の最大開瞼：左上眼瞼に陥凹を認める.
D 術後6カ月上方視
E 術後6カ月正面視：左上眼瞼溝の深化が増悪している.

が，筆者は外側で多くの皮膚切除が必要な場合，上眼瞼溝に深さがある場合，などにおいては必要だと考えている．図10は写真に頭蓋骨の3DCT画像を組み合わせたものであるが，左眼のように外側のみの皮膚切除を行うと，黄破線のような縦しわが出現する可能性があり，内側に皮膚切開を延長する必要が出てくる．さらに，上眼瞼の陥凹がある場合には，内上方の眼窩（図10青破線）を乗り越える必要がある．そのため尾側の皮膚は眼球から放射状に牽引することにしている．これを解決するために，図9Bや図9Cのデザインを用いている．

## 手術の実際：Parkesの方法（図11, 動画1） 手術動画WEB

　眉毛下で皮膚切開を行い（図11A），皮下を尾側に剝離し皮弁を挙上する（図11B）．皮膚に縦に切開を入れて仮縫いする（図11C）．坐位で確認し，余剰皮膚を切除して閉創する（図11D）．

　この方法はconventionalなもので，皮膚を取りすぎるリスクが低いので，一度デザインのコツをつかむために施行すると良いと考える．ここでは動画のみ提示しておく．

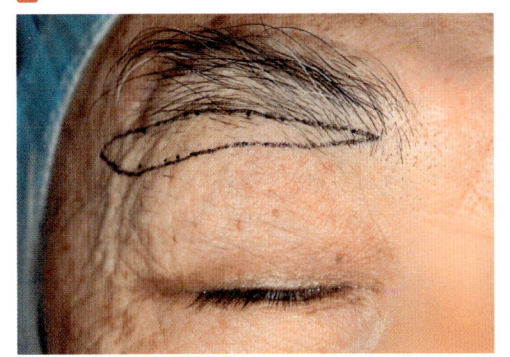

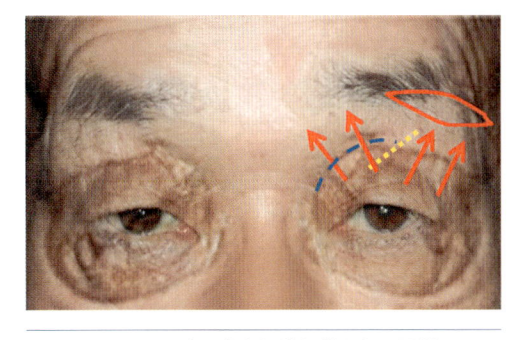

**図10 眉毛下皮膚切除と縦しわの関係**

左眉毛下の外側（赤囲み線）のみ皮膚切除した場合、黄破線のような縦しわが出現しやすい。これを防ぐために尾側の皮膚を眼窩縁（青破線）を乗り越えて放射状（赤矢印）に牽引している。

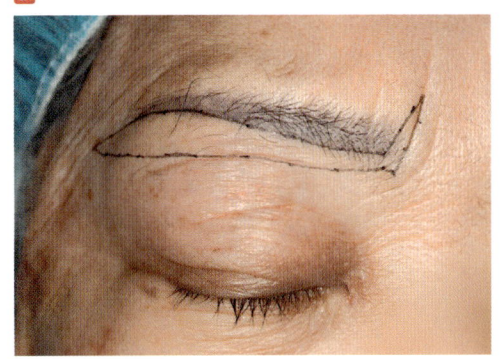

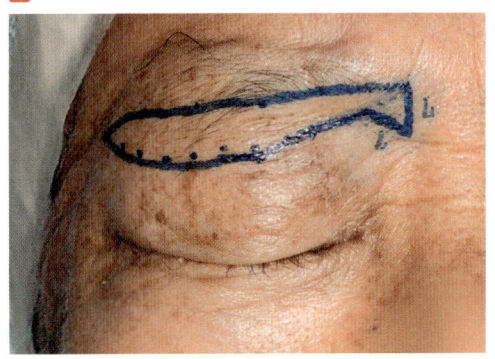

**図9 眉毛下皮膚切除術のデザイン**

A 紡錘状デザイン
B 眉間のしわに合わせたデザイン
C 眉間に三角形を追加したデザイン

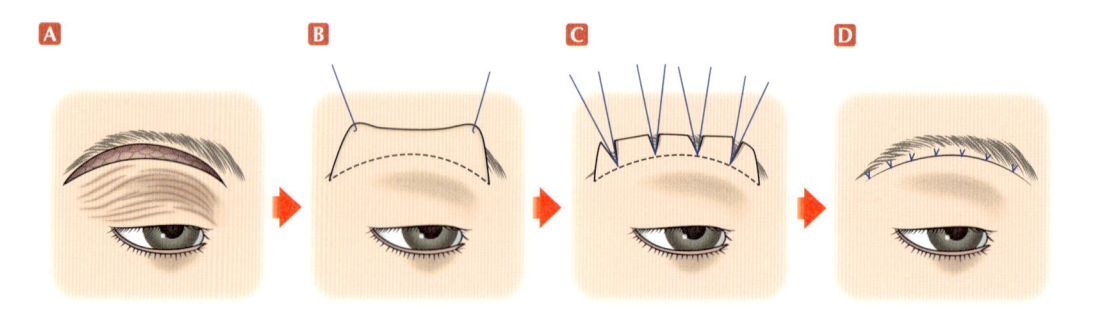

**図 11 Parkes の方法**

A 眉毛下で皮膚切開を行う.
B 皮下を尾側に剝離し,皮弁を挙上する.
C 皮膚に縦に切開を入れて仮縫いする.
D 坐位で確認し,余剰皮膚を切除して閉創する.

デザイン　紡錘状デザイン（動画 2）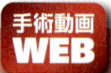

A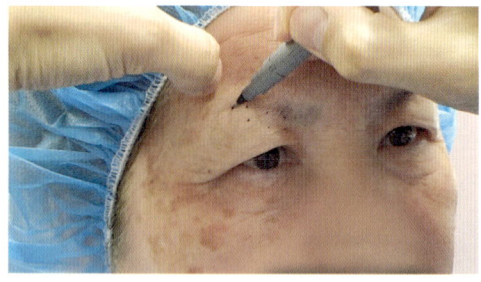

B

C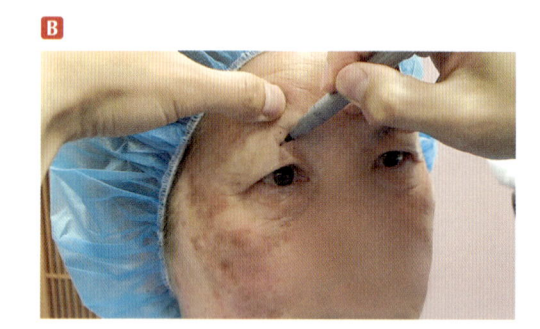

D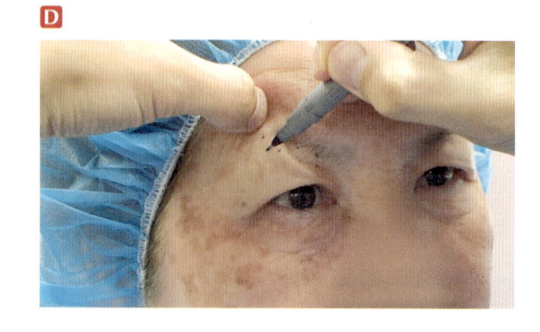

**1 デザイン.**
　A 眉毛直下にプロットする.
　B ペン先はそのままにして,術者の左手で眉毛を挙上し,上眼瞼のかぶさりがなくなったところでプロットする.
　C 別の部位でも眉毛直下にプロットする.
　D 同様にペン先を固定しておき,上眼瞼のかぶさりが解消したところでプロットする.
　　以上を繰り返す.

| 手順 | 手術の実際：紡錘状デザイン（動画3） | 手術動画 WEB |

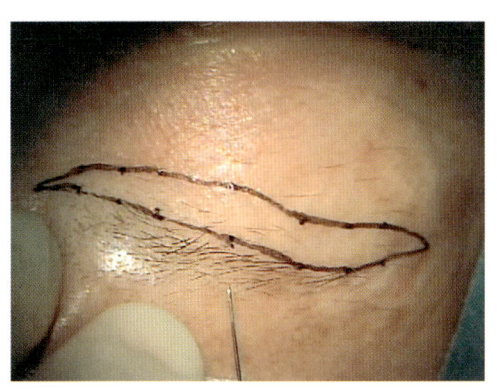

**1** **デザイン.** 坐位で行った点を臥位でつないで線にしておく.

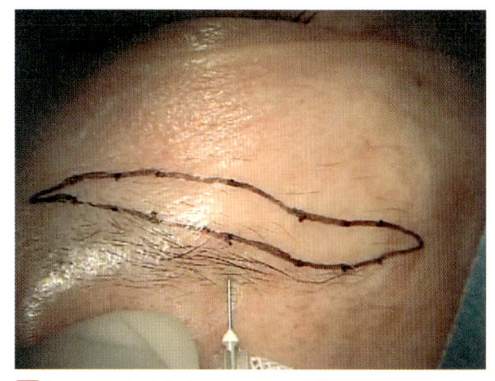

**2** **眉毛下に局所麻酔.** 眉毛下にエピネフリン入りキシロカイン®1%を片側5.0mL注入する. まずは皮下に注入しておき, 少し時間をおいてデザイン部位の直下の皮内に注入する.

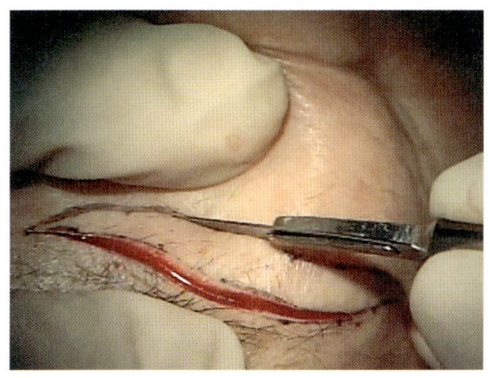
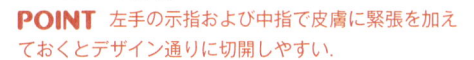

**3** **皮膚の切開.** 5分経過したら, 眉毛下の皮膚を15番メスを用いて切開する.
　**POINT** 左手の示指および中指で皮膚に緊張を加えておくとデザイン通りに切開しやすい.

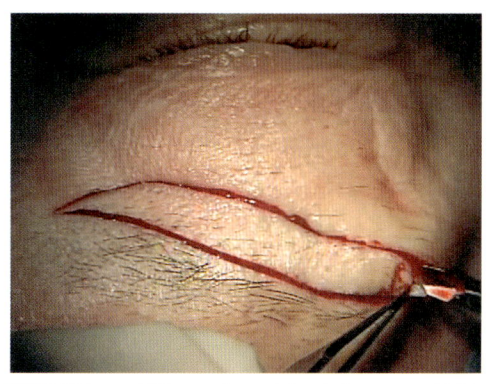

**4** **外側皮下の剝離.** スプリング剪刀を使用して, 外側皮下を剝離する.

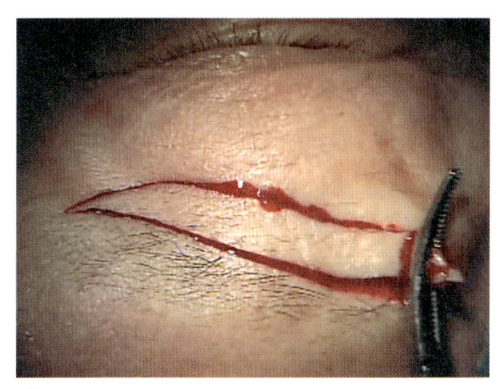

**5** **皮膚をペアン鉗子で把持.** 剝離した外側皮膚をペアン鉗子で把持する.

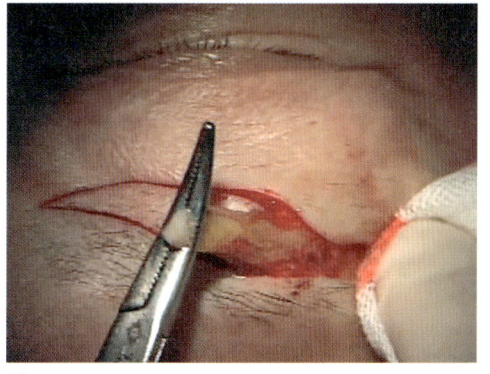

**6** **皮膚切除.** ペアン鉗子を内側および腹側（天井側）に牽引する.
　**POINT** この際, 対側の手でカウンターをかけておくと皮膚切除しやすい.

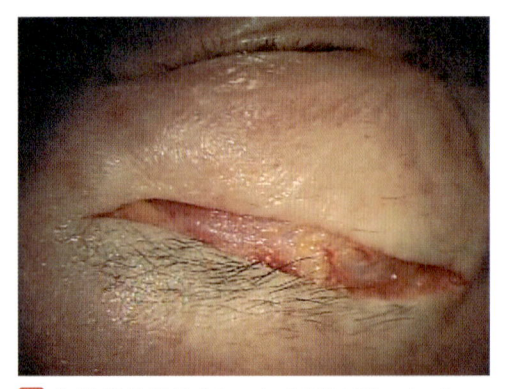

**7** **皮膚切除が完了したところ.** 眼輪筋は残っている.

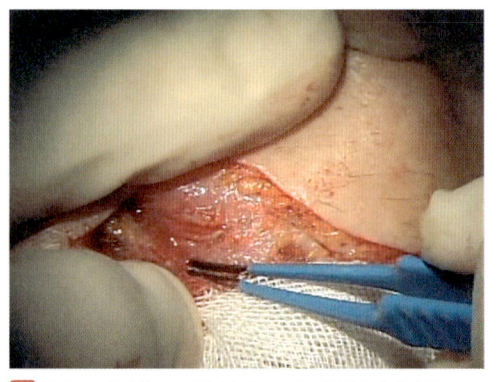

**8** **止血.** バイポーラ鑷子を用いて,凝固止血を行う.

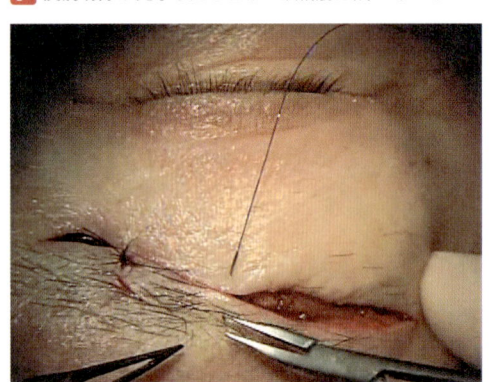

**9** **仮縫合.** 5-0 ナイロン糸を使用して,仮縫合をする.
**POINT** この際,上眼瞼に縦しわが生じないように行う.瞳孔より内側においては,尾側の皮膚をやや内側に縫合することが多い.

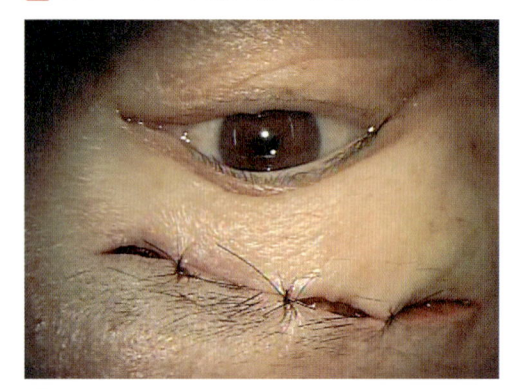

**10** **仮縫合後,臥位で確認.**

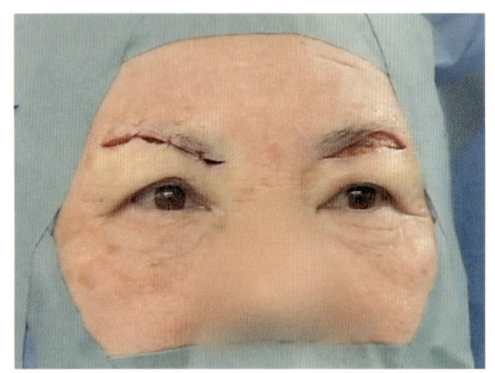

**11** **仮縫合後,坐位で確認.** 右外側に余剰皮膚の残存を認める.

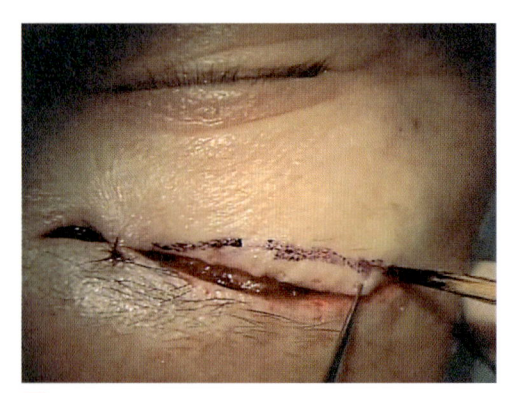

**12** **余剰皮膚をデザイン.** 臥位に戻り余剰皮膚をデザインする.

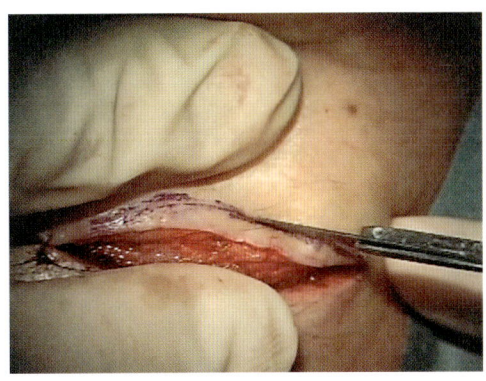

**⓭ 皮膚切開.** 15番，または15Cメスで皮膚切開を行う．

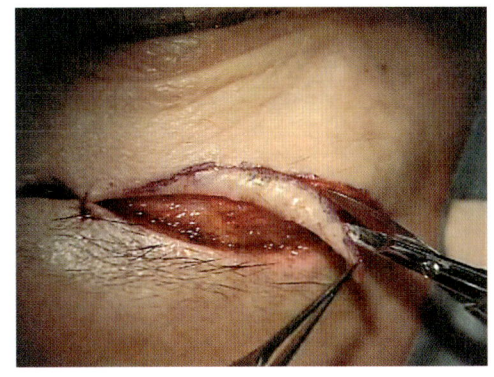

**⓮ 皮膚切除.** スプリング剪刀かシグマ形成剪刀曲で皮膚切除を行う．

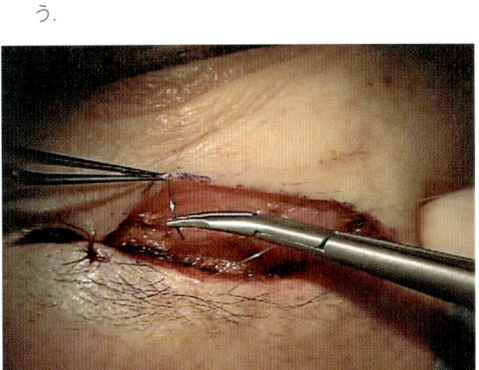

**⓯ 真皮縫合.** 5-0PDS®Ⅱを使用して，真皮縫合を行う．

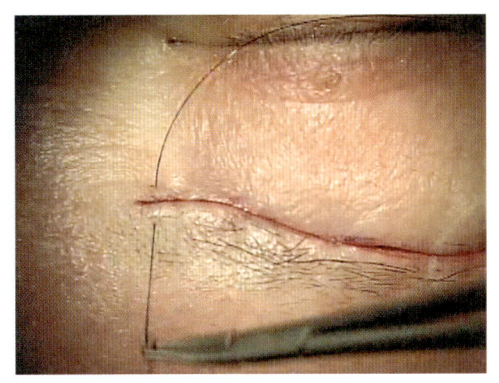

**⓰ 皮膚縫合.** 6-0ナイロン糸か6-0プロリーン®を使用して，皮膚縫合を行う．

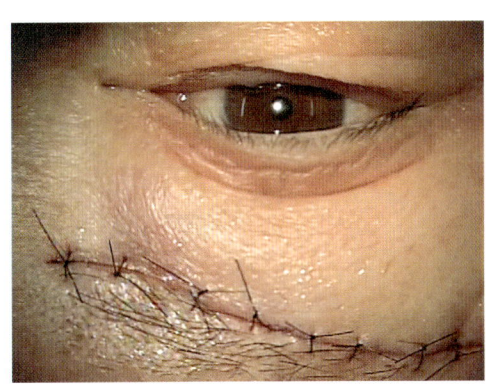

**⓱** 術直後：臥位．

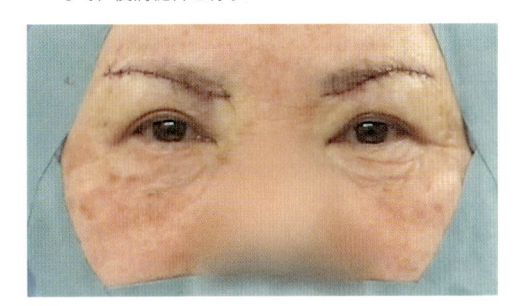

**⓲** 術直後：坐位．

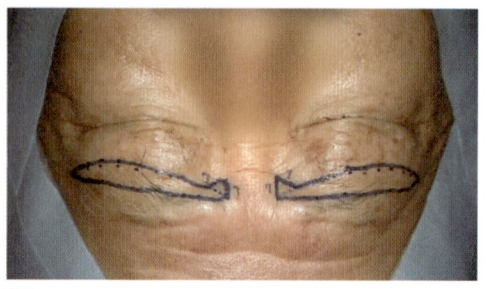

**1** **デザイン.** 坐位でのマーキングよりも 2mm 程度余分に皮膚切除するデザインとする. 内側は, 内眼角を通るラインから 7mm の正三角形をデザインしている.

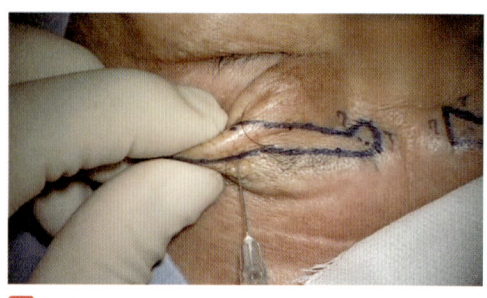

**2** **眉毛下に局所麻酔.** 眉毛下にエピネフリン入りキシロカイン® 1％を片側 5.0mL 注入する. まずは皮下に注入しておき, 少し時間をおいてデザイン部位の直下の皮内に注入する.

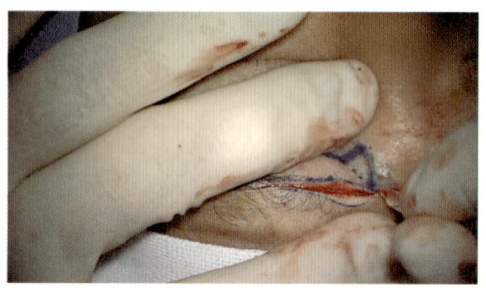

**3** **皮膚の切開.** 5 分経過したら, 15 番メスを用いて眉毛下の皮膚を切開する.

**POINT** 左手の示指および中指で皮膚に緊張を加えておくとデザイン通りに切開しやすい.

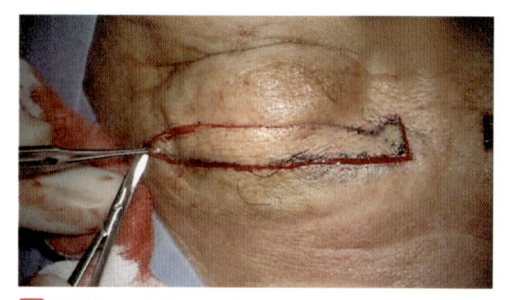

**4** **外側皮下の剝離.** スプリング剪刀を使用して, 外側皮下を剝離する.

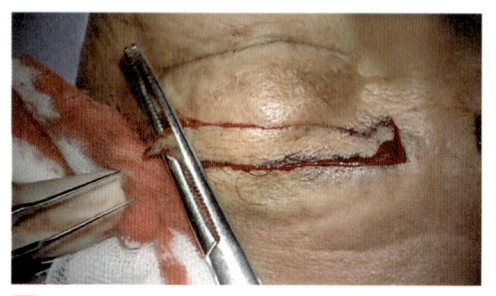

**5** **皮膚をペアン鉗子で把持.** 剝離した外側皮膚をペアン鉗子で把持する.

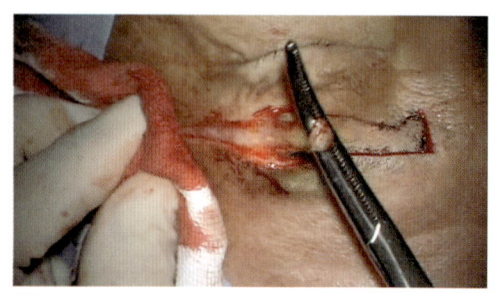

**6** **皮膚切除.** ペアン鉗子を内側および腹側（天井側）に牽引する.

**POINT** この際, 対側の手でカウンターをかけておくと皮膚切除しやすい.

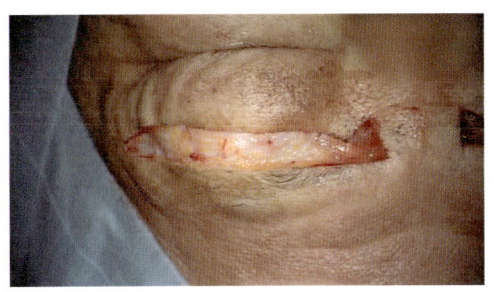

**7** 皮膚切除が完了したところ．眼輪筋は残っている．

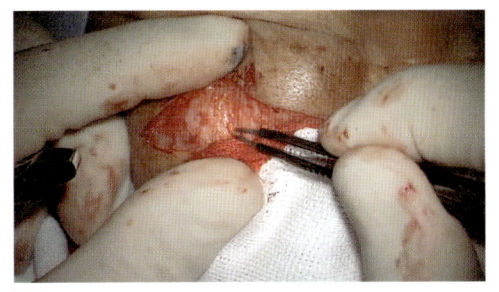

**8** 止血．バイポーラ鑷子を用いて，凝固止血を行う．

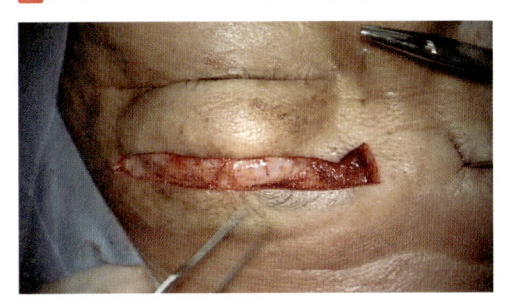

**9** 仮縫合前の状態．内側に三角形の欠損を認める．

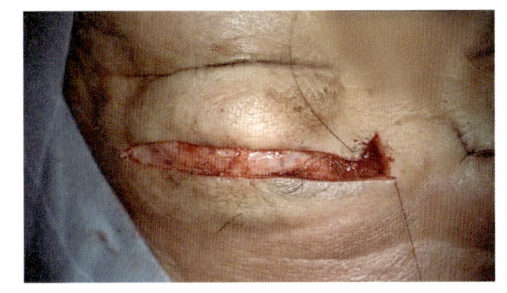

**10** 仮縫合．5-0 ナイロン糸を使用して，仮縫合をする．本デザインの場合には，三角形部位を合わせると尾側の皮膚が内側に寄せられるので瞳孔中央のラインまではそのまま縫合することが多い．

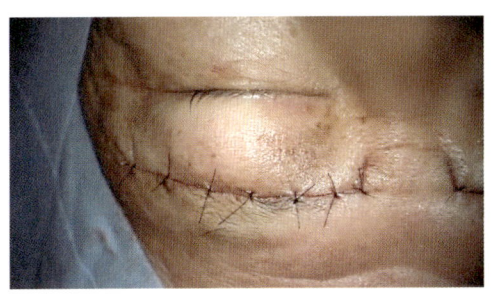

**11** 仮縫合後，臥位で確認．

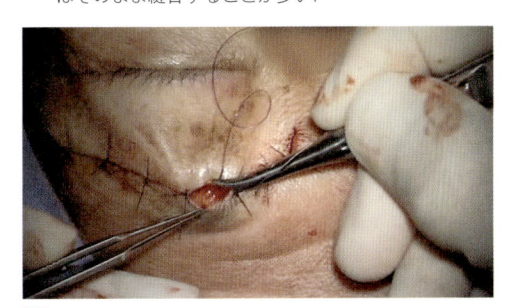

**12** 真皮縫合．坐位で確認後，仮縫合の間を 5-0PDS®Ⅱを使用して，真皮縫合を行う．適宜，仮縫合の糸は抜糸しながら真皮縫合を行う．

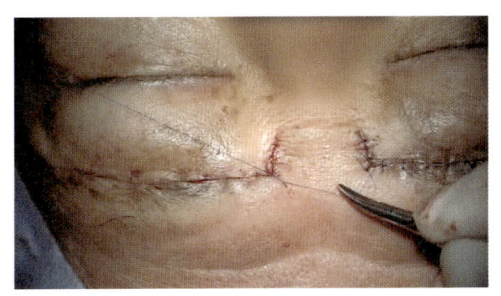

**13** 皮膚縫合．6-0 ナイロン糸か 6-0 プロリーン®を使用して，皮膚縫合を行う．

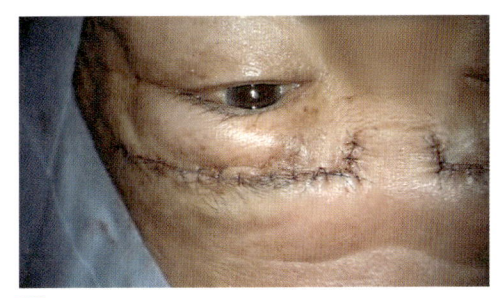

**14** 手術終了時．

## 術後管理

ドレッシングは生理食塩液に浸して絞ったガーゼをそれぞれ左右の傷にのせ，その上から乾いたガーゼをそれぞれのせている．抗菌薬の内服は3日間処方している．術後1日目に消毒およびガーゼ交換を行う．術後2日目までクーリングを施行している．術後3日目にガーゼを外して，洗顔およびシャワー浴を開始とすることが多い．術後10～14日で抜糸を行い，抜糸翌日より入浴を開始としている．抜糸後の経過は順調であれば，術後1カ月，3カ月，6カ月で観察している．自覚症状，傷痕，左右差，違和感，眉毛の位置などをチェックしていく．

## 合併症

### ① 眼瞼の腫脹

挙筋腱膜前転術や挙筋群短縮術と比較すると腫脹が軽い．術後1カ月程度で腫脹は改善するが，厳密な腫脹の消退には3～6カ月かかる．

### ② 血腫

術翌日のガーゼ交換時に多くの出血が付着しており，結紮と結紮の間にコアグラが露出している場合には，その場で抜糸し生理食塩液で洗浄する．

### ③ 感染

起こることは稀であるが，感染していたらすぐに創を開けて生理食塩液で洗浄し縫合する．糖尿病患者にて真皮縫合部位の発赤および腫脹を認めた経験がある．

### ④ 縦しわの出現

内側から外側に向かって，縦しわが出現することがある．筆者は消失するか心配しながら経過をみるのが苦手なので，術中にしわが出現しないように気をつかっている．深い上眼瞼溝，大量皮膚切除で起こりやすい．また，術前に上方視や最大開瞼をチェックしておくことも重要である．

### ⑤ 眉毛位置の変化

眉毛の平坦化が起こる可能性があるので，あらかじめ患者に説明をしておく．

### ⑥ 皮膚切除不足

睫毛のすぐ上の余剰皮膚まで切除できないこともある．そのときには重瞼部の皮膚切除で対応する．過度な皮膚切除をしてしまうより次の一手が残っているほうが安心である．

## 症例提示

### 73歳の女性（動画3と同一症例）

近医眼科より当院紹介受診となった．上眼瞼外側の余剰皮膚を認める．図12A に術前の正面視を，図12B に両側眉毛下皮膚切除術（紡錘状デザイン）後6カ月の正面視を示す．睫毛の上にのっている皮膚がなくなっている．

### 78歳の男性（動画4と同一症例）

近医眼科より当院紹介受診となった．両側

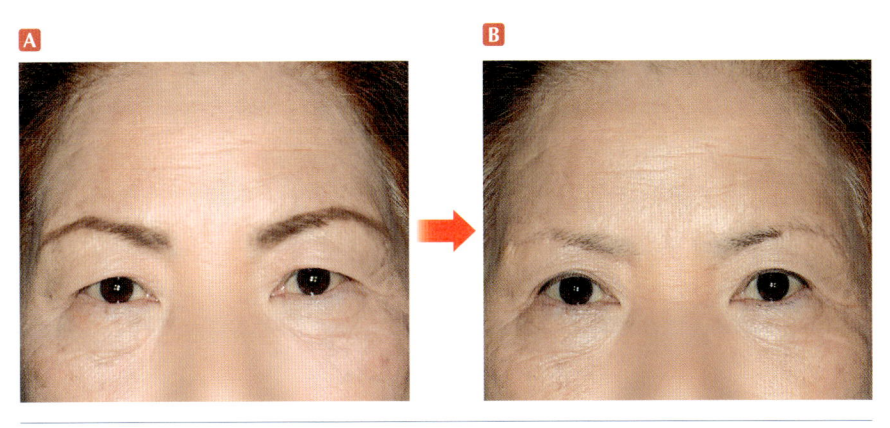

図12 73歳，女性の症例

Ⓐ 術前正面視

Ⓑ 眉毛下皮膚切除術後6カ月正面視：
外側の余剰皮膚がなくなっている．

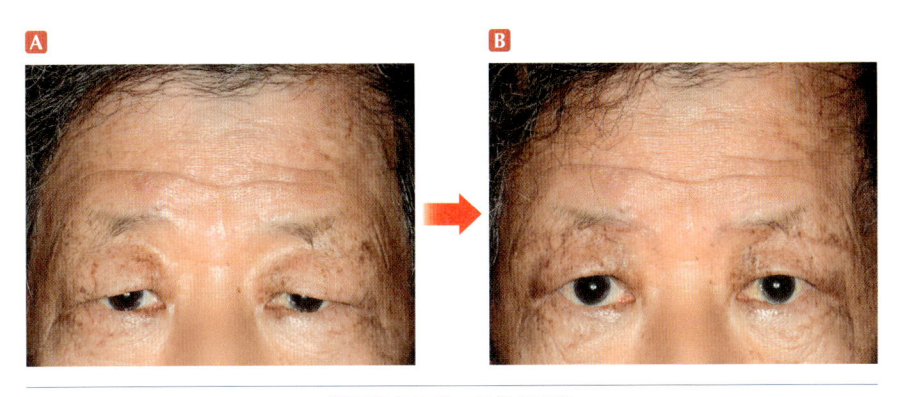

図13 78歳，男性の症例

Ⓐ 術前正面視

Ⓑ 眉毛下皮膚切除術後3カ月正面視：
縦しわを認めない．

上眼瞼で急激なアウトラインの変化を認める．また，内側上眼瞼溝の深化を認める（図13A）．両側眉毛下皮膚切除術（紡錘状＋三角形デザイン）後3カ月の正面視においては，上眼瞼のアウトラインが自然になっている（図13B）．

## まとめ

最初は，縦に皮膚切開を入れるParkesの方法で行ってみるとデザインのコツがつかめる．慣れてきたら坐位でデザインして皮膚切除を行い，再度坐位で確認するとよい．坐位でデザインしているので安全域が広く，皮膚を取りすぎることはない．さらに慣れてきたら，最初からさらなる皮膚切除を追加していくとよい．術後に腫脹がひくと，思ったより皮膚切除が不足していることに気づくことがある．術者のそのような経験を少しずつ積んで，自分なりに適量な皮膚切除量を決めていくのがよいと考えている．紡錘状＋三角形デザインでは，三角形が大きすぎると内側に縦しわが生じるので注意が必要である．

［**文 献**］

1) Parkes, ML. et al. Infrabrow lift. Laryngoscope. 86（12），1976，1869-72.

2) 小久保健一．整容面を意識した上眼瞼皮膚弛緩症手術．MB OCULI．143，2025，30-5.

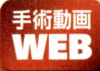

# 2 眉毛上アプローチによる 眉毛挙上・固定術

小久保 健一 Kenichi Kokubo

WEB▶動画　　

動画1　　動画2

## はじめに

眉毛挙上術は，顔面神経麻痺や加齢性の眉毛下垂に対して行われる．手術方法に関しては大きく，「眉毛上アプローチ」と「それ以外」に分かれる．「眉毛上アプローチ」には，眉毛上の皮膚のみ切除する方法，骨膜に糸で固定する方法，骨にアンカーシステムを用いて固定する方法，などがある．「眉毛上以外のアプローチ」には，冠状切開を用いる方法，前額中央で皮膚切除する方法，生え際切開を用いる方法，内視鏡を用いた頭髪内を切開する方法などがある[1]．「青本」[2]では眉毛上で皮膚のみ切除する方法を解説しているため，今回は，眉毛上アプローチで骨膜に固定する方法を解説する．

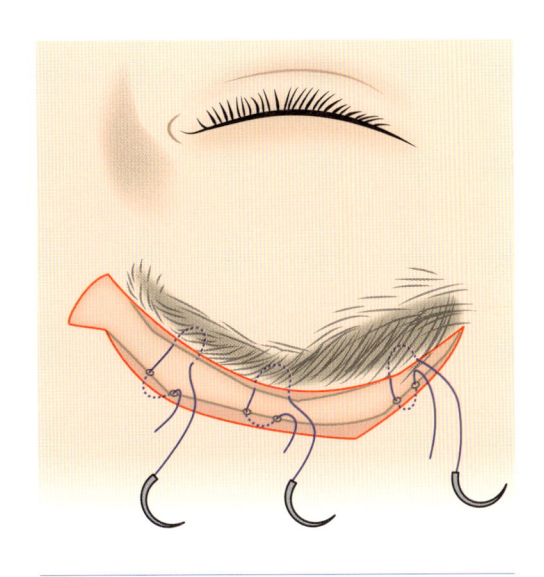

図1 眉毛固定術のシェーマ

生え際や毛髪内切開を行うのがよい．今回説明する眉毛上アプローチの眉毛固定術では，尾側に落ちている眉毛をできるだけ長期間頭側に位置させておくために，眉毛上皮膚切除に骨膜への固定も加えている．

## 手術適応

適応に関しては，眉毛が下垂することにより上眼瞼の余剰皮膚が生じ，視野狭窄を来す症例である．特に顔面神経麻痺においては，眉毛挙上術よりも先に眉毛下皮膚切除術や重瞼部皮膚切除術を行うことはない．たとえ視野狭窄が改善したとしても，眉毛位置の左右対称性がより悪化するためである．整容目的の眉毛挙上術に関しては，傷痕を考慮すると

## 手術方法

眉毛固定術のシェーマを図1に示す．眉毛上を皮膚切除し，創縁の上端に骨膜までの孔を6カ所作成する．骨膜に通糸後，尾側の真皮を拾って結紮することで，術後の後戻りを可能なかぎり予防する．その後，皮膚縫合を行う．手術は局所麻酔下で行う．

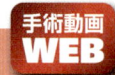
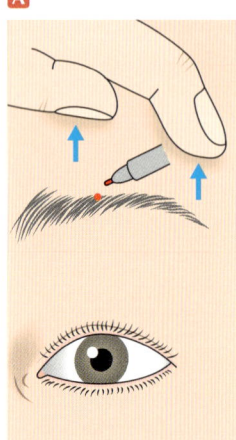

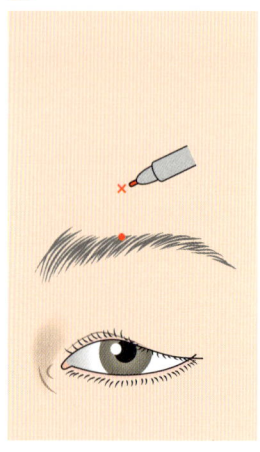

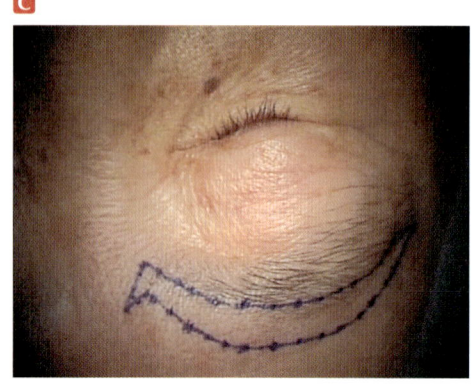

**1** **デザイン.**

**A** デザインの症例は左不全顔面神経麻痺に対するものである．デザインはまず坐位で行う．術者が患者の眉毛を頭側に挙上し，閉瞼が可能なことを確認したうえで，瞳孔線上ラインの眉毛上縁にペン先を持ってきてプロットを行う．

**B** 次に，ペン先の位置はそのままにしておいて，挙上していた眉毛を放すと眉毛が落ちるため，ペン先にきた皮膚にプロットを行う．これを内眼角，輪部内側，輪部外側，外眼角，さらに外側でも行っておく（動画2）．最後に，臥位になりプロットをつないでいく．

**C** 手術の症例は右顔面神経麻痺の患者である．眉毛内側での皮膚切除が必要な場合には，眉間のしわに沿うように切り上げている．

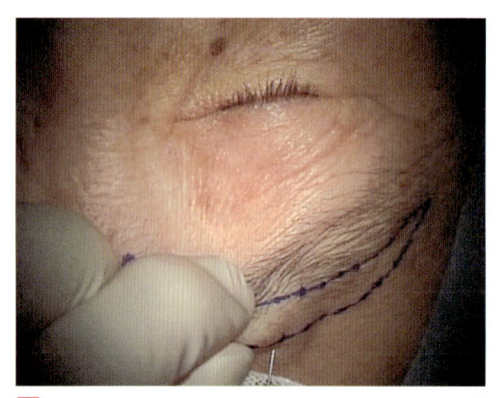

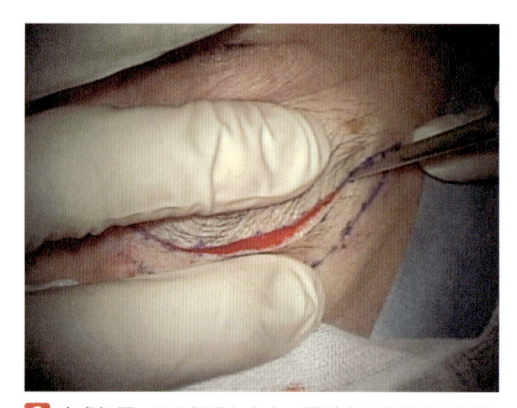

**2** **眉毛上に局所麻酔.** エピネフリン入りキシロカイン®
1%を眉毛上の皮下に合計5.0mL注入する．

**POINT** 真皮縫合のときに痛みを訴える場合もあるので，デザインよりも広めに麻酔を利かせている．

**3** **皮膚切開.** 5分経過したら，眉毛上の皮膚を15番，または15Cメスを用いて切開する．

**POINT** 左手の示指および中指，右手の小指を用いて皮膚に緊張を加えておくとデザイン通りに切開しやすい．

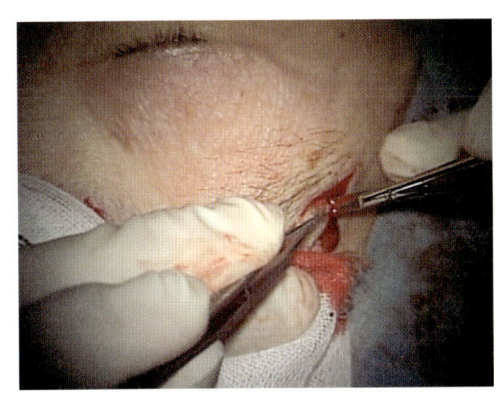

**4** **皮膚切除1.** スプリング剪刀を用いて，外側の皮下を剥離しておく．

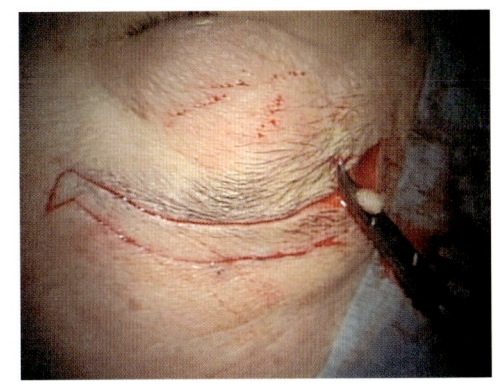

**5** **皮膚切除2.** 剥離した外側の皮膚をモスキート鉗子かペアン鉗子で把持する．

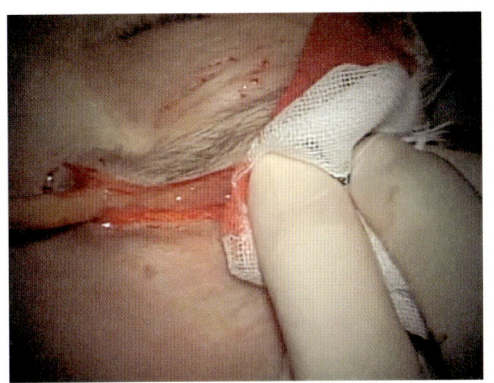

**6** **皮膚切除3.** 左手のモスキート鉗子を内側に牽引して皮膚を除去する．
**POINT** この際，カウンターとして右手で創部を押さえておく．

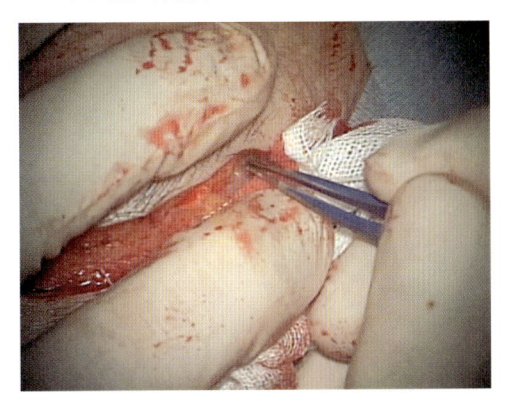

**7** **止血.** 眉毛上の創からの出血をバイポーラ鑷子を用いて止血する．

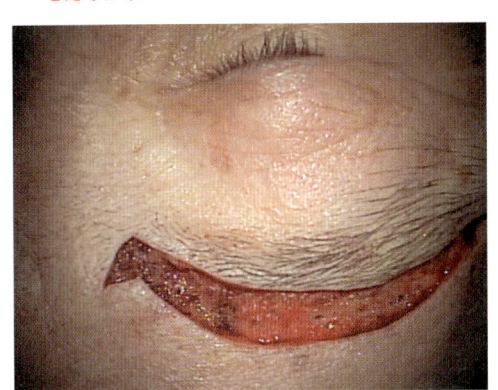

**8** **止血完了.** 止血完了したところを示す．

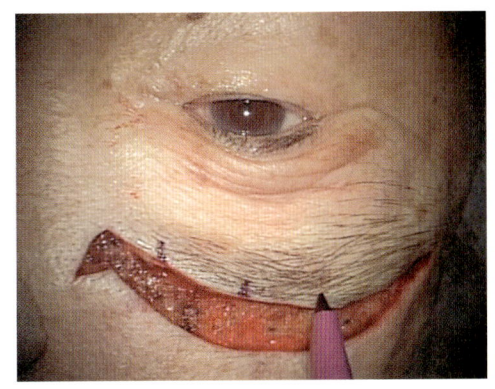

**9** **マーキング.** 2〜3カ所程度，骨膜に固定する位置をマーキングしておく．内眼角，瞳孔中央，外眼角にマーキングすることが多い．

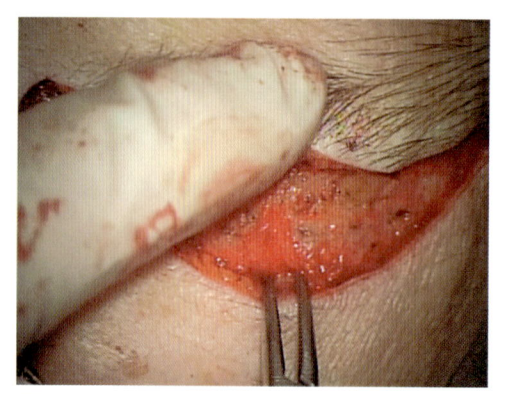

**10** **前頭筋を割く 1.** モスキート鉗子を用いて前頭筋を割き，骨膜に通糸するための孔を作成する．

**POINT** この孔は，創の上縁に沿って作成する．

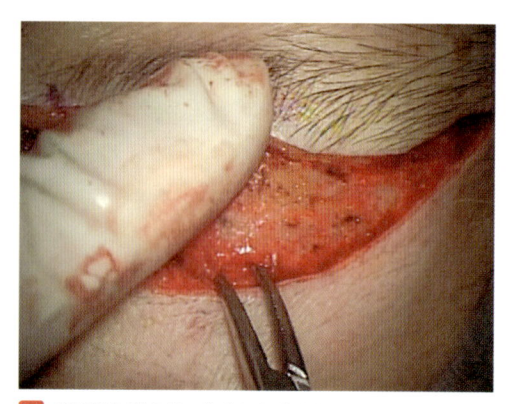

**11** **前頭筋を割く 2.** 作成した孔から 7mm 横方向にずらして，もう一つ孔を作成する．

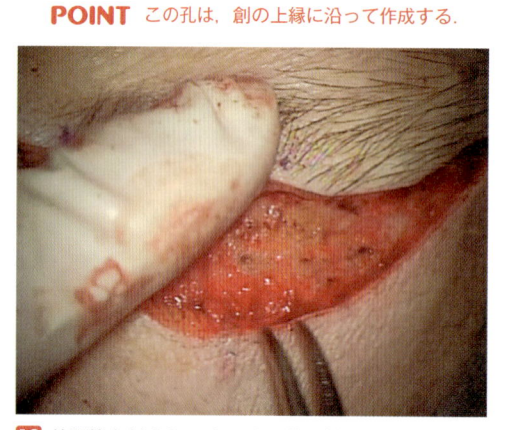

**12** **前頭筋を割く 3.** これにより針の刺入孔と刺出孔の 2 つの孔が完成する．これをマーキングした 3 カ所で行う．

**POINT** この際，内側と中央では滑車上神経と眼窩上神経に注意が必要である．顕微鏡を用いて前頭筋を割くと，2 つの孔の間，または直下に神経が存在するかどうかは直視することができる．神経が直視できた場合には，孔の位置をずらす．

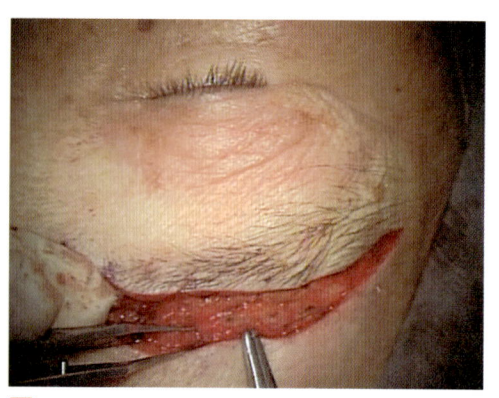

**13** **骨膜に通糸．**「前頭筋に作成した孔→骨膜→孔」の順に 4-0 ナイロン糸を通糸する．

**A**

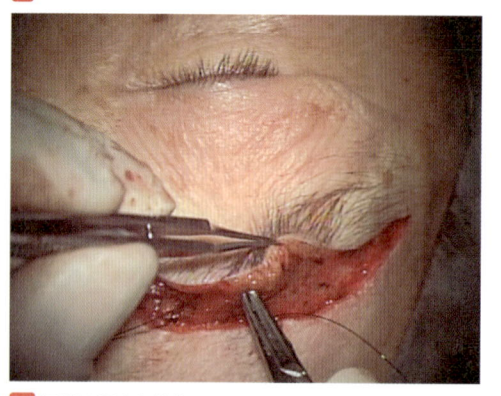

**B**

**14** **尾側の真皮に通糸．** 4-0 ナイロン糸を尾側の皮下に刺入後，眉毛中央の真皮を横方向に拾ってから，再度皮下から針を刺出する（A）．これを合計 3 カ所で行う（B）．

**POINT** 眉側の皮膚への刺入と刺出は，脂肪層から行うことで，創縁が陥凹することを防いでいる．

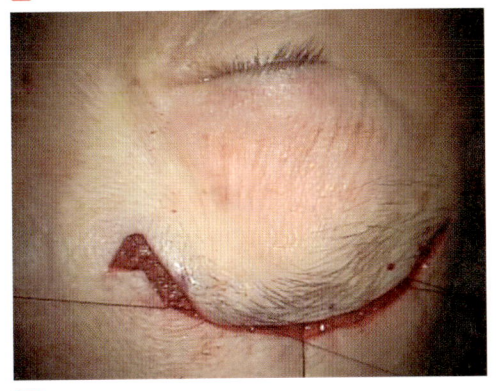

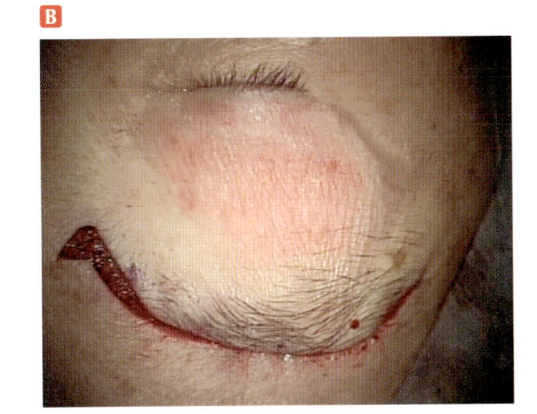

**15** 結紮.

**A** 結紮し，閉瞼できるか確認する．

**B** 閉瞼可能なら３カ所とも結紮する．

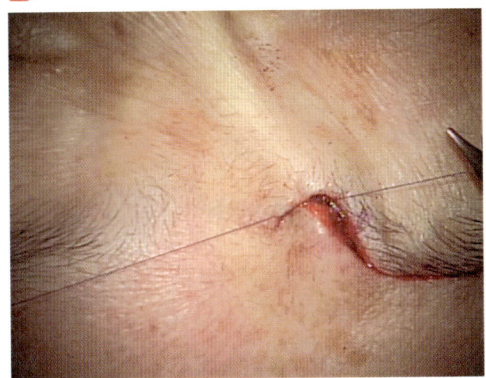

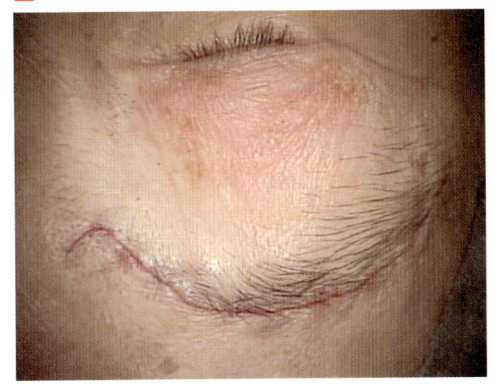

**16** 真皮縫合．5-0PDS®を用いて真皮縫合する（A，B）．

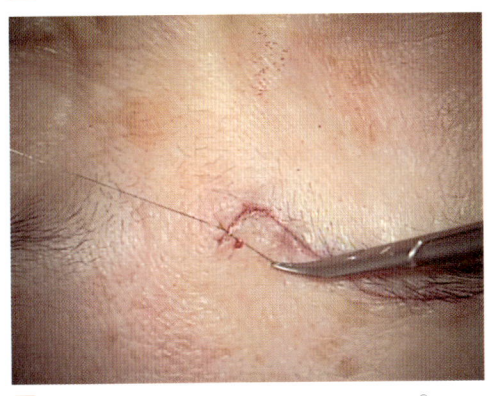

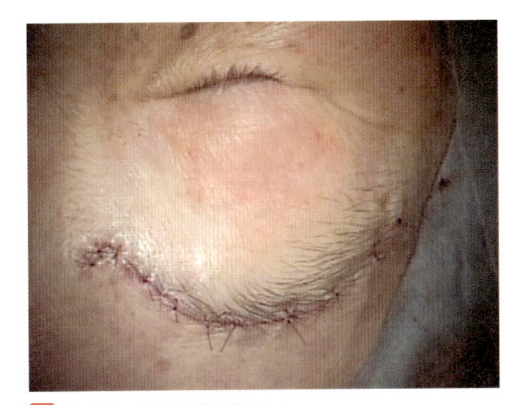

**17** 皮膚縫合．6-0 ナイロン糸か 6-0 プロリーン®を用いて皮膚縫合を行う．

**18** 術直後．創の陥凹は認めない．

## 術後管理

手術終了時には，ネオメドロール®EE軟膏を創部に塗布しガーゼで被覆する．シルキーテックスを用いて圧迫ドレッシングとしている．抗菌薬の内服は3日間処方している．術後1日目に消毒およびガーゼ交換を行う．術後2日目にガーゼを外して，洗顔およびシャワー浴を開始とすることが多い．術後7〜10日で抜糸を行い，抜糸翌日より入浴を開始としている．抜糸後の経過は順調であれば，術後1カ月，3カ月，6カ月で観察している．角膜の状態，ドライアイ，自覚症状などをチェックしていく．

## 合併症

### ① 上眼瞼溝の深化

眉毛の位置が上昇するとともに，上眼瞼溝が深くなることがある．術前にしっかりシミュレーションすることで予測することが可能である．

### ② 眉毛位置の左右非対称

開瞼時を基本にすると，閉瞼時の眉毛の位置は対称性が保てないことがある．

### ③ 後戻り

術後時間経過と共に後戻りし，眉毛が落ちてくることがある．重力の影響もあるため再手術なども考慮する．

### ④ 知覚鈍麻

眼窩上神経浅枝や滑車上神経の損傷があり得る．通常術後3〜6カ月で知覚は回復する．

### ⑤ 眼瞼の腫脹

特に抜糸までの間は腫脹があるため，瞼裂縦幅が一時的に狭くなる．術後1カ月程度で腫脹は改善するが，厳密な腫脹の消退には3〜6カ月かかる．

## 症例提示（手術の実際と同一症例）

### 75歳の女性

3年前に顔面神経麻痺に罹患し不全麻痺を認める．右眉毛の下垂も認める（図2A）．術後16カ月で右眉毛の挙上は維持されており，余剰皮膚は改善している（図2B）．

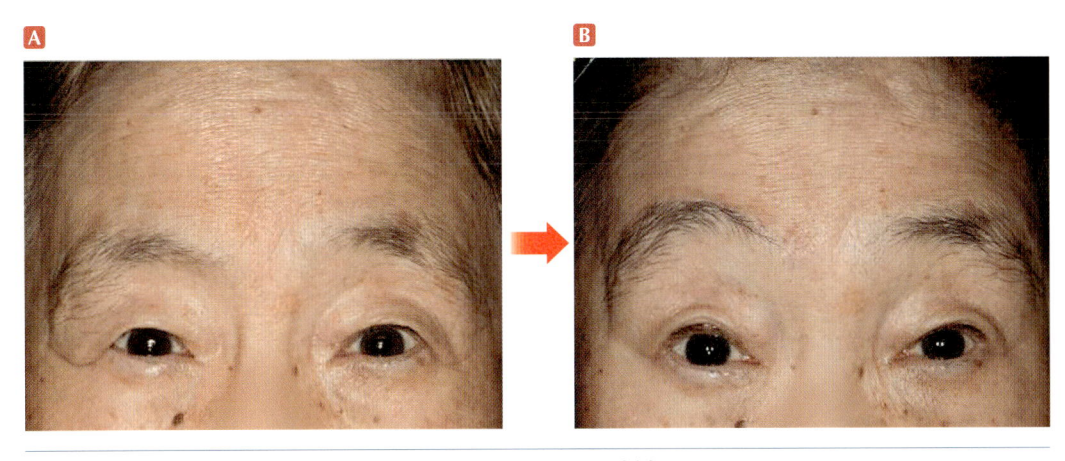

図2 75歳，女性の症例

A 術前正面視 　　　　　　　　　　　　B 術後16カ月正面視

[文 献]

1) Isse, NG. Endoscopic facial rejuvenation: endoforehead, the functional lift. Case reports. Aesth Plast Surg. 18（1）, 1994, 21-9.

2) 小久保健一ほか. 動画＆イラスト＆写真でわかる眼瞼手術の極意：きれいに美しく治す！. 小久保健一ほか編. 大阪, メディカ出版，2023，248p.

つい先日，2025年2月1日に「日本の眼形成の父」と称される中村泰久先生の85歳の誕生日会が横浜で開催された．中村先生は千葉大学眼科から富山大学眼科を経て聖隷浜松病院に赴任し，1987年に眼形成眼窩外科を立ち上げた．当時，日本で唯一「眼形成眼窩外科」を標榜していたこの病院には，多くの医師がフェローとして集まった．八子恵子先生，三戸秀哲先生，野田実香先生，荒木美治先生，立松良之先生，嘉鳥信忠先生，柿崎裕彦先生，出田真二先生らがその先駆けである．

2代目は形成外科医である嘉鳥信忠先生が引き継ぎ，多くの医師が修行を積み，形成外科的手技を習得することで大きなムーブメントをひき起こした．その結果，「眼形成」という言葉は眼科領域で広く浸透し，主要な学会でも教育講演，シンポジウム，インストラクションコースにおいて欠かせない分野となった．

この発展は聖隷出身者だけで成し得たものではない．「日本には眼形成分野の成長が必要である」と考え，支援を惜しまなかった京都府立医科大学の木下茂先生をはじめとする先見の明を持つ先生方の後押しが大きな原動力となった．

嘉鳥先生の下で，渡辺彰英先生，鹿嶋友敬先生，山田貴之先生，笠井健一郎先生，今川幸宏先生，上田幸典先生，田邉美香先生，板倉秀記先生，林 憲吾先生，上笹貫太郎先生，筆者，太田 優先生，末岡健太郎先生，勝村宇博先生らが国内留学し，現在，それぞれの地で眼形成分野を担っている．

その後，3代目は嘉鳥先生の弟子であり，眼科医の上田幸典先生が継承した．嘉鳥先生の眼窩手術を完全にトレースできると評された上田先生の下には，土居亮博先生，米田亜規子先生，清水英幸先生，齋藤智一先生，松浦祐介先生，高橋めぐみ先生，熊切將宜先生，小島康孝先生，高鍬広章先生，望月有子先生，宮下翔平先生，細川亮先生，中村健太郎先生，濱田拓人先生らが集まり，研鑽を積んだ．

順調に発展を遂げ，今後10年も安泰と見られていたが，2023年4月に上田先生が43歳の若さで急逝するという悲劇が起きた．しかし，その志は弟子たちによって受け継がれ，次なる4代目が新たな歴史を刻んでいくことになるのだと思う．
中村先生にとっては，自ら立ち上げた施設で弟子，孫弟子，曾孫弟子が成長し，それぞれが技術を身につけ各地で活躍していることは感慨深いことであるに違いない．

私もまた，中村先生への感謝を胸に，眼形成分野のさらなる発展に尽力したいと強く思っている．

# 第3章

# 上眼瞼内反：最強の戦略

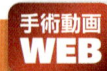
# 1 上眼瞼瘢痕性内反：前葉移動術

小久保 健一 Kenichi Kokubo

WEB▶動画

動画1

## はじめに

瘢痕性眼瞼内反は，外傷，熱傷や炎症など
により眼瞼後葉が収縮することが原因であ
る．後葉が収縮することにより，睫毛は眼球
側に牽引され眼球に接触し，角膜障害をもた
らす．治療は，癒着の剥離，瞼縁切開，硬口
蓋粘膜や瞼板を用いた後葉への遊離移植，前
葉移動術などが行われる．前葉移動術は睫毛
乱生だけでなく，瘢痕性の眼瞼内反の治療に
も有用である[1~2]．そのため，覚えておきた
い術式である．

## 手術適応

適応に関しては，明らかに後葉が不足して
いる場合には，遊離口蓋粘膜移植や遊離瞼板
移植などを考慮する．また，瞼板が眼球方向

に「く」の字に変形している場合には，瞼板
に横方向に半層で切れ目を入れ，楔状に切除
後，水平マットレスを行うことで矯正するこ
ともある．過開瞼を認める場合には，挙筋腱
膜やミュラー筋を含めた後転術も考慮する．
前葉移動術は，後葉が不足していない比較的
軽度の瘢痕性内反に対して行われる．

## 手術方法

上眼瞼前葉移動術のシェーマを図1に示
す．睫毛が眼球側に向いている状態（図
1A）．瞼縁切開と重瞼ラインからの切開を交
通させて，前葉を浮かせる（図1B）．前葉を
頭側に移動させるため，頭側の組織を切除す
る（図1C，D）．前葉を頭側に移動して固定
する（図1E）．瞼板は raw surface（生傷）の
ままの状態で手術を終える．

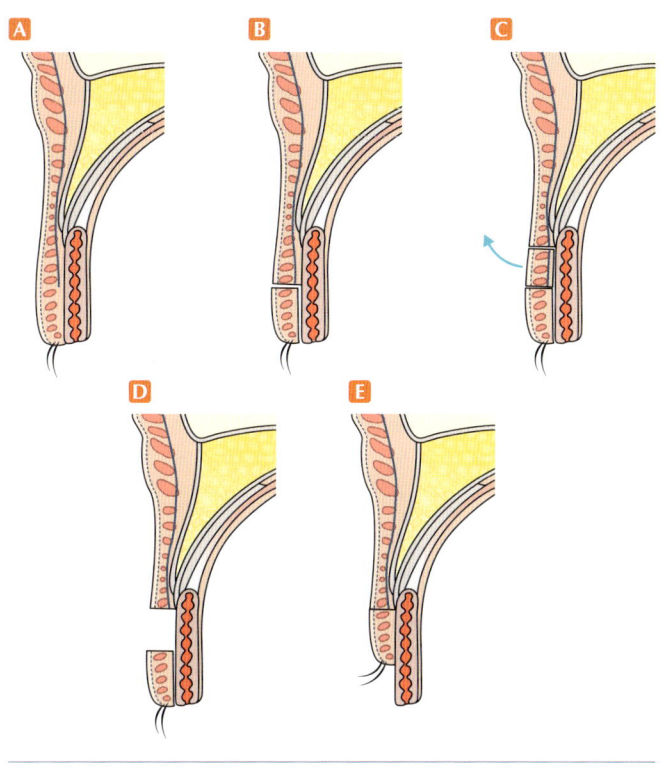

図 1 上眼瞼前葉移動術のシェーマ

**手順** ▶ **手術の実際（動画 1）**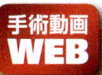

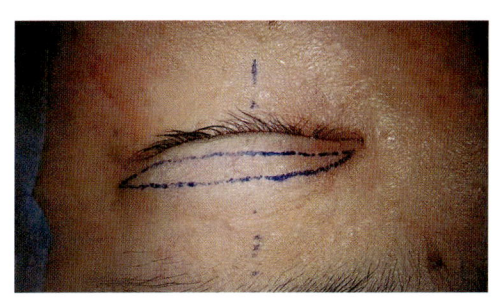

**1** **デザイン.** 瞳孔ライン上で，重瞼ラインを瞼縁より5mm，皮膚切除幅を 5mm に設定した．皮膚切除のデザインは眼瞼下垂のときと同様に行っている．重瞼ラインに関しては，4mm 以下でもよいのかもしれないが，血流を考慮して筆者は 5mm 以上にしている．皮膚切除に関しては，慣れるまでは皮膚縫合の直前に行うとよい．

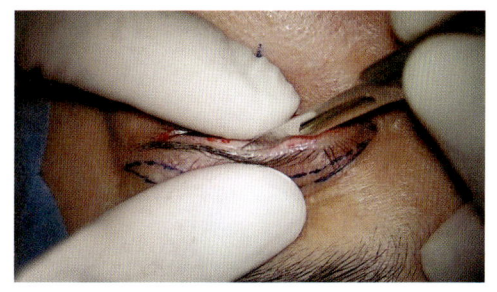

**2** **瞼縁切開.** 全身麻酔下で行うことが多いが，局所麻酔下で行うときにはエピネフリン入りキシロカイン® 1％を瞼縁に 1.0mL 注入後，15 番メスか 15C メスで瞼縁を切開する．

**POINT** 内側は涙点を損傷しないように気を付ける．また，睫毛根が後葉側に分断されないように気を付ける．

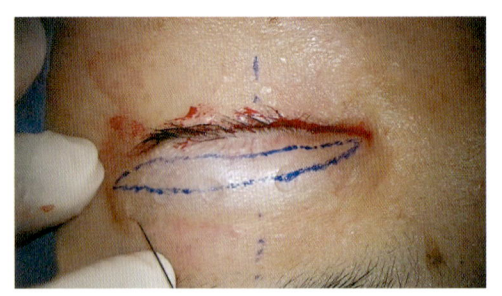

**3** **上眼瞼に局所麻酔.** エピネフリン入りキシロカイン®
1％を上眼瞼の皮下に合計 2.5mL 注入する.

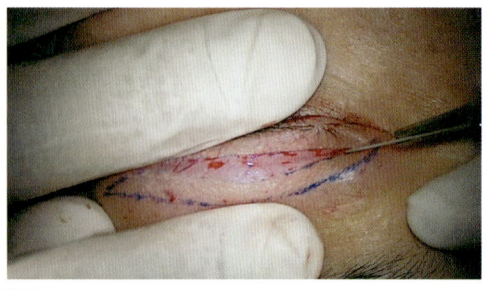

**4** **皮膚切開および眼輪筋切開.** 5分経過したら, 上眼瞼
部の皮膚および眼輪筋を 15 番メス, または高周波メ
スを用いて切開する.

**POINT** 左手の示指および中指で皮膚に緊張を加え
ておくとデザイン通りに切開しやすい.

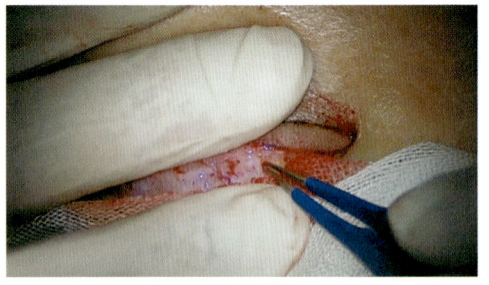

**5** **凝固止血.** 眼輪筋および皮膚断端からの出血, ほかに
も出血しそうな血管断端に対して, バイポーラ鑷子を
用いて凝固しておく.

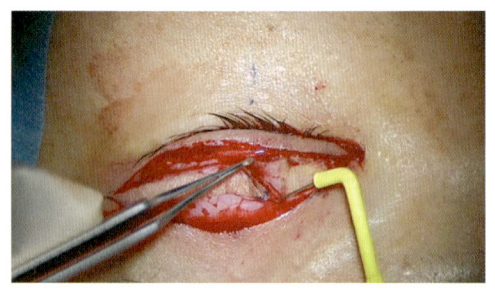

**6** **皮膚および眼輪筋切除.** ラジオ波, またはスプリング剪
刀を用いて皮膚と眼輪筋を切除し, 再度凝固止血を行う.

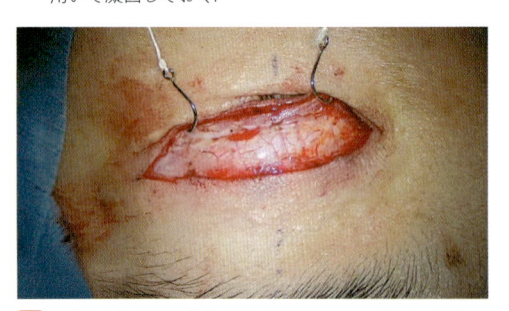

**7** **尾側の牽引.** 釣針鉤を 2 つ用いて, 尾側の眼輪筋を
牽引しておく.

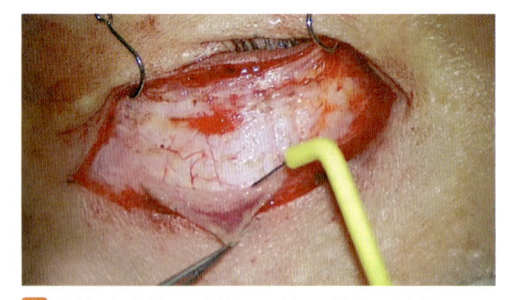

**8** **頭側の眼輪筋下の剝離.** 頭側の眼輪筋下を剝離してい
く. この際, スプリング剪刀, または高周波メスを用い
て剝離する.

**POINT** 眼輪筋下の縦に走る血管や神経を下床に落
とすようにすると層の違いがわかりやすい.

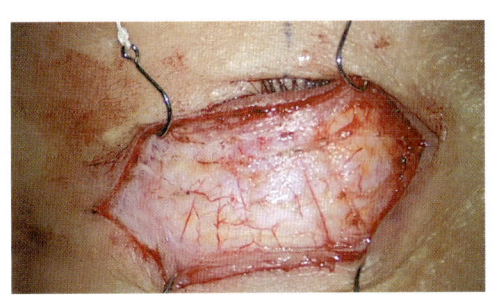

**9** **頭側の牽引.** 眼輪筋下の剥離が完了したら，頭側の眼輪筋にも釣針鉤を2カ所かけて，長方形の視野を作るように牽引する.

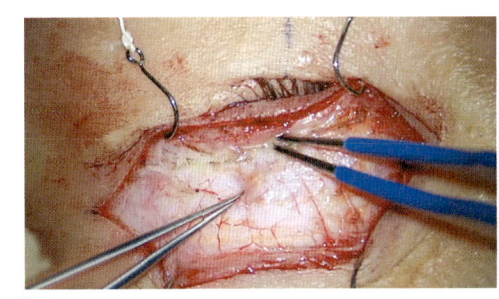

**10** **瞼板前組織の凝固.** 瞼板を展開するための準備として，瞼板前組織を横方向にあらかじめバイポーラ鑷子で凝固しておく.

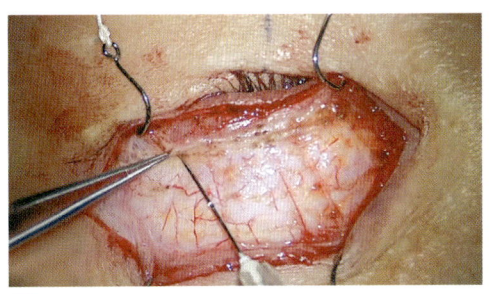

**11** **局所麻酔.** 瞼板上に3カ所，エピネフリン非含有キシロカイン® 1%を合計 0.5mL 注入する. この際，眼輪筋下筋膜上に縦に走る血管のラインは避けて注入する.

**POINT** 内側は瞼板の上に血管が多く走行しているので，針が当たらないように浅めに注入する.

**A**
**B**

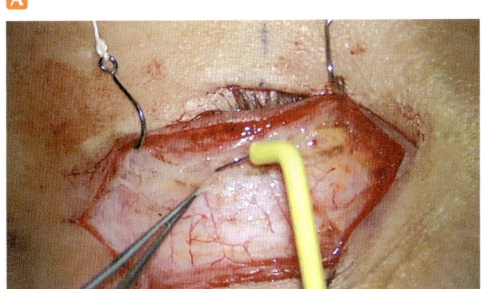
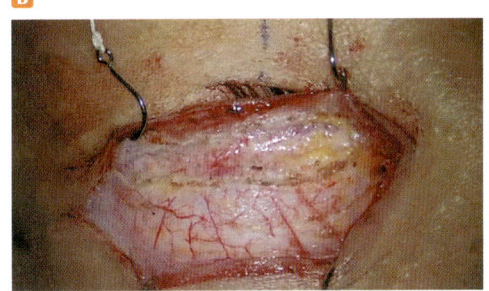

**12** **瞼板の展開.** バイポーラ鑷子で凝固した部位に沿って，スプリング剪刀，または高周波メスで横方向に切開しながら瞼板を展開していく.

**POINT** 一カ所のみ深くアプローチせずに内側から外側まで均等な深さで徐々に深く進入すると止血も容易となり，瞼板も傷つけずに展開することができる（A，B）.

**A**
**B**

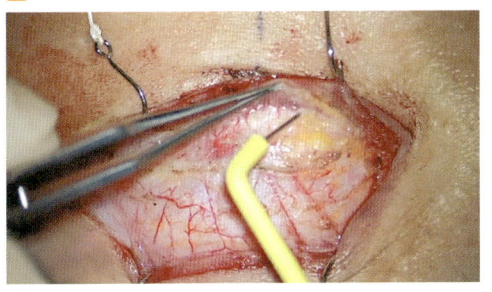
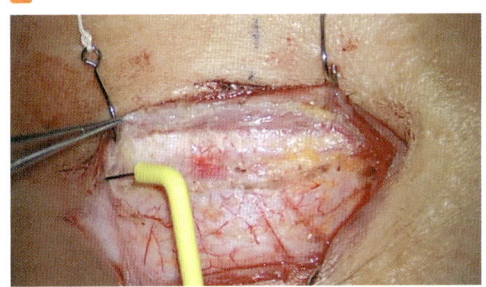

**13** **瞼板上を尾側に剥離.** 瞼板に到達したら，尾側（瞼縁側）に瞼板上を剥離していく. 瞼板上の動脈弓およびその枝は適宜焼灼しながら進む（A，B）.

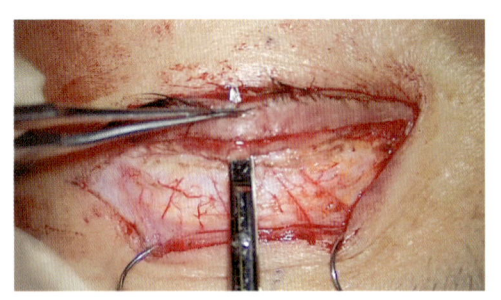

**14 上眼瞼の創と瞼縁側の創を交通させる.** スプリング剪刀を用いて,上眼瞼の創と瞼縁切開した創を交通させる.

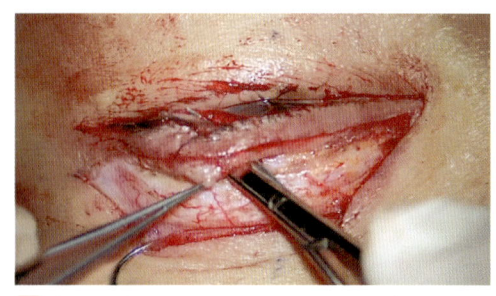

**15 交通した創を外側に広げる.** 瞼縁側にスプリング剪刀の片刃を出してから閉じることにより,交通した創を外側に広げる.

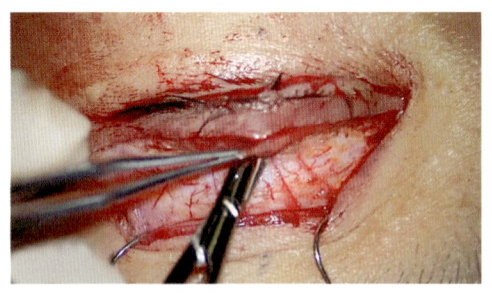

**16 交通した創を内側に広げる.** 瞼縁側にスプリング剪刀の片刃を出してから閉じることにより,交通した創を内側にも広げる.

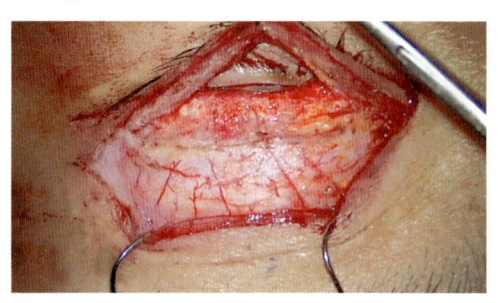

**17 前葉を牽引.** 挙上した前葉(皮膚と眼輪筋弁)を釣針鈎を用いて軽く尾側に牽引する.

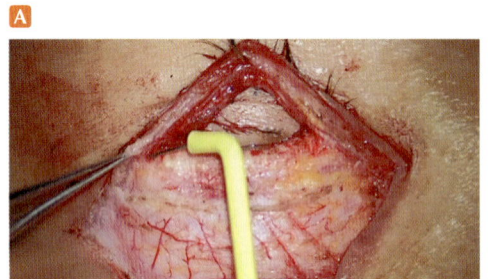

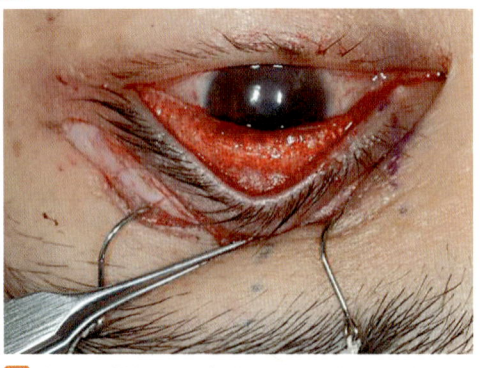

**18 交通した創をさらに広げる.** さらに交通した創を広げて,前葉が外側(A)から内側(B)までしっかり分離できたか確認する(C).

**POINT** 可能なら顕微鏡下に睫毛根が後葉にないか確認する.睫毛根がある場合には切除しておく.

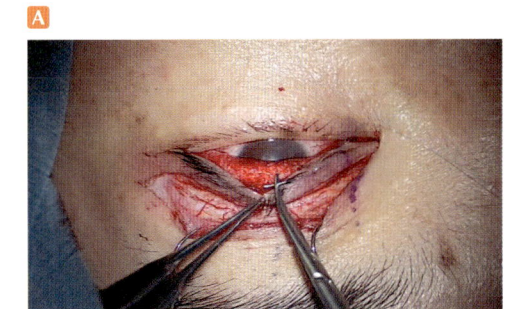 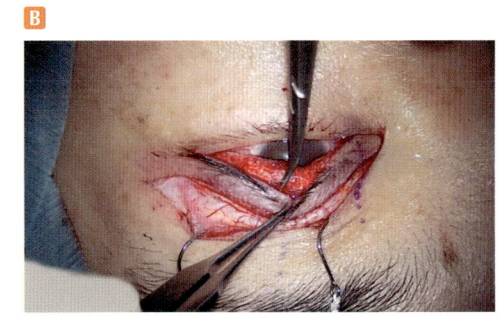

**19** **前葉の尾側を瞼板と固定.** 前葉を頭側にずらして前葉の尾側を瞼板に固定する. 6-0 プロリーン®を用いて，前葉の裏の眼輪筋に横方向に通糸し（A），次に瞼板に横方向に通糸し（B），結紮する. これを 5 カ所行う.

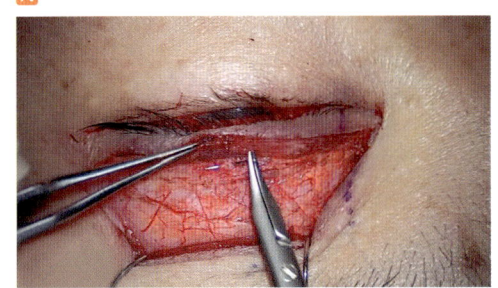 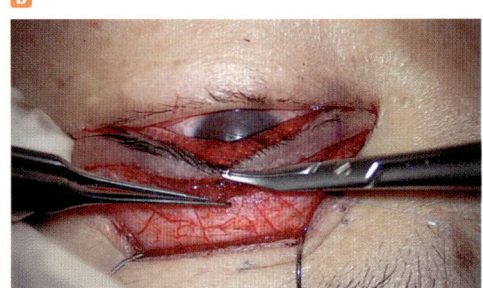

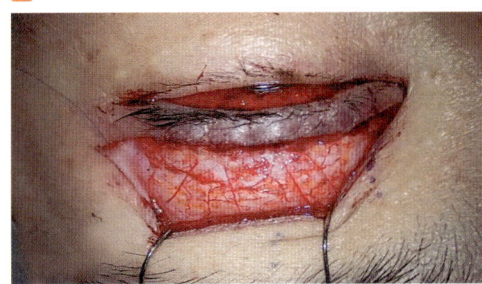

**20** **前葉の頭側を瞼板と固定.** 今度は，前葉の頭側を瞼板と固定する. 瞼板に横方向に通糸し（A），眼輪筋に縦方向に通糸することで（B），睫毛を天井方向（腹側）に立たせる. これも 5 カ所で行う（C）.

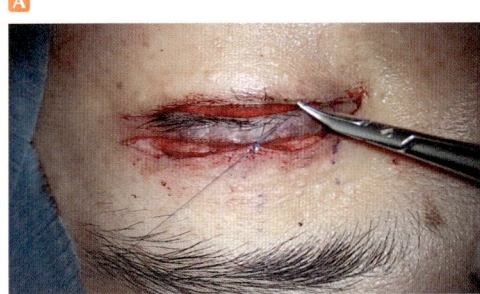 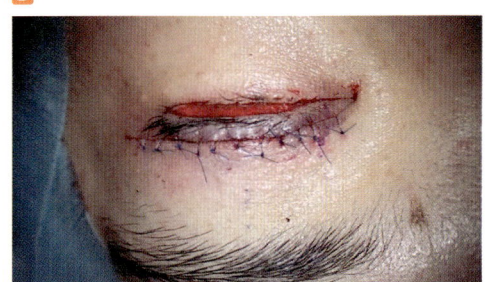

**21** **皮膚縫合.** 6-0 プロリーン®を用いて，皮膚を縫合し終了する（A，B）.

## 術後管理

手術終了時には，ネオメドロール®EE 軟膏を瞼縁および重瞼部に塗布しガーゼで被覆する．抗菌薬の内服は 3 日間処方している．術後 1 日目に消毒およびガーゼ交換を行う．術後 2 日目にガーゼを外して，洗顔およびシャワー浴を開始とすることが多い．瞼板の露出部位には 1 日 4 回ネオメドロール®EE 軟膏の塗布を指示する．術後 7 日目ではまだ raw surface（生傷）は残存していることが多い．術後 7〜10 日で抜糸を行い，抜糸翌日より入浴を開始としている．術後 14 日程度でほぼ raw surface は消失する．抜糸後の経過は順調であれば，術後 1 カ月，3 カ月，6 カ月で観察している．角膜の状態，ドライアイ，自覚症状などをチェックしていく．

## 合併症

### ① 眼瞼の腫脹

特に抜糸までの間は腫脹があるため，瞼裂縦幅が一時的に狭くなる．術後 1 カ月程度で腫脹は改善するが，厳密な腫脹の消退には 3〜6 カ月かかる．

### ② Raw surface（生傷）

術後 1 週間ではまだ上皮化していないが，2〜3 週頃には上皮化していることが多い．

### ③ 皮膚壊死

血流が内側と外側からのみであるため，瞼縁から重瞼ラインまでの縦幅は 5mm 以上欲しい．また，壊死を防ぐために，前葉に多めに眼輪筋を付着させておき，トリミングなどは行わないようにしている．

＊　＊　＊

その他，予定外重瞼線や血腫などはまだ経験したことはない．

## 症例提示（手術の実際と同一症例）

### 31 歳の男性

化学熱傷により左眼を受傷した．近医眼科より当院を紹介受診した．左上眼瞼の瘢痕性の内反を認める（図 2A〜C）．また，後葉の瘢痕により輪部内側から外側まで睫毛の内反を認めた（図 2D）．術後 9 カ月で睫毛の眼球への接触は改善した（図 2E〜G）．

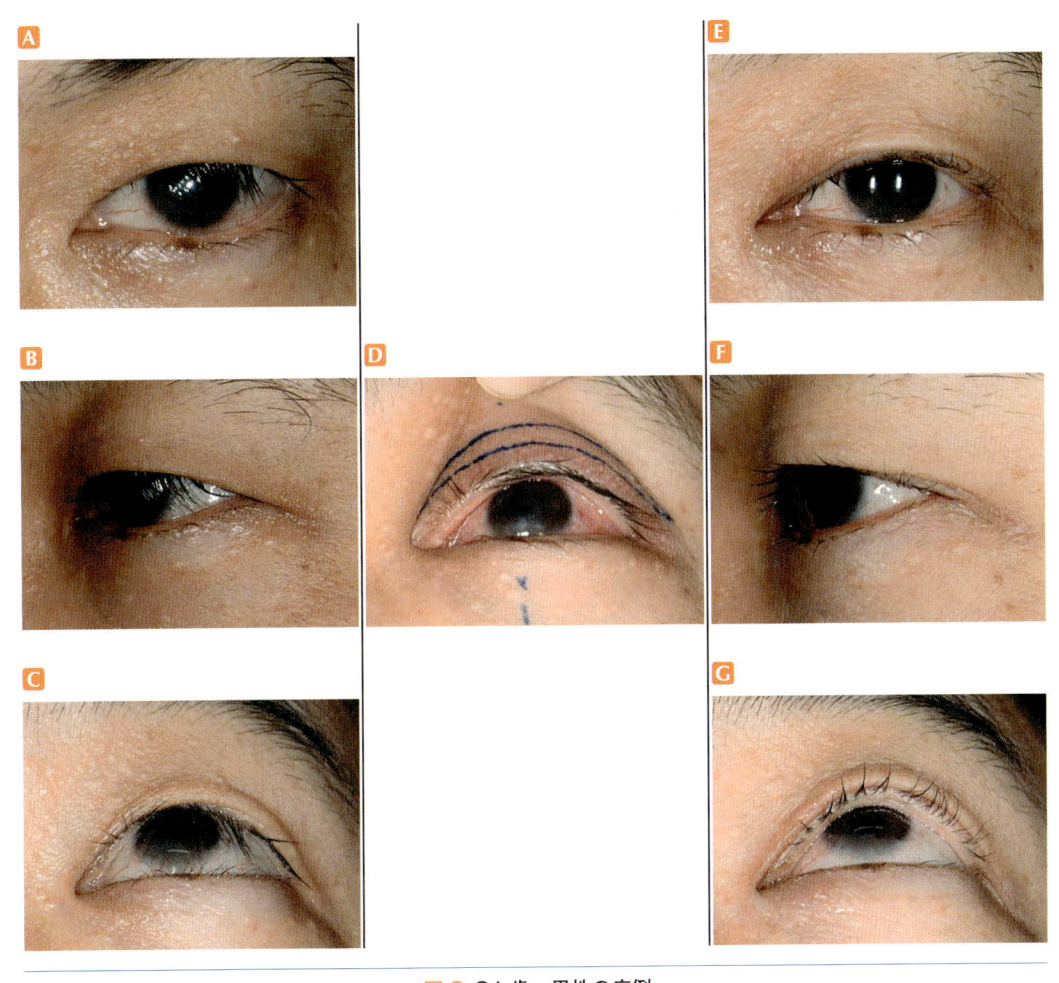

**図 2 31 歳，男性の症例**

A 術前正面視
B 術前斜め
C 術前見上げ

D 術直前の睫毛内反

E 術後 9 カ月正面視
F 術後 9 カ月斜め
G 術後 9 カ月見上げ

［文 献］

1）Wojno, TH. Lid splitting with lash resection for cicatricial entropion and trichiasis. Ophthalmic Plast Reconstr Surg. 8（4），1992, 287-9.

2）Anderson, RL. et al. Lid splitting and posterior lamella cryosurgery for congenital and acquired distichiasis. Arch Ophthalmol. 99（4），1981, 631-4.

**column** 見学の意義とその魅力　　　　　　　　　　小久保 健一 Kenichi Kokubo

　病院見学は，単なる技術習得の場ではなく，新しい視点を得たり，自らの手技を見直したりできる貴重な機会である．

　見学に行くと，どの施設にも独自の哲学があり，手術の選択やアプローチにはそれぞれ明確な理由があることに気づく．そして，教科書には載っていない考え方を直接学ぶことができる．また，長く同じ環境で仕事をしていると，アイデアや考え方が凝り固まってしまい，場合によっては自らの手技や思考が「ガラパゴス化」している可能性もある．そんなときに，見学による新たな刺激に触れ，別の視点を取り入れることで救われることもある．

　さらに眼瞼手術に限らず，ほかの分野の手術見学も有意義である．なぜなら，異なる分野の技術や考え方を取り入れることで，自らの専門領域にも応用できるヒントを得られることもあるからである．そして，異なる分野であっても，トップランナーの鮮やかな手技を直接学ぶことは楽しい．

　そう，結局のところ手術見学は，わくわくして楽しいのだ．見学は，技術の向上だけでなく，視野を広げ，新たな発見をもたらしてくれる．さらには人との出会いも生んでくれる．

　これらさまざまな施設から学んだものや先人の報告から良いと思ったものを模倣したり，自分流にスパイスを加えたりしたものが本書であると思っている．今まで見学を許してくれた先生方，および見学に導いてくれた先生方にこの場を借りてお礼申し上げたい．私は現在 49 歳だが，各先生方および各施設が承諾してくれるのであれば，今後も積極的に見学を続け，学びを深めていきたい．

# 第4章

# 下眼瞼内反・下眼瞼外反：最強の戦略

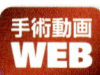
# 1 下眼瞼内反：Jones変法および Kuhnt-Szymanowski Smith変法

小久保 健一　Kenichi Kokubo

WEB ▶動画

動画 1

## はじめに

退行性下眼瞼内反の治療方法としては，縦方向と横方向の弛緩を矯正することが一般的である．筆者は，縦方向の緩みに対しては，経皮または経結膜的に下眼瞼牽引筋（lower eyelid retractors；LER）の短縮を行っている．横方向の緩みに対しては，LTS（lateral tarsal strip）や瞼板全層の五角形切除（pentagonal full-thickness excision）を行うことが多い．下眼瞼内反においても下眼瞼外反においても，横方向の緩みの修正に関しては，前葉の余剰が著明でない限り Kuhnt-Szymanowski 変法を用いる意義は少ないと筆者は考えている．しかし，筆者を含めて，昔の形成外科医

が最初に学習する横方向の短縮方法が Kuhnt-Szymanowski Smith 変法であるということもあり，今回は Jones 変法に併用した症例を提示する．

古典的な Kuhnt-Szymanowski 法（図 1）は外反に対応するために，瞼板を V 字型に切開している．また，前葉と後葉を分割する位置は睫毛下ではなく瞼縁で lid split を行っている（図 1A～C）．この方法には Blaskovics や Fox などさまざまな変法があるが，日本では Smith 変法が有名である．Smith 変法では，前葉と後葉の分割位置は睫毛下で行われ，瞼板は inverted house とも呼ばれる五角形切除が行われる（図 2A～D）．Smith 変法は下眼瞼内反でも外反でも用いられることがある．

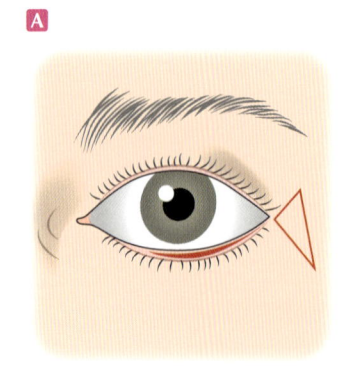
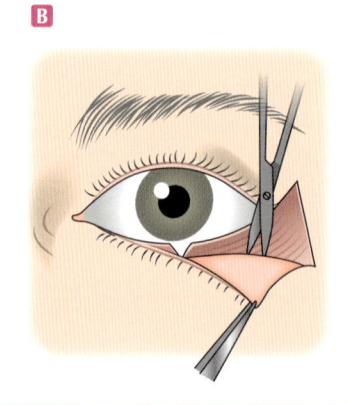
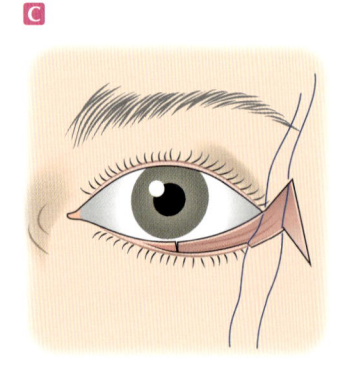

図 1　古典的な Kuhnt-Szymanowski 法のシェーマ

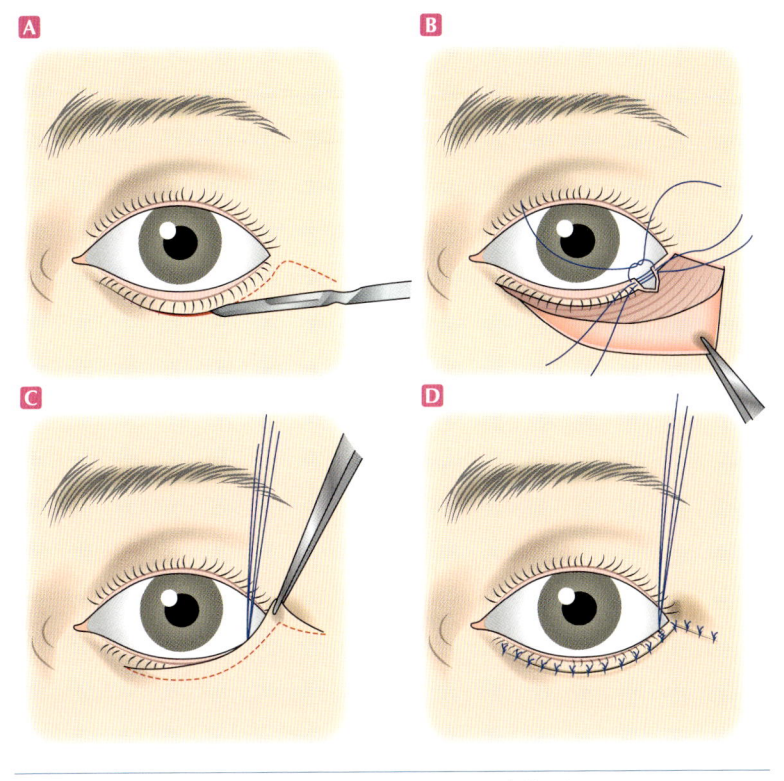

図2 Kuhnt-Szymanowski Smith 変法のシェーマ

## 手術適応

　退行性下眼瞼内反は，縦方向の緩み，横方向の緩み，前葉の乗り上げ，眼球陥凹などが原因となり得る[1~2]．Pinch test や Lateral distraction test，Medial distraction test，瞬目テスト，Hump sign などから縦方向や横方向の緩みを評価して手術法を選択する．詳細は「青本」の下眼瞼内反症の手術[3]（166～177ページ）を参照していただきたい．縦方向と横方向の両方を短縮すると再発率が低下することは過去の報告からわかっており，両方を一期的に行う術者もいる．筆者も，「再発症例」や「社会的な背景から一度しか手術できない」と考えられる患者などに対しては，一期的に縦横方向の短縮を行っている．

## 手術方法

　経皮 LER 短縮（Jones 変法）のシェーマを図 3 に示す．

　経皮膚アプローチで瞼板を展開する（図3A）．次に，LER を瞼板から外す（図 3B）．LER を瞼板下縁に固定する（図 3C）．

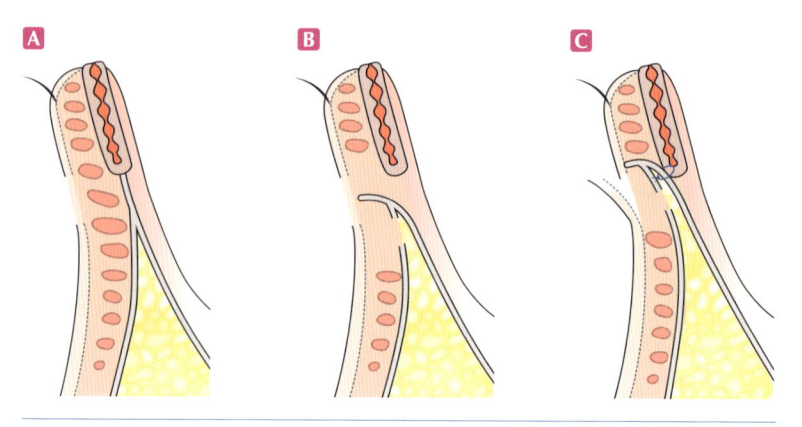

**図3 Jones 変法のシェーマ**（文献3より）

Ⓐ 経皮膚アプローチ．必要なら皮膚切除を行う．
Ⓑ 弛緩した LER を瞼板から切離する．
Ⓒ LER を瞼板下縁に固定する．Jones 変法は LER を短縮し，垂直方向の弛緩を矯正する術式である．

---

**手順** ▶ **手術の実際（動画 1）** 手術動画 **WEB**

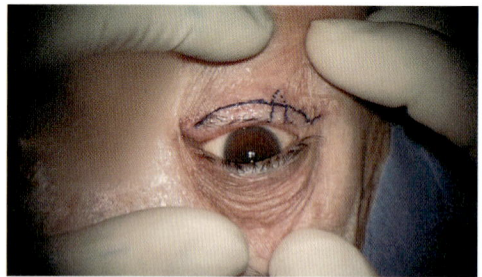

**1 デザイン．** 睫毛下切開を外側に延長したデザインとする．瞼板切除は輪部外側のラインにデザインしている．輪部より内側にデザインを置くと，術後に縫合部が角膜に接触する恐れがある．また，瞼縁の瘢痕が目立ちやすいことがある．輪部より外側にデザインを置いてもよいが，あまり外側だと瞼板縫合が困難になる．瞼板の切除幅は術前のシミュレーションで決定しておく．この症例では切除幅 5mm に設定した．

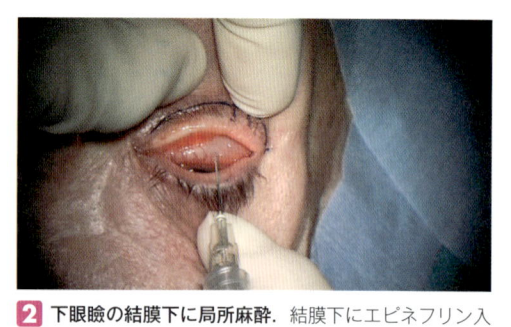

**2 下眼瞼の結膜下に局所麻酔．** 結膜下にエピネフリン入りキシロカイン® 1％を 1.5mL 注入する．
**POINT** 結膜下の血管走行が認識できるときには，避けて針を刺入する．

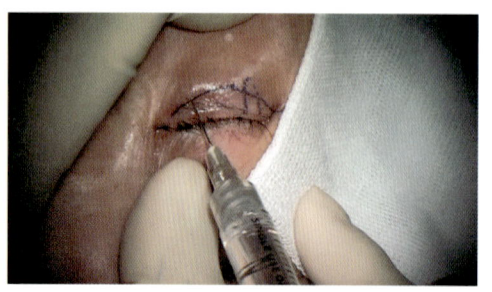

**3 下眼瞼の皮下に局所麻酔．** 皮下にエピネフリン入りキシロカイン® 1％を 2.0mL 注入する．

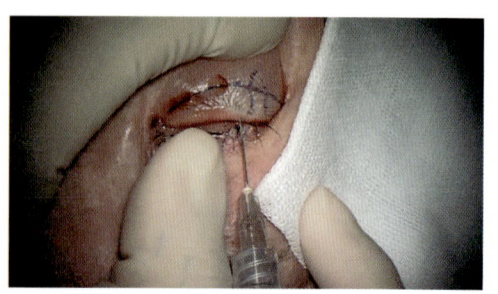

**4 瞼縁に局所麻酔．** 切除予定の瞼板，およびその周辺の瞼縁にエピネフリン入りキシロカイン® 1％を 1.0mL 注入する．

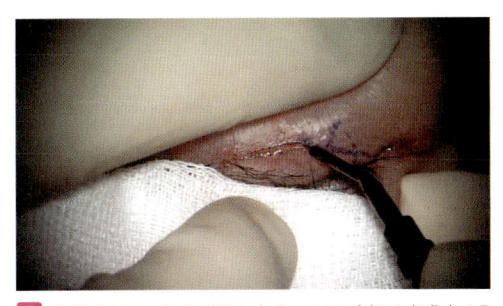

**5** **皮膚の切開.** 5分経過したら，下眼瞼部の皮膚を15番メス，または高周波メスを用いて皮膚切開する．

**POINT** 左手の示指および中指で皮膚に緊張を加えておくとデザイン通りに切開しやすい．

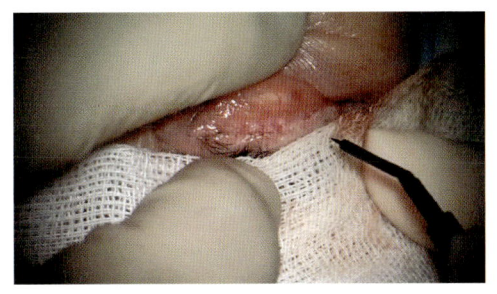

**6** **眼輪筋の切開.** 15番メスやラジオ波を使用して，眼輪筋を切開する．

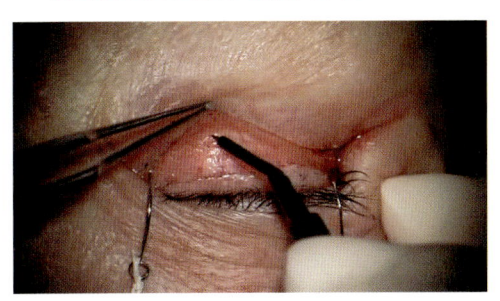

**7** **尾側の眼輪筋下の剝離1.** 頭側に釣針鉤で眼輪筋を牽引後，高周波メスやスプリング剪刀を用いて尾側の眼輪筋下を剝離していく．

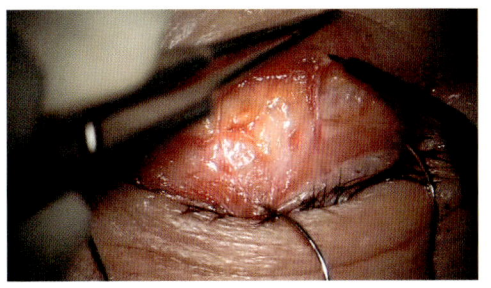

**8** **尾側の眼輪筋下の剝離2.** 眼輪筋下の縦に走る血管や神経を下床に落とすようにすると層の違いがわかりやすい．上眼瞼と比較して下眼瞼のほうが眼輪筋下の剝離は困難であることが多い．

**POINT** 頭側中央の眼輪筋に釣針鉤をもう1本追加すると剝離しやすくなる．

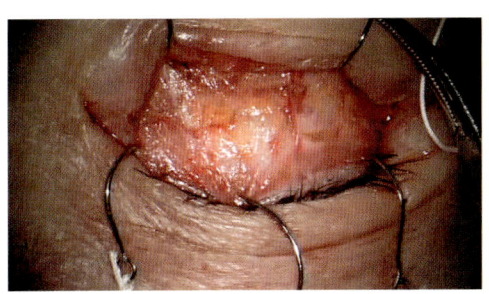

**9** **尾側に釣針鉤で牽引.** 眼輪筋下の剝離が終わったら，尾側も内側と外側の2カ所で眼輪筋に釣針鉤をかけ，牽引する．

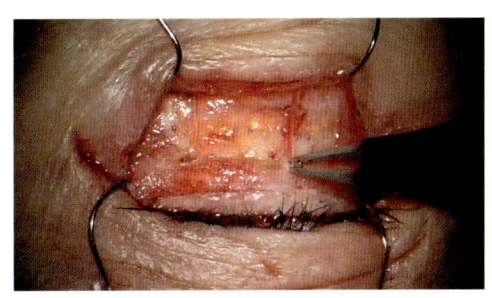

**10** **瞼板前組織を凝固.** 瞼板を露出するために，あらかじめ瞼板前組織を凝固しておく．

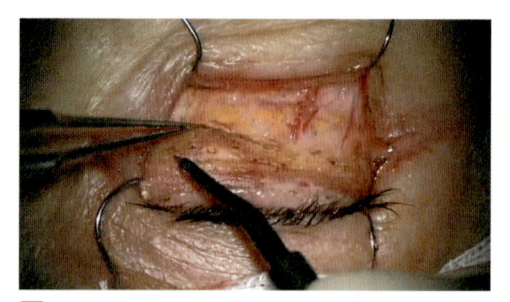

**11** **瞼板前組織を切開.** 凝固しておいたラインの上をラジオ波やスプリング剪刀を用いて切開し瞼板を展開する.

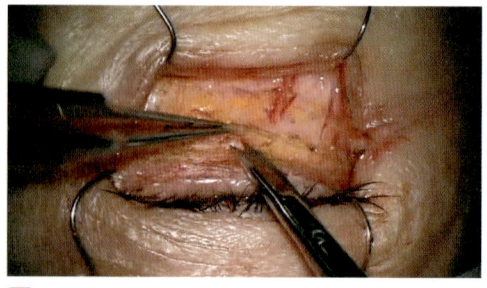

**12** **瞼板直上を尾側に向かって剝離 1.** 瞼板に到達したら,瞼板下縁に向かって剝離していく.必要ならスプリング剪刀を用いて瞼板を傷つけないように剝離を行う.

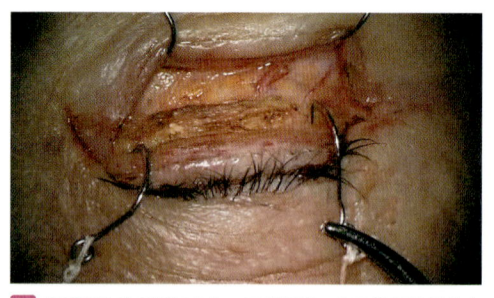

**13** **瞼板直上を尾側に向かって剝離 2.** ある程度瞼板直上を剝離したら,釣針鉤を深くかけ直す.

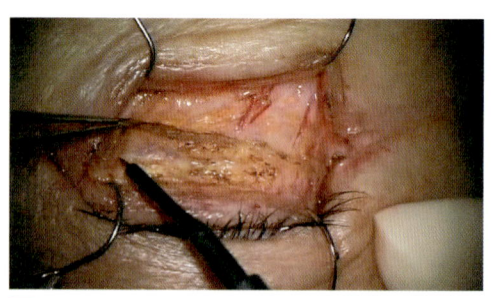

**14** **瞼板直上を尾側に向かって剝離 3.** 瞼板下縁をしっかりと展開する.

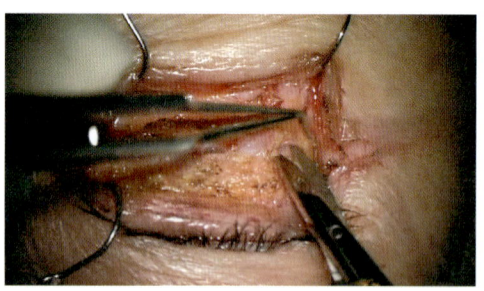

**15** **瞼板下縁から LER を外す 1.** 瞼板下縁より 1〜2mm 程度尾側で,LER に小孔を開ける.

**POINT** 小孔は結膜がしっかり見える深さまで開けておく.

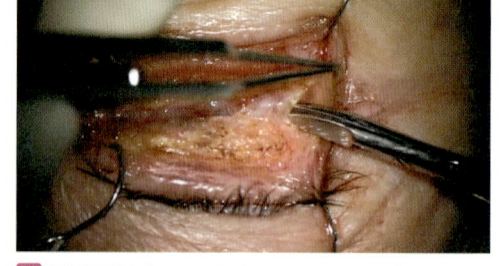

**16** **瞼板下縁から LER を外す 2.** 小孔にスプリング剪刀を挿入し,LER と結膜の間を剝離する.

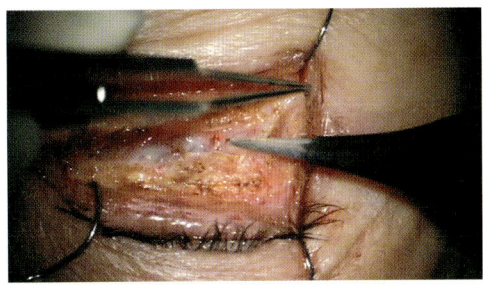

**17** 瞼板下縁から LER を外す 3. LER と結膜の間にバイポーラ鑷子の片方を挿入し，凝固する.

　**POINT** 焼灼時間が長い，またはバイポーラの設定が強すぎると熱が結膜まで伝わってしまい，切離するときに結膜に穴を開ける可能性がある. 慣れるまではバイポーラの設定は皮膚を凝固する場合の半分くらいにしておくとよい.

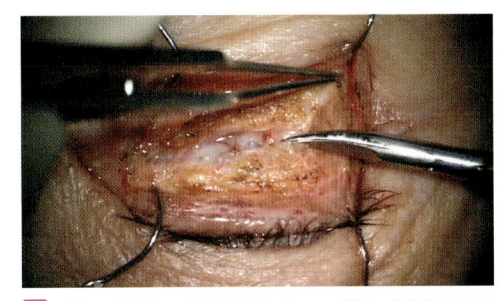

**18** 瞼板下縁から LER を外す 4. スプリング剪刀の片刃を小孔に差し込み，LER を切離する.

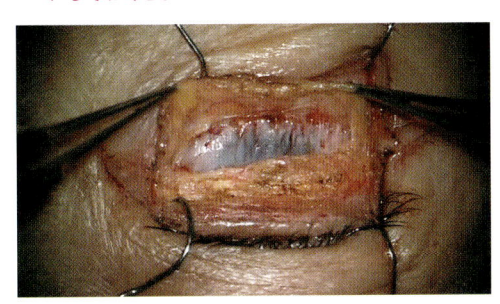

**19** 瞼板下縁から LER が外れた状態.
　この**15**〜**18**を繰り返すことで完全に瞼板下縁からLER が離断される.

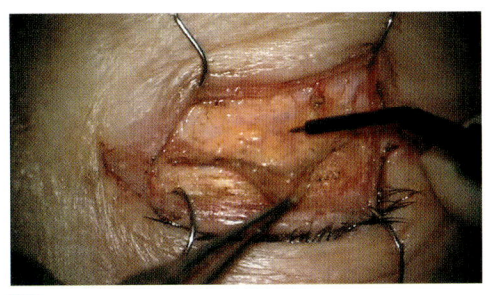

**20** 眼窩隔膜を切開. 前もって凝固しておいた眼窩隔膜を切開する.
　**POINT** 下眼瞼の痩せている症例では LER を損傷しないように，尾側からアプローチする.

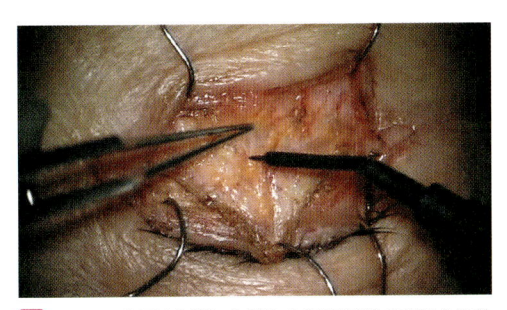

**21** LER の表面を剝離. 切開した眼窩隔膜の頭側を釣針鈎で牽引し，LER 表面を展開し，尾側に剝離する.

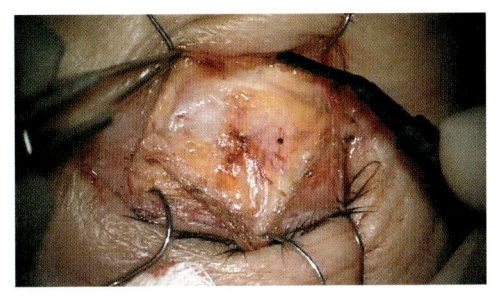

**22** LER 表面を展開. 脂肪変性した LER が認められる.

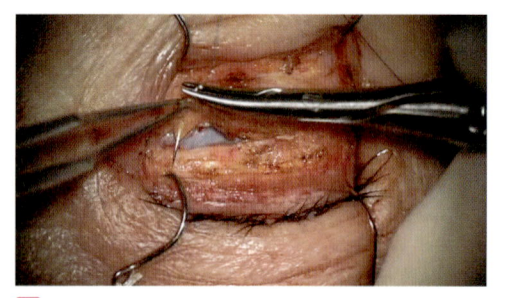

**23** 瞼板に LER を固定 1. まず LER の表面から裏面に向かって縦方向に 6-0 プロリーン®を通糸する.

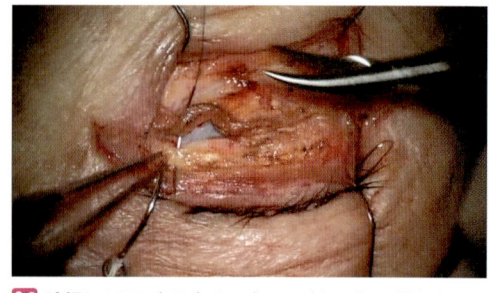

**24** 瞼板に LER を固定 2. 次に，瞼板下縁に縦方向に通糸する.

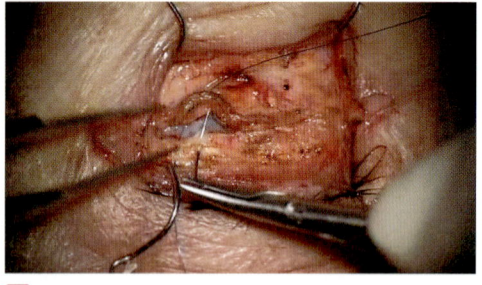

**25** 瞼板に LER を固定 3. 今度は，頭側から尾側に向かって瞼板下縁に通糸する.

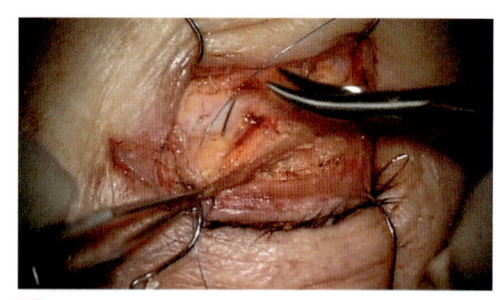

**26** 瞼板に LER を固定 4. LER の裏面から表面に向かって縦方向に通糸する.

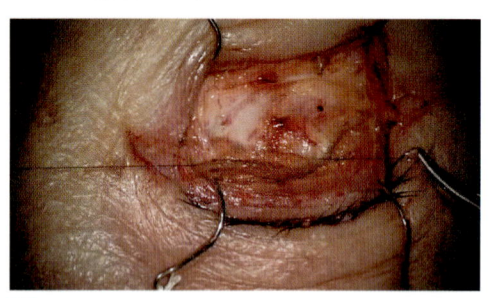

**27** 瞼板に LER を固定 5. 結紮する.

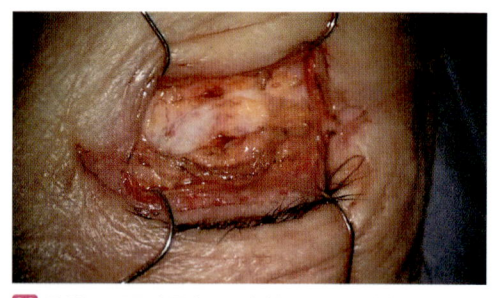

**28** 瞼板に LER を固定 6. 内側，中央，外側の 3 カ所で通糸および結紮を行う.
**POINT** ここで坐位になり下眼瞼のラインがなだらかであるかどうか，牽引しすぎて眼球結膜が露出していないか，外反していないかをチェックする.

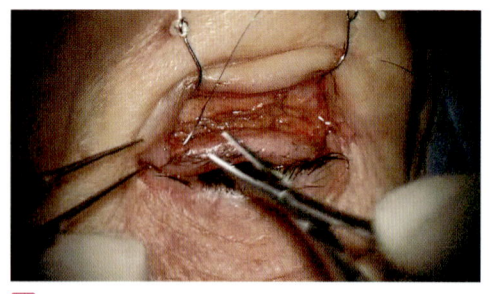

**29** 中留 1. 内側から開始する. 睫毛側の皮下に縦方向に通糸する.
**POINT** 涙小管の狭窄を懸念して，涙点およびその内側には通糸しないようにしている.

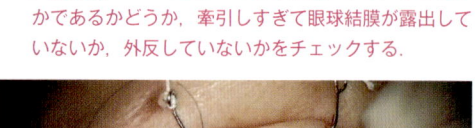
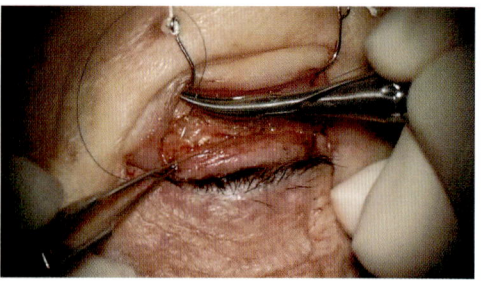

**30** 中留 2. 瞼板下縁に縦方向に通糸する.

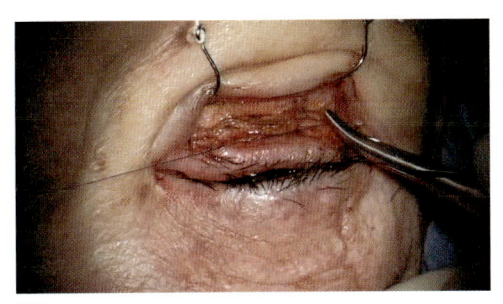

**31** **中留 3.** 結紮する.

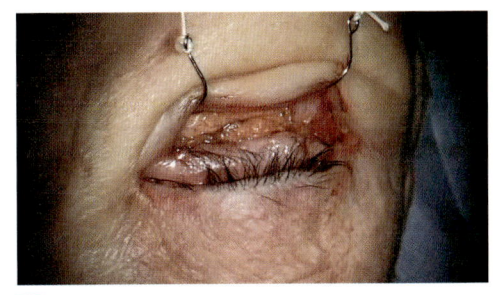

**32** **中留 4.** 中留を 4～5 カ所で行う.

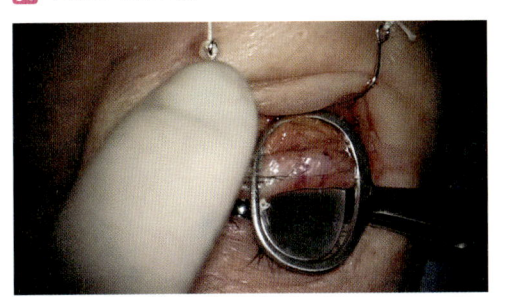

**33** **瞼板全層五角形切除 1.** 瞼板切除部位に挟瞼器をかける.
**POINT** 軽く挟瞼器を緩めて組織を圧迫し，再度挟瞼器をかけることで圧迫部位に血液が残存しないようにしておく．挟瞼器がない場合には眼球側に角板を敷いてもよい.

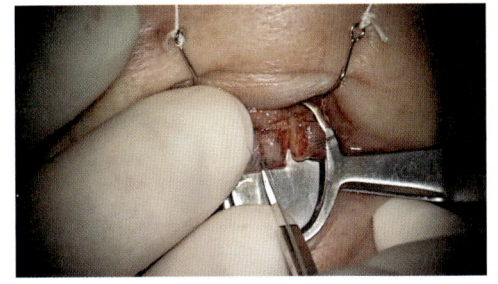

**34** **瞼板全層五角形切除 2.** 15 番，または 15C メスで瞼板を切離する.

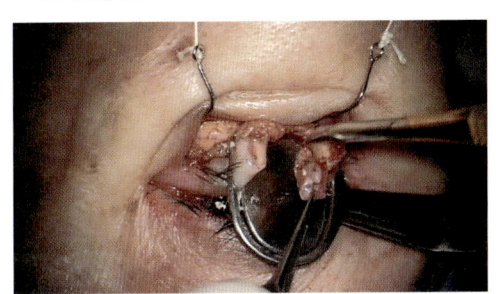

**35** **瞼板全層五角形切除 3.** 瞼板以外の切離は，スプリング剪刀を用いている.

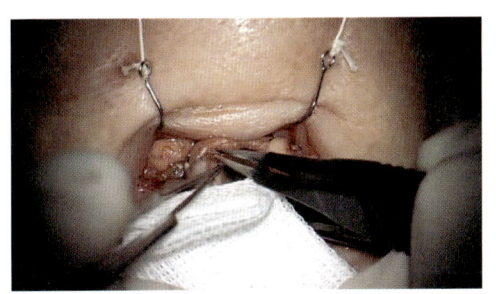

**36** **瞼板全層五角形切除 4.** 挟瞼器を外さずに，出血しそうな部位をバイポーラ鑷子で凝固する.

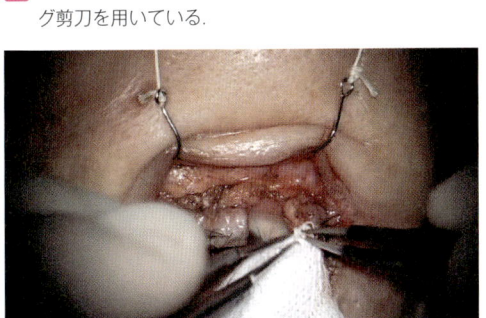

**37** **瞼板全層五角形切除 5.**
挟瞼器を外して，バイポーラ鑷子で凝固止血する.

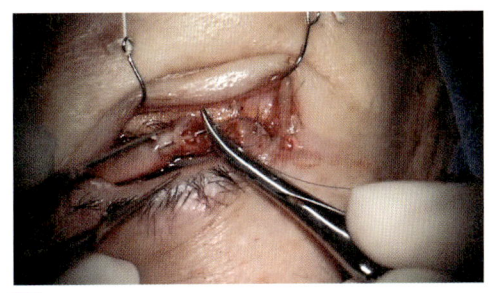

**38** **瞼板の縫合 1.**
6-0 プロリーン®を用いて瞼縁を縫合する.

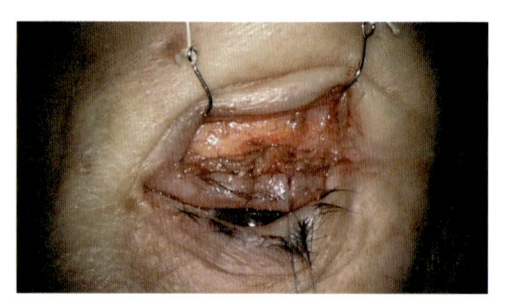

**39** **瞼板の縫合 2.** 結紮後に糸は切らず，モスキート鉗子で頭側に牽引しておく．

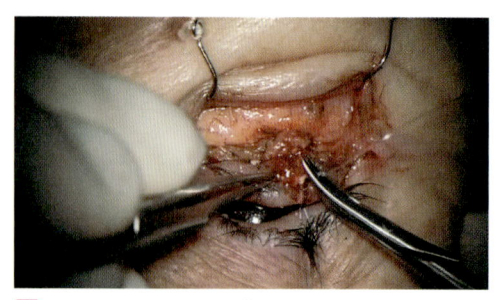

**40** **瞼板の縫合 3.** 5-0PDS®を使用して，瞼板を縫合する．
**POINT** できるだけ結膜近くまで深く通糸しておく．最低 2 カ所で縫合する．

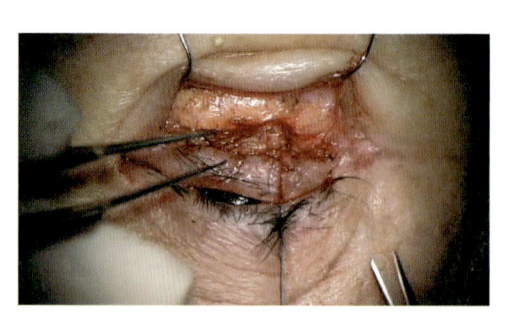

**41** **瞼板の縫合 4.** 8-0 バイクリル®を使用して，瞼縁付近を縫合する．抜糸しやすい部位は 6-0 プロリーン®で縫合すればよい．

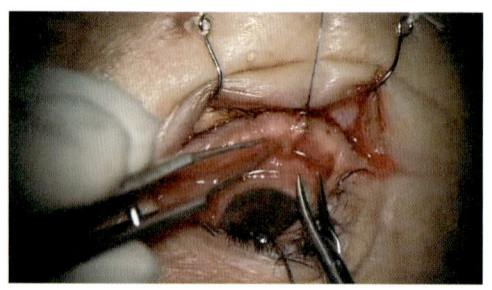

**42** **瞼板の縫合 5.** 6-0 プロリーン®の牽引糸を今度は尾側にモスキート鉗子で固定後，8-0 バイクリル®を用いて結膜側も縫合する．

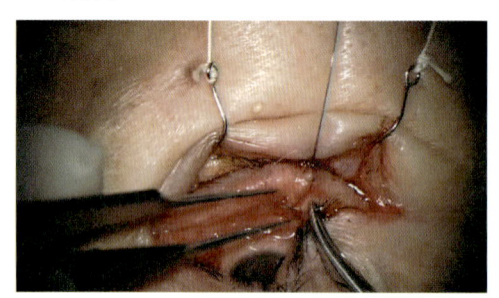

**43** **瞼板の縫合 6.** 結膜側に結紮糸が露出しないように，埋没縫合する．

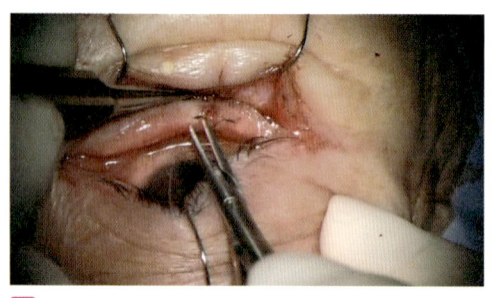

**44** **瞼板の縫合 7.** 本症例では，術後に患者自身が瞼縁の糸を過牽引してしまう可能性があったため，牽引糸は除去し，瞼縁を 8-0 バイクリル®で縫合した．
**POINT** 6-0 プロリーン®を下眼瞼に固定しておく場合には，糸を 5cm 程度余らせておき，3M™ ステリストリップ™ などのテープを用いる．この際，糸をたわませて固定しておかないと，術翌日には下眼瞼の腫脹により糸が牽引され外反をひき起こすので注意が必要である．

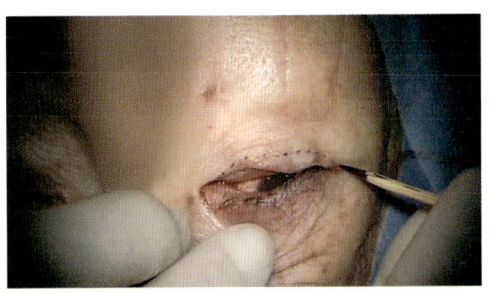

**45** **皮膚切除のデザイン.** 皮膚を頭側および外側に軽く牽引し，皮膚切除量を決める.

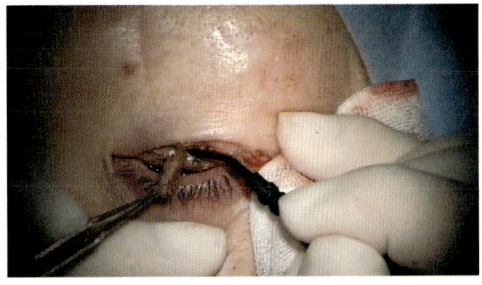

**46** **皮膚・眼輪筋の切開および切除.** 15番メスやラジオ波などを用いて皮膚と眼輪筋の切開および切除を行う.

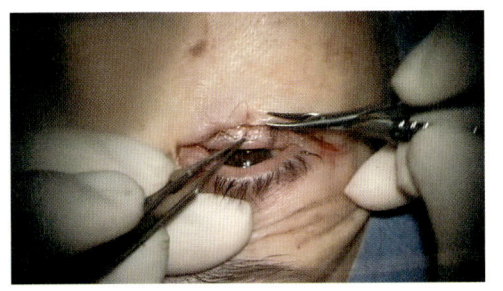

**47** **皮膚縫合.** 本症例では外来での抜糸が困難と判断したため，8-0バイクリル®を用いて皮膚縫合を行った.通常，6-0プロリーン®を使用して皮膚縫合することが多い.

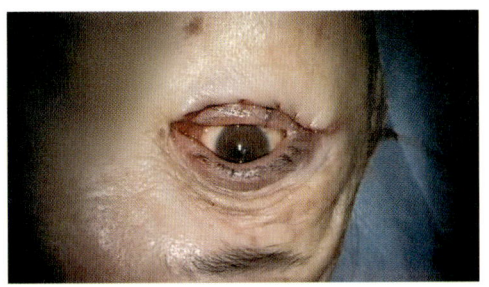

**48** **術直後.**

## 術後管理

ドレッシングは眼軟膏を創および眼内に用いた後，生理食塩液に浸して絞ったガーゼを創にのせ，その上から乾いたガーゼをのせてテープで固定している．抗菌薬の内服は3日間処方している．術後1日目に消毒およびガーゼ交換を行う．この際，下眼瞼に留めた瞼縁の糸が下眼瞼縁を過牽引していないかチェックしておく．過牽引による外反があればすぐに3M™ステリストリップ™を外して，瞼縁を牽引しない位置で留め直す．術後2日目までクーリングを施行している．術後3日目にガーゼを外して，洗顔およびシャワー浴を開始とすることが多い．術後10～14日で皮膚の抜糸を行い，瞼縁に牽引糸がある場合には14日以降で抜糸を行っている．抜糸翌日より入浴を開始としている．抜糸後の経過は順調であれば，術後1カ月，3カ月，6カ月で観察している．自覚症状，傷痕，違和感，点状表層角膜症（superficial punctate keratopathy；SPK）などをチェックしていく.

## 合併症

### ① 下眼瞼の腫脹

抜糸までの間は腫脹がある．術後2～3週程度で腫脹は改善するが，厳密な腫脹の消退には3カ月程度かかる.

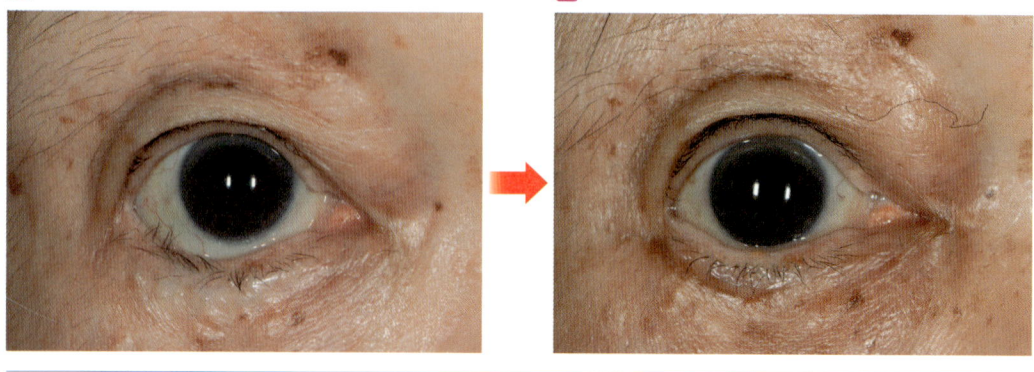

**図4 77歳，女性の症例**

術前 　　　　　　　　　　　　　　　　　　　**B** 術後3カ月

## ② 血腫

術翌日のガーゼ交換時に多くの出血が付着しており，結紮と結紮の間にコアグラが露出している場合には，その場で抜糸し生理食塩液で洗浄する．

## ③ 感染

起こることは稀であるが，感染を認めたらすぐに創を開けて生理食塩液で洗浄し，外側に細いドレーンを留置する．

## ④ 瞼縁の段差

瞼縁の高さが合っていない場合に段差が生じる．時間とともに目立たなくはなるが，角膜の前に段差があると目立つ．再手術（瞼板全層切除）により修正は可能であるが，初回手術でしっかり高さを合わせておくのがよい．

## ⑤ 瞼縁の創離開

瞼板縫合をしっかりしておかないと，時間経過とともに左右の緊張により瞼縁が陥凹していく．瞼板をPDS®でしっかりと寄せておくことが重要である．

## 症例提示（手術の実際と別の症例）

### 77歳の女性

近医眼科より当院紹介受診した．右下眼瞼内反を認める（図4A）．Jones変法およびKuhnt-Szymanowski Smith変法術後3カ月において，内反は改善している（図4B）．

## まとめ

縦方向はJones変法などのLER短縮，横方向はLTSやKuhnt- Szymanowski変法などを行うことで下眼瞼内反の再発率を下げることができる．

［文 献］

1）Dalgleish, R. et al. Mechanics and histology of senile entropion. Br J Ophthalmol. 50（2）, 1966, 79-91.

2）Collin, JR. et al. Involutional entropion. A review with evaluation of a procedure. Arch Ophthalmol. 96（6）, 1978, 1058-64.

3）小島康孝．"下眼瞼内反症の手術（皮膚切開：Jones変法およびその併用術）"．動画&イラスト&写真でわかる眼瞼手術の極意：きれいに美しく治す！．小久保健一ほか編．大阪，メディカ出版，2023，166-77.

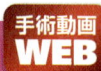

# 2 下眼瞼内側の外反（Medial ectropion）：経結膜LER短縮術

小久保 健一 Kenichi Kokubo

 WEB ▶動画

動画 1

## はじめに

退行性下眼瞼外反は，眼瞼が外側にエバートしてしまう下眼瞼の位置異常であり，眼瞼が眼表面から離れることで炎症，疼痛，羞明，異物感，流涙，視力低下などをひき起こす．特に下眼瞼の内側のみが外反する"Medial ectropion"では，下眼瞼を外側に牽引しても外反が修正されずに治療に難渋することがある．

本稿では，Medial ectropion に対して，経結膜的に下眼瞼牽引筋（lower eyelid retractors；LER）を瞼板の裏に固定する術式を紹介する[1]．

## 手術適応

退行性下眼瞼外反の治療に関して，筆者は3つに分類して治療を選択している．

### ① 下眼瞼を外側に牽引したときに瞼板が眼球に接触する場合

外側に牽引して瞼板が眼球に接触するときには，Lateral tarsal strip（LTS），五角形切除（pentagonal excision），Kuhnt-Szymanowski Smith 変法などを考慮する．

### ② 涙点外反や内側の外反を認め，下眼瞼を外側に牽引しても瞼板が眼球に接触しない場合

外側に牽引しても瞼板が眼球に接触しない場合には，上記①の3つの術式での治療は困難となる．一般的には，Lazy-T[2]，Medial spindle procedure[3]，LER短縮[4]，Medial tarsal strip[5]，Medial tarsal suspension[6] などが適応となる．ただ内側は涙点および涙小管があるため，治療はチャレンジングなものとなっている．

### ③ 内側から外側まで全体的に外反しており，外側牽引でも瞼板と眼球が接触しない場合

全体的に外反しているときには，耳介軟骨や大腿筋膜移植を考慮する．筆者は耳介軟骨を選択することが多い．

本法は上述の②が適応となる．

## 手術方法

経結膜アプローチによる瞼板裏への LER 固定のシェーマを図1に示す．

瞼板は外反し前方に倒れている．経結膜的にアプローチする（図1A）．結膜と瞼板の間を剥離する．そして，LER を瞼板下縁から外す（図1B）．LER を瞼板の裏に固定する（図1C）．横方向の緩みに関しては五角形切除で対応する．結膜を縫合する（図1D）．

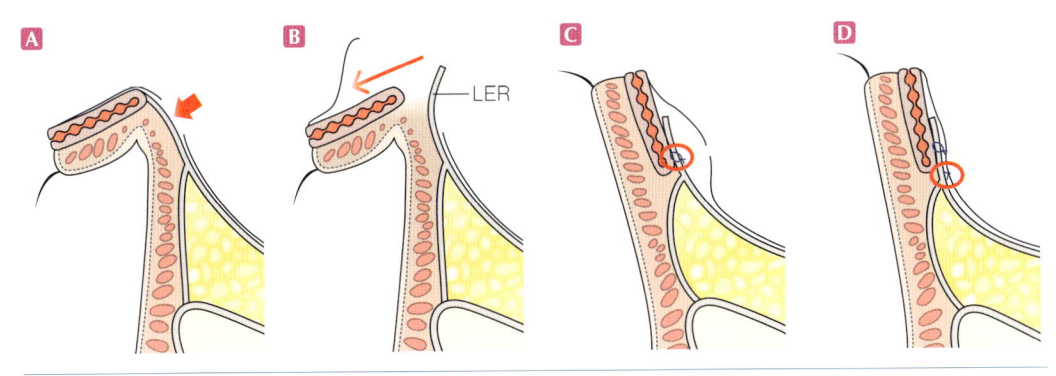

**図 1 経結膜アプローチによる瞼板裏への LER 固定のシェーマ**

Ⓐ 瞼板は外反し前方に倒れている．経結膜的にアプローチする．
Ⓑ 結膜と瞼板の間を剝離する．LER を瞼板下縁から外す．
Ⓒ 瞼板の裏に LER を固定する．横方向の緩みに対しては，瞼板全層の五角形切除で対応する．
Ⓓ 結膜を縫合する．

手順　手術の実際（動画 1）　手術動画 WEB

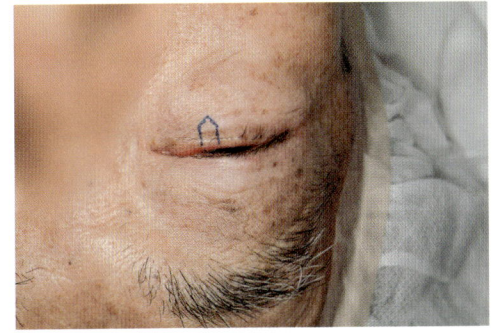

**1 デザイン．**全身麻酔下で手術することが多い．あらかじめ坐位で外側に牽引し，横方向の緩みが何ミリメートル程度であるかチェックしておく．退行性の外反においては横方向の緩みを伴うことがほとんどであり，5〜8mm 程度の切除幅になることが多い．だいたい角膜輪部の内側ラインが縫合線になるように五角形にデザインをしている．

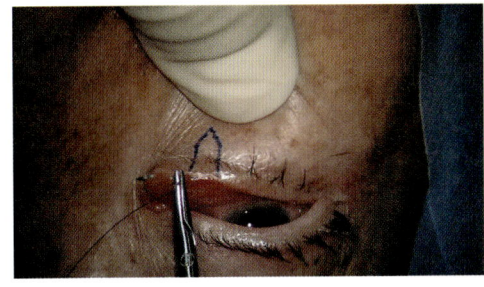

**2 瞼縁に牽引糸 1．**五角形切除予定部位と涙点を避けて，6-0 ナイロン牽引糸を瞼縁に通糸する．

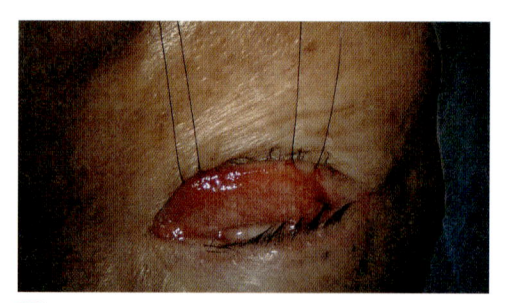

**3** **瞼縁に牽引糸 2.** 内側と同様に外側でも牽引糸を通糸し，尾側にモスキート鉗子で固定する．

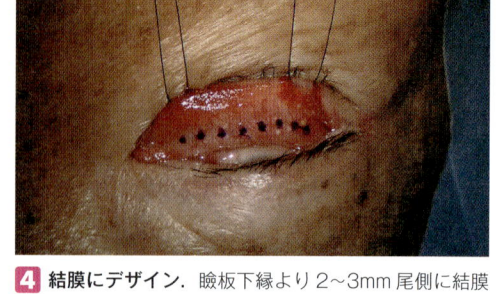

**4** **結膜にデザイン.** 瞼板下縁より 2～3mm 尾側に結膜切開線をデザインする．

**POINT** 瞼板下縁直下から切開すると，結膜が腹側に持ち上がりづらくなり，瞼板と結膜の間の剝離が少し困難になる．

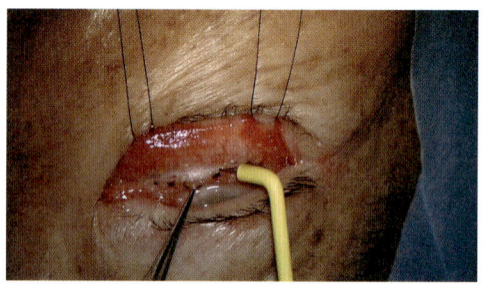

**5** **結膜切開.** ラジオ波やスプリング剪刀を用いて結膜のみを切開する．

**POINT** この際，LER は傷つけないように注意する．

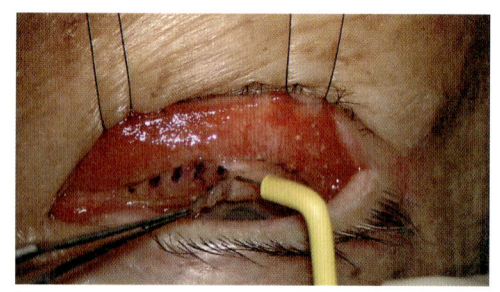

**6** **結膜切除.** さらに尾側の結膜も切開し，紡錘状に結膜を切除する．中央での縦幅が 6mm 程度になることが多い．今回は 3mm 程度にしている．必要なら結膜縫合時に追加で結膜切除を行う．

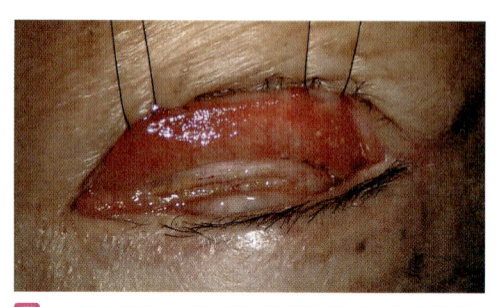

**7** **LER の展開.** 一部 LER が展開されている状態を示す．

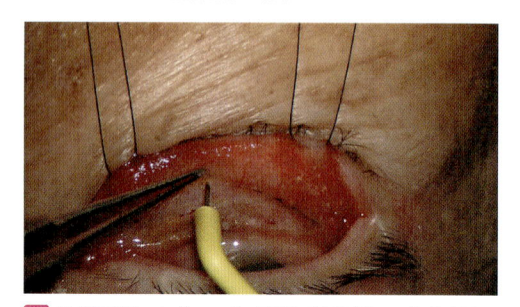

**8** **瞼板下縁にアプローチ.** 頭側（瞼縁側）の結膜を鑷子で牽引し，まずは瞼板下縁にアプローチする．

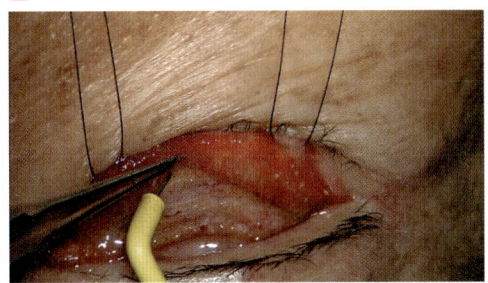 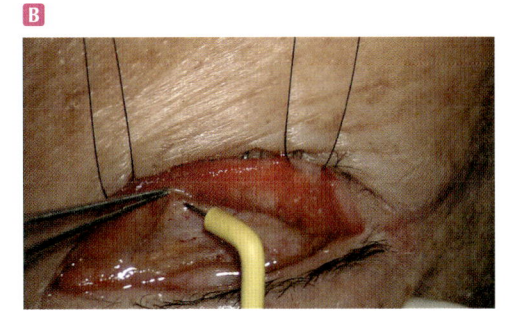

**9 瞼板と結膜の間を剝離.** 瞼板下縁が透見できたら，今度は，瞼板の裏（瞼板と結膜の間）を剝離していく（A，B）．この操作に関しては，スプリング剪刀で行えば瞼板を損傷することはないが，出血は起こりやすい．一方，ラジオ波を用いれば出血は起こりにくいが，瞼板損傷の確率は上がる．
**POINT** 慣れないうちはスプリング剪刀を用いて刃先を上に向けて剝離し，適宜止血を行うのがよい．

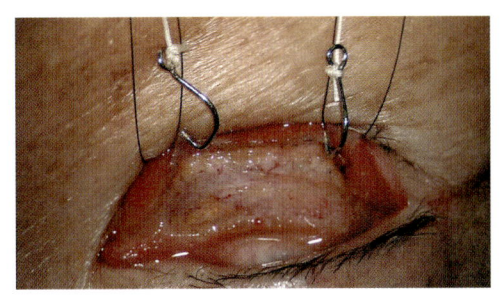 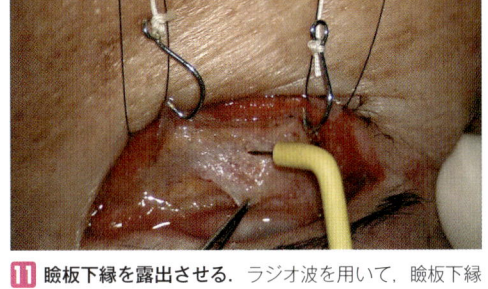

**10 頭側の結膜に釣針鈎.** 3mm程度瞼板と結膜を剝離した後，内側と外側の結膜に釣針鈎をかけ尾側に牽引する．これにより，瞼板下縁が腹側（天井側）に向いて次の操作が容易になる．

**11 瞼板下縁を露出させる.** ラジオ波を用いて，瞼板下縁を展開させる．
**POINT** 出血しやすいのであらかじめバイポーラ鑷子で凝固しておくとよい．

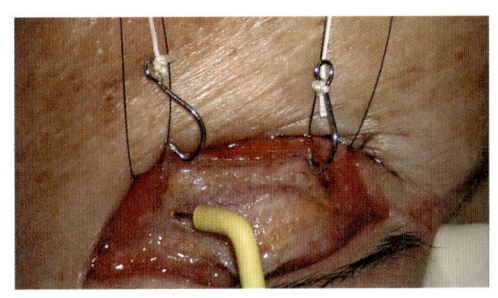 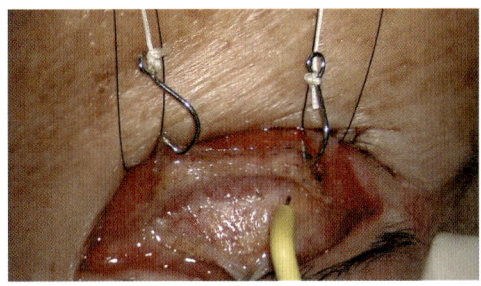

**12 瞼板下縁からLERを外す.**

**13 瞼板前を剝離.** 瞼板前も少しだけ剝離しておく．正しい位置での下眼瞼の再癒着を促すために行っているが，行う必要はない可能性もある．場合によっては，下眼瞼内反に対する経結膜アプローチ（「青本」[7]の178ページを参照）と同様に瞼板前の眼輪筋を3mm幅で紐状に切除することもある．

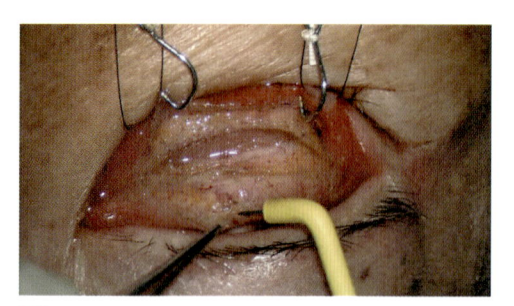

**14** 結膜と LER の間を剝離 1. 鑷子とラジオ波を用いて LER と結膜の間を剝離する.

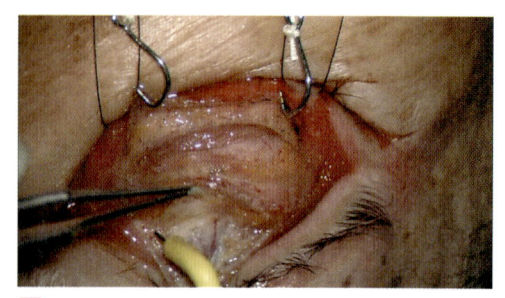

**15** 結膜と LER の間を剝離 2. 結膜に釣針鉤をかけ頭側に牽引しておき，左手の鑷子で LER を把持し，ラジオ波で結膜と LER の間をさらに剝離する.

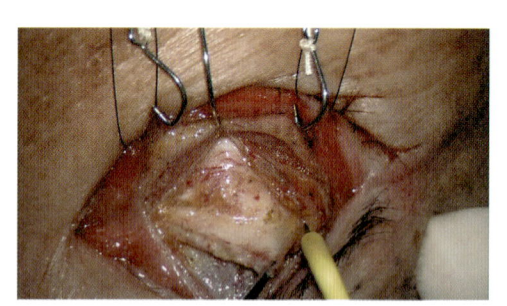

**16** LER の表面を剝離 1. 今度は，LER の表面を剝離する.

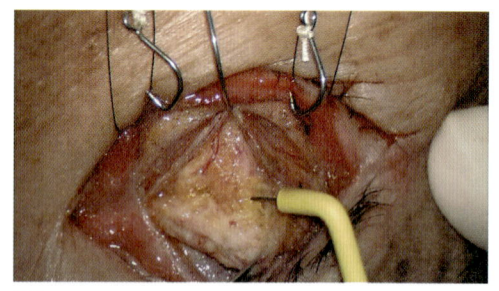

**17** LER の表面を剝離 2. さらに尾側に剝離する. LER と眼窩脂肪の間を剝離している. 本症例では LER が眼窩脂肪と強く癒着していた.

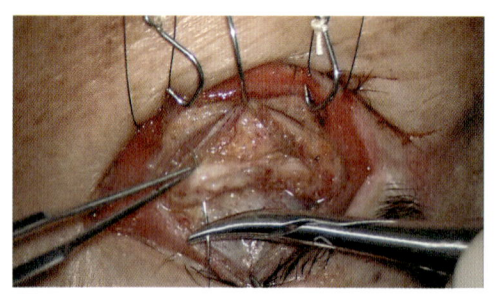

**18** LER を瞼板の裏に固定 1. 6-0 プロリーン®を使用して，LER の裏から表に通糸する.

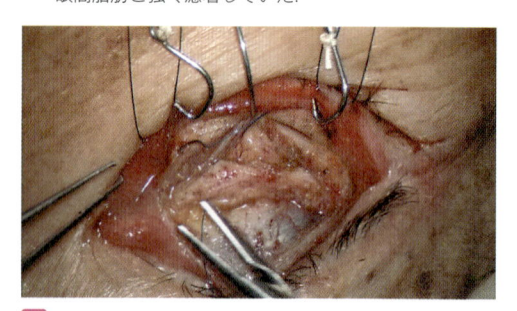

**19** LER を瞼板の裏に固定 2. 瞼板の裏に横方向に通糸する.

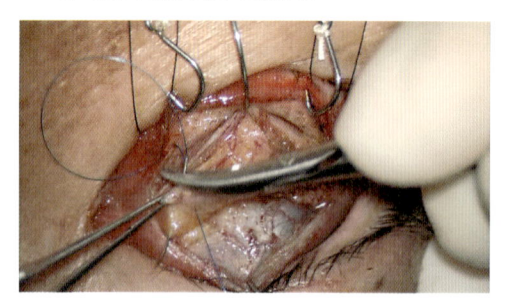

**20** LER を瞼板の裏に固定 3. LER の表から裏に通糸する.

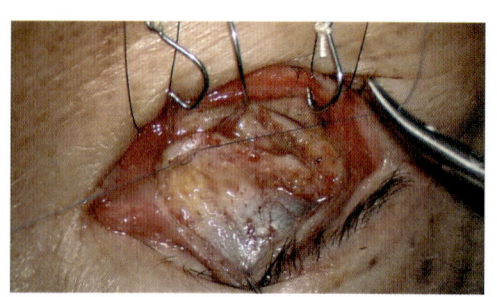

**21** LER を瞼板の裏に固定 4. 結紮する.

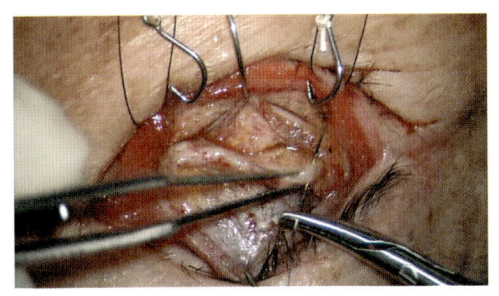

**22** LER を瞼板の裏に固定 5．**18**〜**21**と同様に外側でも LER に通糸する．

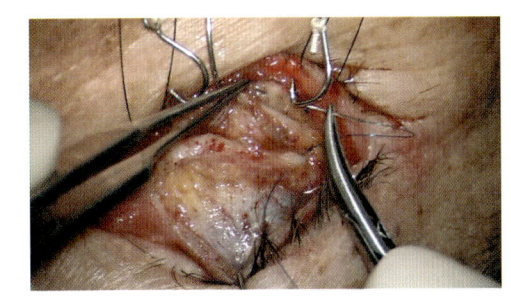

**23** LER を瞼板の裏に固定 6．瞼板の裏に横方向に通糸する．

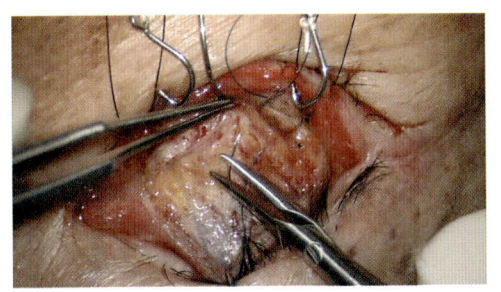

**24** LER を瞼板の裏に固定 7．LER の表から裏に通糸する．

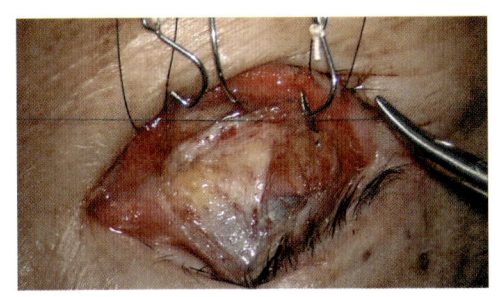

**25** LER を瞼板の裏に固定 8．結紮する．ここまでで縦方向の緩みに対する治療は終了した．

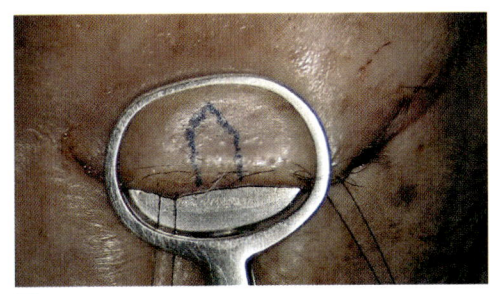

**26** **下眼瞼に挟瞼器．**皮膚側に術野を移して，下眼瞼に挟瞼器をかける．
**POINT** この際，下眼瞼を圧迫しながら挟瞼器をかけることで，脱血をしておく．

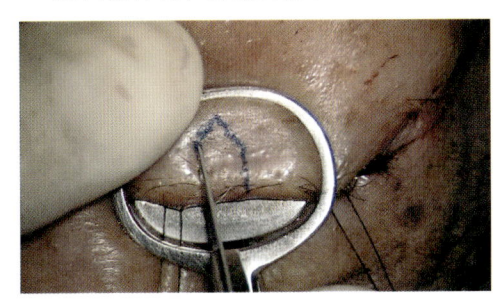

**27** Pentagonal excision 1．15番メスで瞼板を切開する．

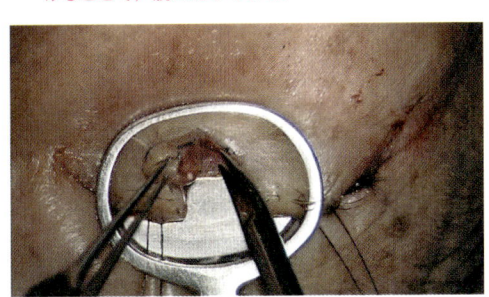

**28** Pentagonal excision 2．スプリング剪刀を用いて，全層で五角形切除を行う．

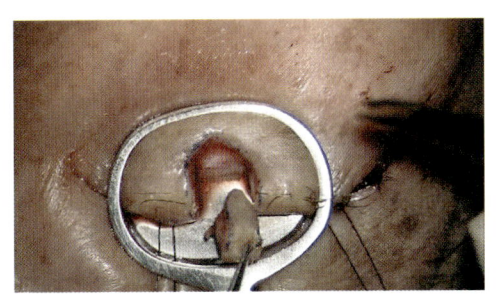

**29** Pentagonal excision 3．五角形切除が完成したところを示す．

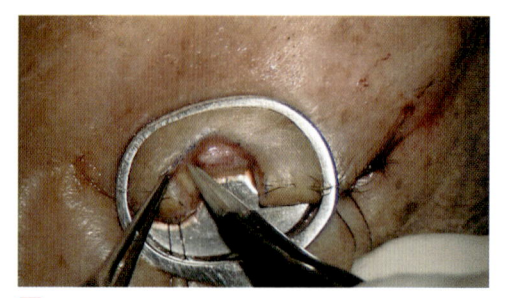

**30 止血.** 挟瞼器を装着したまま止血しておき，挟瞼器を緩めながらさらに止血を行う．

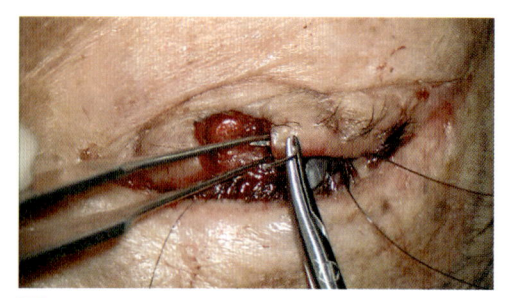

**31 瞼縁の縫合 1.** 瞼縁に 6-0 ナイロン糸，または 6-0 プロリーン® を通糸する．ここでは，皮膚と結膜の境目に通糸している．

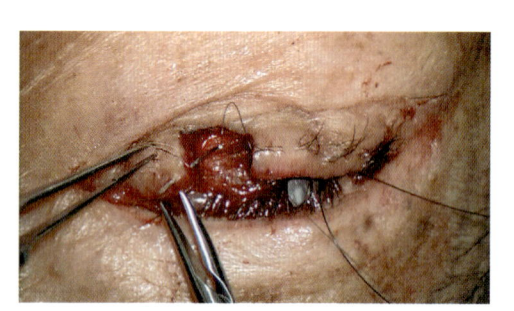

**32 瞼縁の縫合 2.** 対側の瞼縁に通糸する．同様に皮膚と結膜の境目に通糸する．

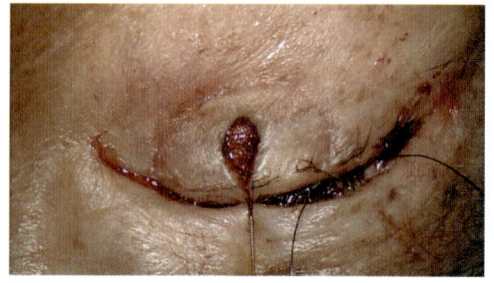

**33 頭側に牽引.** 糸を結紮後，切らずに，モスキート鉗子を用いて頭側に軽く牽引しておく．

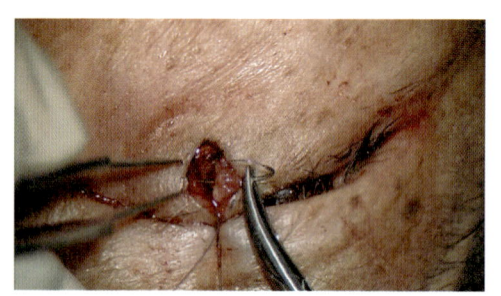

**34 瞼板の縫合.** 5-0PDS® Ⅱ を用いて，瞼板を最低 2 カ所で縫合する．

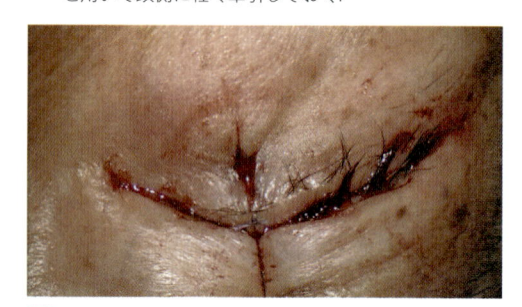

**35 皮膚縫合 1.** 瞼縁に近い皮膚は 7-0，または 8-0 バイクリル® を使用して縫合する．

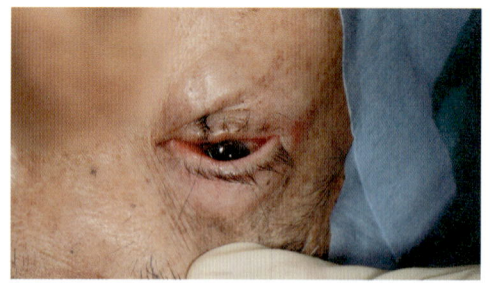

**36 皮膚縫合 2.** 瞼縁から離れた皮膚は 6-0 ナイロン糸で縫合する．

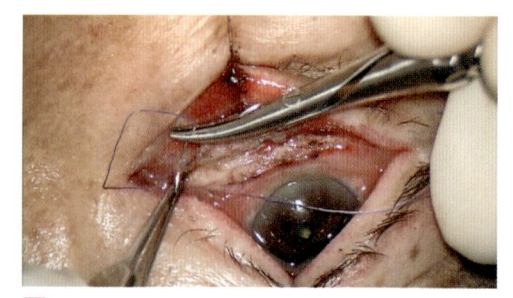

**37 結膜縫合.** 7-0 バイクリル® や 8-0 バイクリル® を用いて五角形切除部位の結膜と紡錘状部位の結膜を縫合する．

**POINT** 余剰結膜があれば切除する．瞼縁のナイロン糸は下眼瞼に余裕をもたせて，3M™ ステリストリップ™ で留めている．糸に十分な余裕がないと，下眼瞼の腫脹に伴い糸が尾側に牽引され，翌日の消毒時に下眼瞼が外反する可能性がある．

## 術後管理

　ドレッシングに関しては，抗菌薬の眼軟膏を傷および眼内に入れ，眼帯着用としている．抗菌薬の内服は3日間処方している．術後1日目に消毒およびガーゼ交換を行う．術後3日目にガーゼを外して，洗顔およびシャワー浴を開始とすることが多い．術後14日で抜糸を行う．術後3週間から入浴を許可している．8-0バイクリル®に関しては，術後1カ月のフォローではまだ存在するが，術後3カ月のフォローではなくなっていることが多い．術後3カ月までは可能なら12.5mm幅の3M™マイクロポア™サージカルテープを尾側から頭側方向に下眼瞼を持ち上げるように貼付している（図2）．術後2カ月くらいまでは，軽度外反は残存しているが，術後3〜4カ月くらいで，眼瞼と眼球が密着するようになる．

## 合併症

### ① 血腫

　術後血腫はあり得るが，まだ経験はしていない．血腫を認めたらすぐに血腫除去を行う．

### ② 再発

　まだ経験したことはないが，術後の腫脹や血腫，低矯正などが原因と考える．

### ③ 外反

　特に抜糸までの間は腫脹がある．通常は術後2カ月くらいまで軽度の外反を認め，その

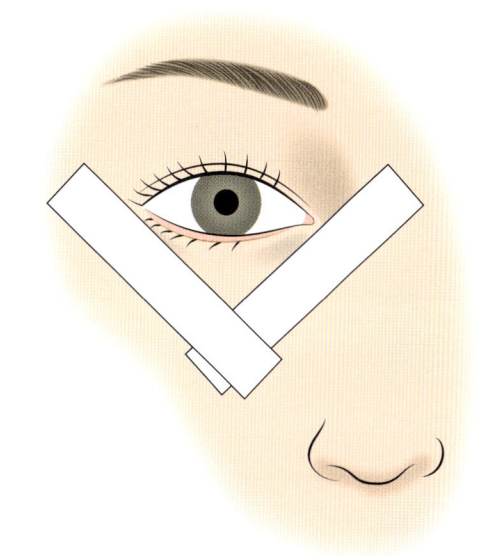

図2 術後の3M™マイクロポア™
　サージカルテープの貼付

後腫脹の改善とともに外反が改善する．

### ④ 眼球結膜露出

　眼瞼結膜の露出は治っても，横方向の緩みが残存すると眼球結膜の露出が残存してしまう．眼瞼自体は眼球に接触しているので，術後6カ月を目安に二期的にLTSで対応する．

## 症例提示（手術の実際と同一症例）

### 76歳の男性

　5年ほど前より右眼の眼脂および外反を自覚していた．近医眼科で点眼薬により経過観察されていた．手術希望で当院を紹介受診した．下眼瞼内側に外反を認め（図3A，B），外側に牽引しても眼瞼は眼球に接触しなかった（図3C）．

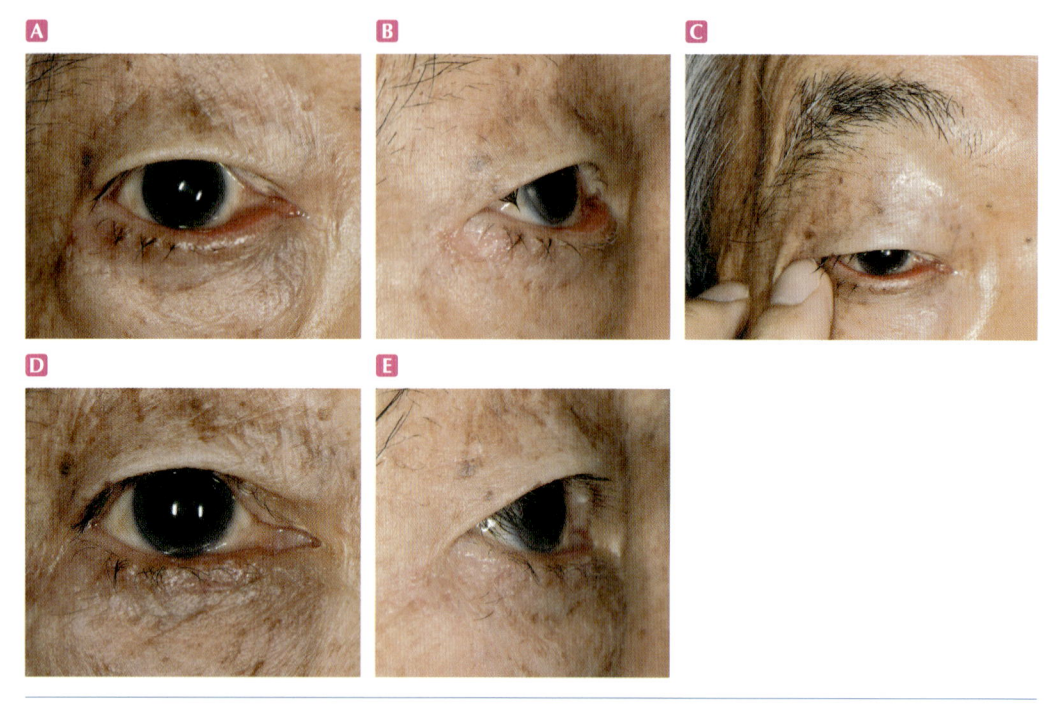

**図3 76歳，男性の症例：右下眼瞼内側の外反**

Ⓐ 術前正面視　　　　　　　　Ⓑ 術前斜め　　　　　　　　Ⓒ 術前外側に牽引
Ⓓ 術後正面視　　　　　　　　Ⓔ 術後斜め

　　本法施行後6カ月で眼脂は消失し，外反の
再発も認めない（図3D，E）．

［文献］

1）Kokubo, K. Katori, N. Hayashi, K. et al. A new surgical method for medial ectropion repair: Fixing the lower eyelid retractor to the back of the tarsal plate. J Craniofac Surg. 32（1），2021, e55-8.

2）Smith, B. The "lazy-T" correction of ectropion of the lower punctum. Arch Ophthalmol. 94（7），1976, 1149-50.

3）Nowinski, TS. et al. The medial spindle procedure for involutional medial ectropion. Arch Ophthalmol. 103（11），1985, 1750-3.

4）Tse, DT. et al. Surgical correction of lower-eyelid tarsal ectropion by reinsertion of the retractors. Arch Ophthalmol. 109（3），1991, 427-31.

5）Jordan, DR. et al. The medial tarsal strip. Arch Ophthalmol. 108（1），1990, 120-4.

6）Frueh, BR. et al. Medial tarsal suspension: a method of elevating the medial lower eyelid. Ophthalmic Plast Reconstr Surg. 18（2），2002, 133-7.

7）小久保健一．"下眼瞼内反に対する経結膜アプローチ"．動画&イラスト&写真でわかる眼瞼手術の極意：きれいに美しく治す！．小久保健一ほか編．大阪，メディカ出版，2023，178-83．

# 第 5 章

# 睫毛内反：最強の戦略

# 1　下眼瞼睫毛内反：Lid margin split＋LER離断＋Hotz変法＋皮膚切除

小久保 健一　Kenichi Kokubo

WEB ▶動画

動画 1

## はじめに

下眼瞼睫毛内反は，眼瞼は内反しておらず睫毛のみが眼球側に倒れこんでいる状態である．治療法としては，Non-incisional technique といわれる通糸法を中心とした術式と，Incisional technique といわれる術式に分かれる．Incisional technique の中にもさまざまな方法があるが，Hotz 変法を中心とした方法が一般に施行されることが多い．ただ，Hotz 変法のみでは再発してしまう症例もあり，さまざまなテクニックを併用することで再発率を下げる取り組みが行われている．瞼縁切開（lid margin split）は瞼板の縦幅が短くなっている内側の睫毛を立てやすくすることがメリットである[1]．下眼瞼牽引筋（lower eyelid retractors：LER）離断は後葉の引き込みが強い症例に対して行うことで，前葉のみでは処理できない前葉と後葉のアンバランスを矯正することができる[2]．本稿では，「Lid margin split ＋ LER 離断＋ Hotz 変法＋皮膚切除」を紹介する[2]．

## 手術適応

筆者は LER 離断を全症例に行っている．LER 離断の長所は，後葉の引き込みを解除することにより，前葉と後葉のバランスを矯正できること，瞼板下縁を直視できるため通糸時に術者の指の感覚のみに頼る必要がないこと，などが挙げられる．内側の瞼板は縦幅が狭く睫毛の立ち方が弱いことがある．このようなときに Lid margin split は威力を発揮すると考えている．ただ，瞼縁を切開することによりマイボーム腺を損傷し，ドライアイが出現する可能性などがあり，症例の蓄積が必要である．現状，筆者は全症例に対して本法を用いている．

## 手術方法

「Lid margin split ＋ LER 離断＋ Hotz 変法」のシェーマを図 1 に示す．

下眼瞼の睫毛は眼球側に倒れている状態である（図 1A）．瞼縁に切開を入れ，Hotz 変法（中留）をしたときに睫毛が外反しやすいようにしておく（図 1B）．LER を瞼板下縁から外すことで，後葉の引き込みを解除する（図 1C）．睫毛側皮下と瞼板下縁を固定することで，睫毛を外反させる（図 1D）．

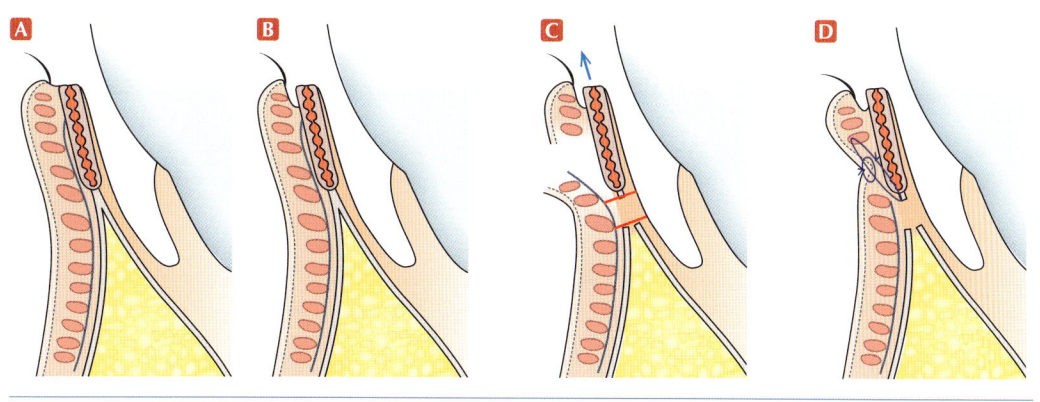

図 1 Lid margin split ＋ LER 離断＋ Hotz 変法のシェーマ

**手順** ▶ **手術の実際（動画 1）**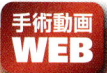
手術動画 WEB

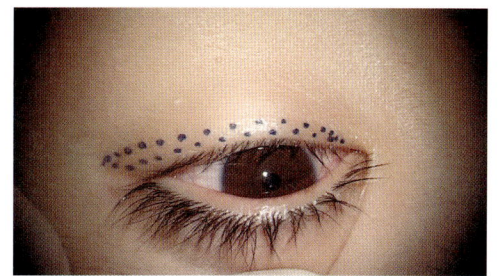

**1** **デザイン.** 睫毛根より 3mm 尾側に切開ラインを設定
し，さらに皮膚切除を 2mm に設定したデザインとする.

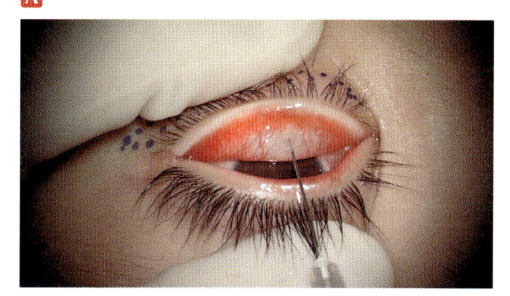

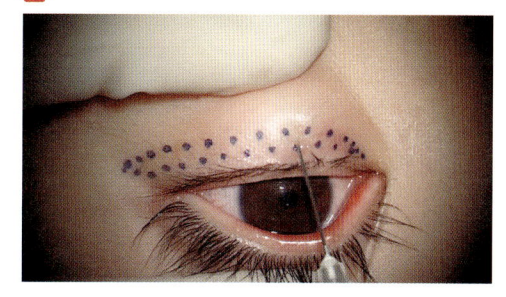

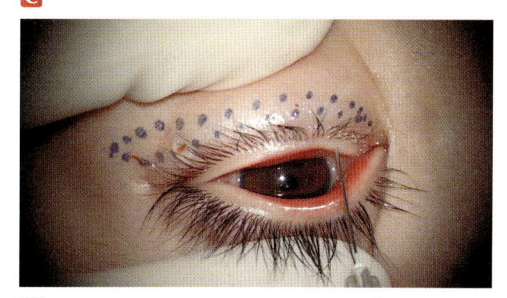

**2** **局所麻酔.** エピネフリン入りキシロカイン® 1％を結膜下に 1.0mL（A），皮下に 2.0mL（B），瞼縁に 1.0mL（C）を注入する.

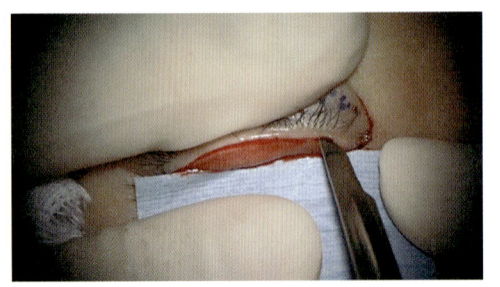

**3** **瞼縁の切開.** 角板を入れて15番メス，または15Cメスで瞼縁を切開する.

**POINT** 内側の涙点の損傷に気を付ける. また，睫毛根を後葉側につけないようにする.

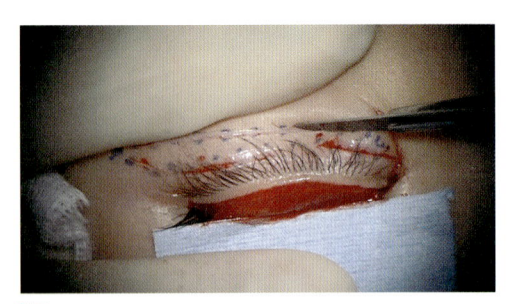

**4** **皮膚と眼輪筋切開.** 下眼瞼部の皮膚および眼輪筋を15番メス，または15Cメスを用いて切開する.

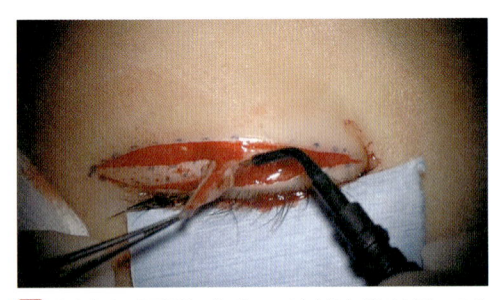

**5** **皮膚および眼輪筋の切除.** ラジオ波や剪刀を用いて皮膚および眼輪筋を切除する.

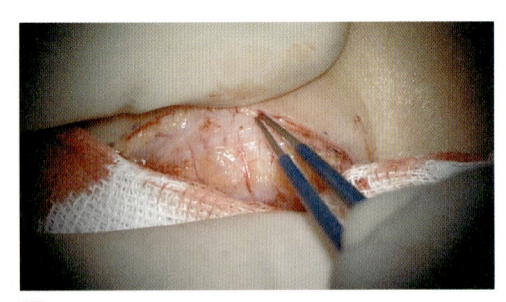

**6** **凝固止血.** バイポーラ鑷子を用いて，止血する.

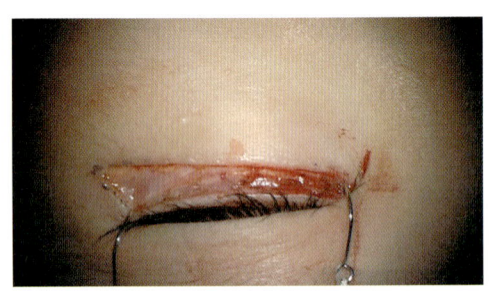

**7** **頭側に釣針鉤で牽引.** 頭側の眼輪筋に釣針鉤を2カ所かける.

**A**

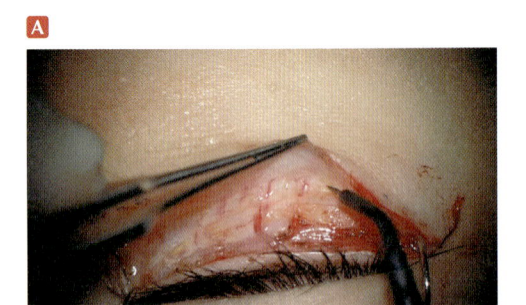

**B**

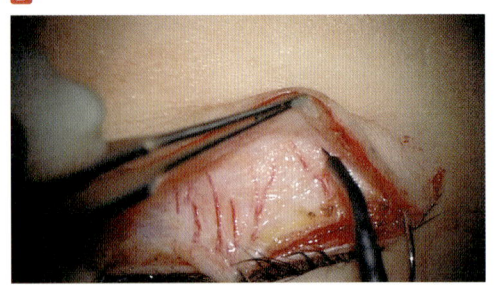

**8** **眼輪筋下を尾側に剝離.** ラジオ波，またはスプリング剪刀を用いて，眼輪筋下を尾側に剝離していく（A）.
**POINT** しばらく剝離を進めていくと尾側の剝離が難しくなってくるので，必要なら頭側の中央にもう1カ所釣針鉤をかけて牽引する（B）.

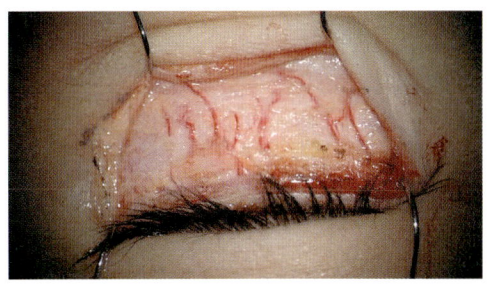

**9** **尾側に釣針鈎で牽引.** 眼輪筋下を 15mm 程度剝離したら，尾側の眼輪筋にも釣針鈎を 2 カ所かけて長方形の視野を作成する.

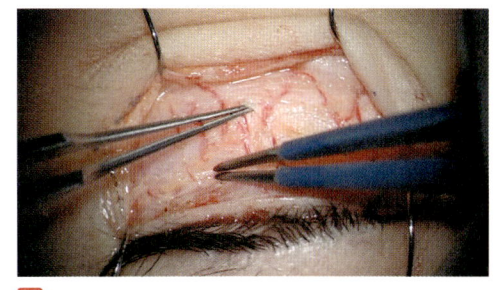

**10** **瞼板前組織の凝固.** 瞼板にアプローチするための準備として，瞼板前組織をバイポーラ鑷子で凝固しておく.

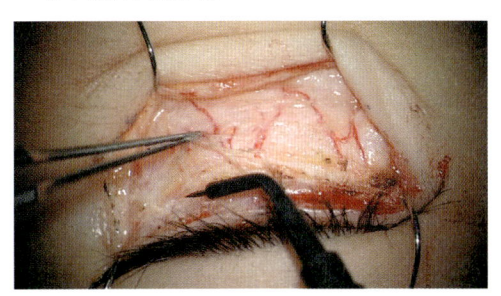

**11** **瞼板前組織を切開.** 瞼板に到達するために，スプリング剪刀やラジオ波を用いて瞼板前組織を切開する.

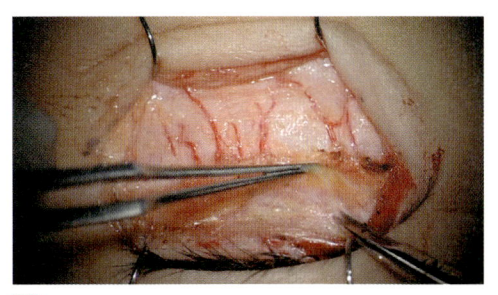

**12** **瞼板上を下縁に向かって剝離.** 瞼板に到達したら，瞼板上を下縁に向かって剝離していく.
**POINT** 瞼板を損傷する心配があるときには，スプリング剪刀の先を腹側（天井側）に向けて瞼板上を剝離する.

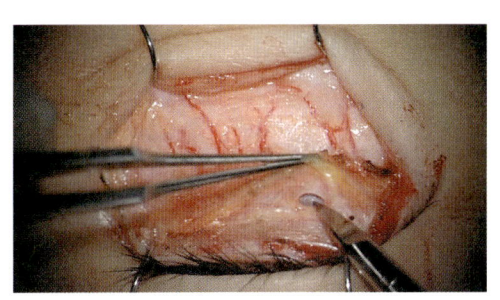

**13** **LER に小孔を開ける.** 瞼板下縁が認識できたら，瞼板下縁の尾側にスプリング剪刀を用いて小孔を開ける.
**POINT** 刃先は背側（地面側）に向けて結膜が認識できる深さまで小孔を開ける.

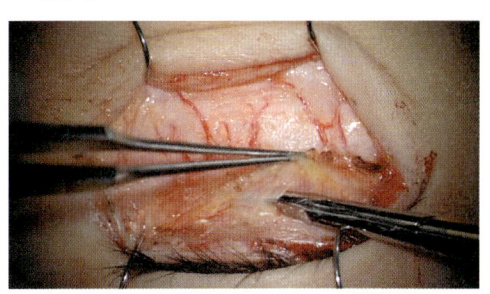

**14** **結膜と LER の間を剝離.** 瞼板下縁より尾側で，結膜と LER の間を剝離する. 小孔にスプリング剪刀を横方向に差し込み剝離する.
**POINT** 腹側の LER と背側の結膜の間を剝離するため，剪刀の刃先は立てて行う.

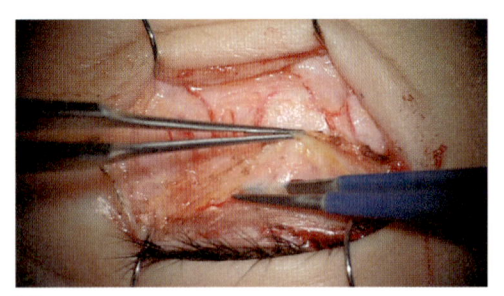

**15** **LER の凝固.** 剥離した範囲の LER を凝固しておく。
**POINT** 慣れるまではバイポーラの設定を皮膚で使
うときの半分くらいにしておくとよい。凝固時間が長
すぎたり，凝固の設定が強すぎたりすると，熱が結膜
にも伝わってしまい結膜が腹側に上がってきてしまう。
すると LER をカットするときに一緒に結膜も切って
しまい，穴を開けることがあるので，注意が必要であ
る。

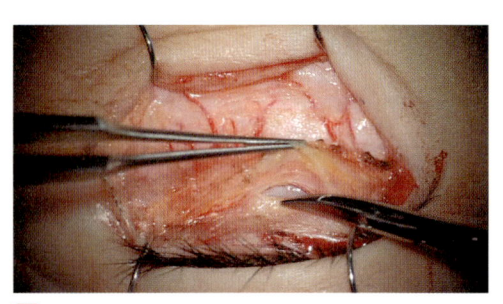

**16** **LER を切離.** 凝固した LER をスプリング剪刀で切
離する。この「結膜と LER の剥離 → LER の凝固
→ LER の切離」を内側から外側まで繰り返すことで，
瞼板下縁から LER が外される。

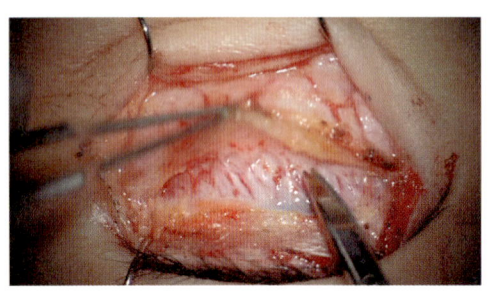

**17** **結膜と LER の剥離.** スプリング剪刀を用いて，結膜
と LER の間を今度は尾側に 10mm ほど剥離する。

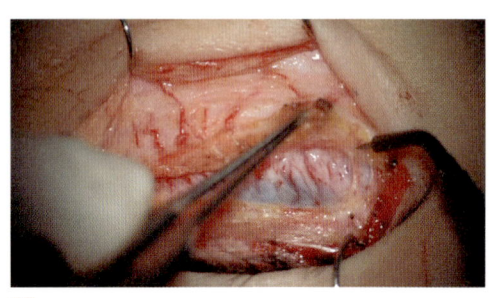

**18** **LER の内側を切離.** 内側の LER およびその腹側の
組織を縦方向に切離する。

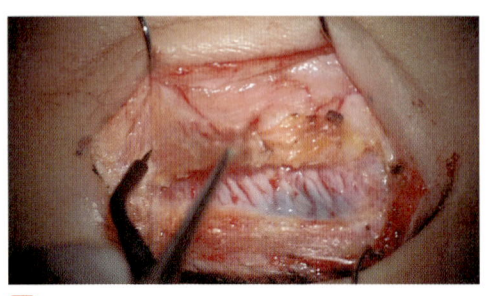

**19** **LER の外側を切離.** 外側も内側と同様に，LER およ
びその腹側の組織を縦方向に切離する。

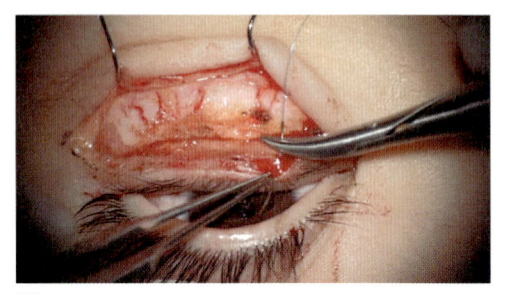

**20** **睫毛側の皮下に通糸.** このステップから Hotz 変法
（rotating suture technique）に入る。睫毛側の皮
下に 6-0 プロリーン®を縦方向に通糸する。

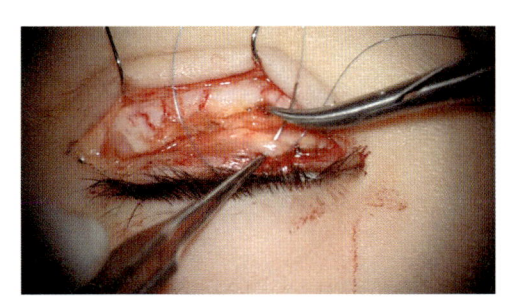

**21** 瞼板下縁に通糸. 今度は，瞼板下縁に縦方向に通糸する.

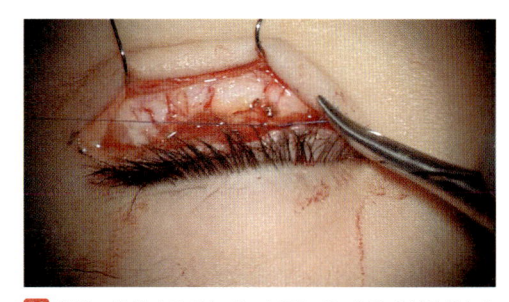

**22** 結紮. 結紮することで，内反していた睫毛が外側を向く. これを内側から外側まで6〜8針程度行う.
**POINT** 内側が再発しやすく重要な部位であるため，内側から行うほうがよい.

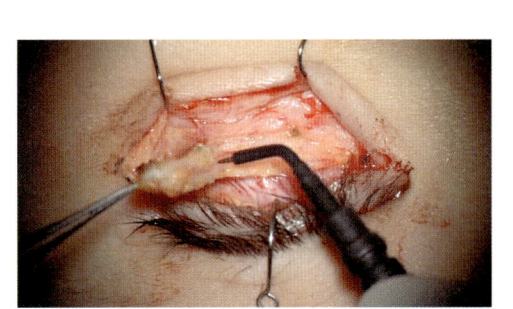

**23** **余剰LERの切除**. 再癒着しないよう，余剰LERおよびその腹側の組織を3mm幅の紐状にして切除する.

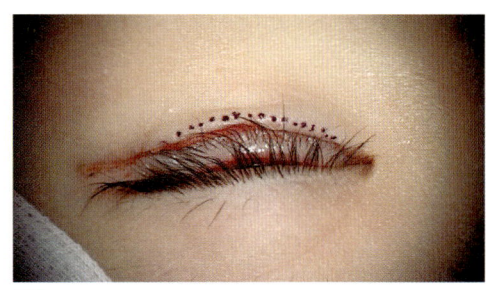

**24** **余剰皮膚のデザイン**. 釣針鉤を外して下眼瞼を創にかぶせてみて，余剰皮膚をデザインする.
**POINT** 過度な皮膚切除は取り返しのつかない外反を招くため，最初のうちは，少なめに設定してみるとよい.

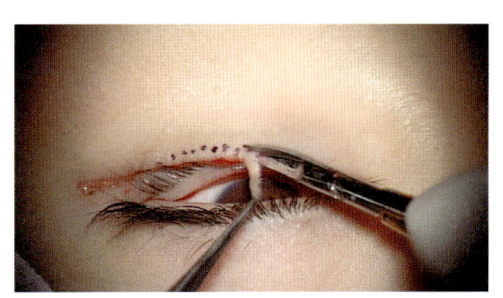

**25** **余剰皮膚の切除**. スプリング剪刀を用いて余剰皮膚を切除する.

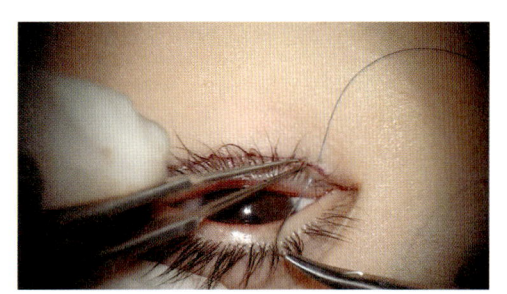

**26** **皮膚縫合**. 術後に外来で抜糸できる患者では，6-0プロリーン®で単結節を行う. 外来で抜糸が困難な患者の場合には，8-0バイクリル®を用いて皮膚縫合を行っている.

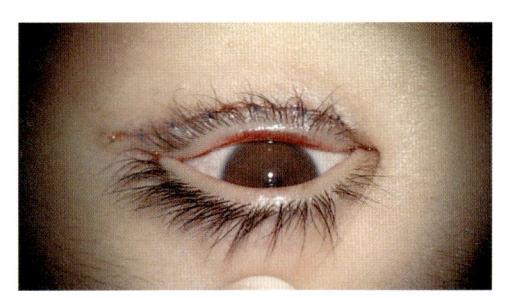

**27** **手術直後**. デザイン時の睫毛内反は改善している.

## 術後管理

ドレッシングは生理食塩液に浸して絞ったガーゼ（20 × 50mm 程度の大きさ）を傷にのせ，その上から乾いたガーゼをのせている．抗菌薬の内服は 3 日間処方している．術後 1 日目に消毒およびガーゼ交換を行う．術後 2 日目にガーゼを外して，洗顔およびシャワー浴を開始とすることが多い．6-0 プロリーン®で縫合した患者は，術後 7〜10 日で抜糸を行い，抜糸翌日より入浴を開始としている．8-0 バイクリル®で縫合した患者は術後 3 週間から入浴を許可している．8-0 バイクリル®に関しては，術後 1 カ月のフォローではまだ存在するが，術後 3 カ月のフォローではなくなっていることが多い．抜糸後の経過は順調であれば，術後 1 カ月，3 カ月，6 カ月で観察している．再発，開瞼，角膜の状態，ドライアイ，自覚症状，傷痕，左右差などをチェックしていく．経過の写真は正面視，45°，90° を撮影している．

## 合併症

### ① 傷痕

軽度の睫毛内反に対しては，傷の凹みを作成せずに手術を終了させることで傷痕を目立たせずに行うことは可能である．ただ，もともと前葉（皮下組織）を後葉（瞼板下縁）に固定することで睫毛の外反を維持させる術式であるため，重度の症例に対しては 6〜12 カ月まではある程度の凹みのラインを作成する

ことは仕方がないと考える．重度の症例においても，術後 12 カ月以降では傷痕は目立たなくなることが多い．

### ② 再発

Hotz 変法のみでは 10% 近くある再発率を，本法では 2% 程度に下げている．内眼角贅皮が張り出していたり，涙丘が隠れている症例であれば，さらに内眼角形成術も併用する．

### ③ 眼瞼の腫脹

特に抜糸までの間は腫脹がある．

### ④ 感染

起こることは稀である．

## 症例提示（手術の実際と別の症例）

### 8 歳の男性

生下時より左睫毛内反を指摘されていた．手術希望で近医眼科より当院を紹介受診した．後葉は強く引き込まれており，睫毛の内反を認める（図 2A〜C）．

Lid margin split ＋ LER 離断 ＋ Hotz 変法 ＋ 皮膚切除後 7 カ月で後葉の引き込みは改善し，内反の再発も認めない（図 2D〜F）．

## まとめ

すべての症例に本術式を行う必要はないと考えるが，睫毛内反の再発を減らす工夫として知ってもらえたら幸いである．

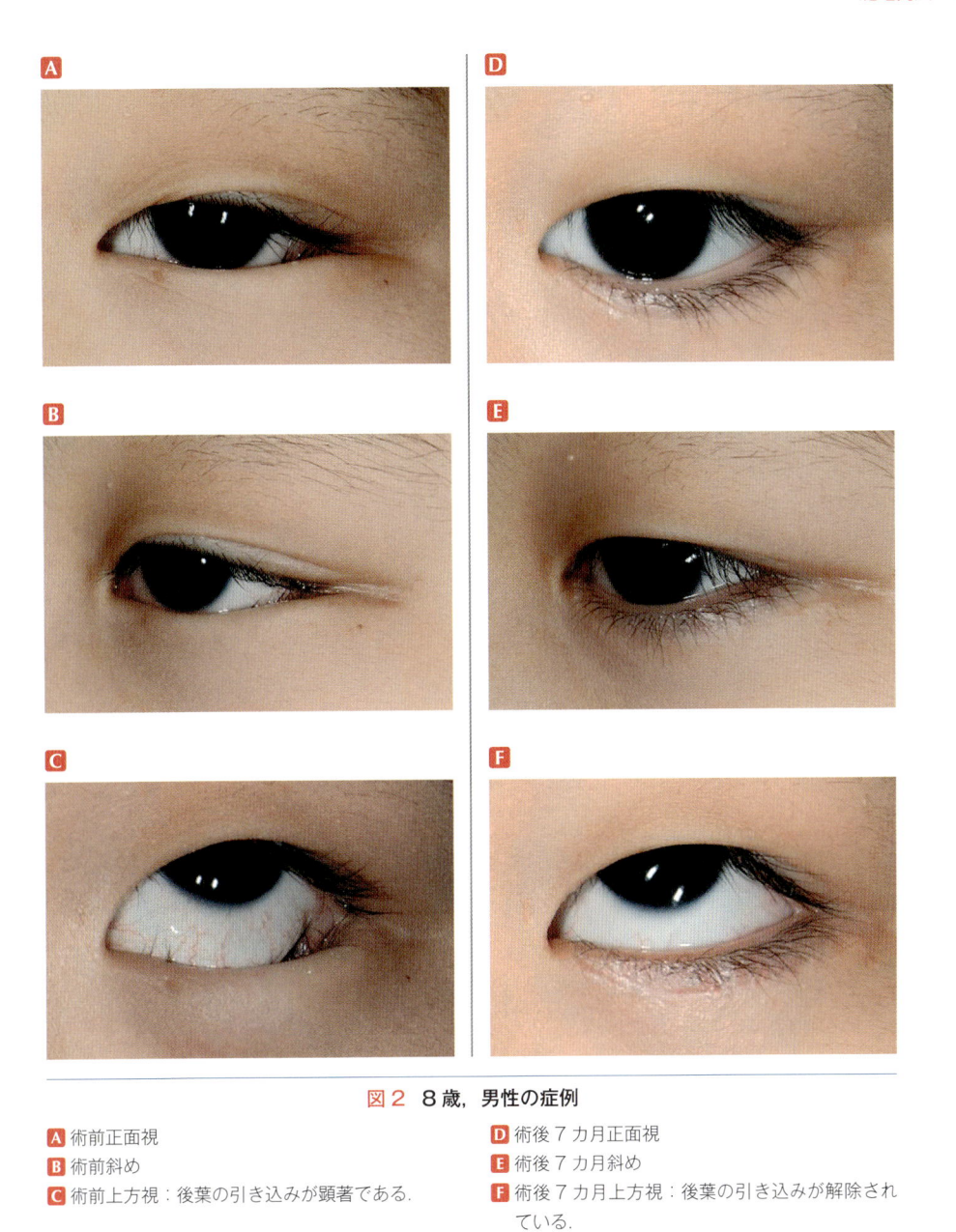

**図2　8歳，男性の症例**

A 術前正面視
B 術前斜め
C 術前上方視：後葉の引き込みが顕著である.

D 術後7カ月正面視
E 術後7カ月斜め
F 術後7カ月上方視：後葉の引き込みが解除されている.

［**文　献**］

1）Hwang, SW. et al. Lid margin split in the surgical correction of epiblepharon. Acta Ophthalmol. 86（1），2008, 87-90.

2）Kokubo, K. Katori, N. Hayashi, K. et al. Rotating suture technique combined with lid margin split and lower eyelid retractor disinsertion for epiblepharon. J Plast Reconstr Aesthet Surg. 88, 2024, 224-30.

前頭筋吊り上げ術に用いる PTFE（polytetrafluoroethylene）シートは，眼科医を中心に広く認知されるようになっており，近年では形成外科医や美容外科医にも使用される機会が増えている．筆者は，サスペンダー（USCI ジャパン株式会社）が市場に出る前は，ゴアテックス®人工硬膜 MVP を 5 × 50mm にカットして使用していた．どちらも同じ PTFE シートであるが，眉毛上での固定には注意が必要である．

結論として，サスペンダーの眉毛上での固定は，ゴアテックス®人工硬膜 MVP（日本ゴア合同会社）よりも過矯正にする必要がある．

その原因は明確ではないが，両者の構造の違いが関与している可能性がある．サスペンダーは PTFE のみからなる単層構造で表面も裏面も平滑であるのに対し，ゴアテックス®人工硬膜 MVP は，凹凸のある表面，フッ素系伸縮素材の中間層，凹凸のない裏面という，PTFE でフッ素系伸縮素材をサンドイッチした 3 層構造を持つ．この表面に凹凸を持つ 3 層構造により，ゴアテックス®人工硬膜 MVP は皮下との癒着が起こりやすく，これが MRD（margin reflex distance）の調整や固定位置に影響を及ぼしていると考えられる．

もちろん，ゴアテックス®人工硬膜 MVP を使用する機会のない医師がほとんどだと思うが，万一の際に備えて，頭の片隅に置いておいていただけると幸いである．

# 第6章

# 経皮 fat repositioning：最強の戦略

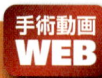

# 1 経皮眼窩脂肪移動術

小久保 健一　Kenichi Kokubo

WEB ▶動画　　

動画1　　　動画2

## はじめに

Baggy eyelid は下眼瞼の眼窩脂肪が突出している状態である（図1）[1]．これは，加齢による眼輪筋や眼窩隔膜の脆弱化が関係していると考えられている．また，Tear trough は下眼瞼内側の陥凹を指す．これは靱帯を介して骨と眼輪筋が連結していることが原因と考えられている．眼窩脂肪は Tear trough や Palpebro-malar groove などを形成する靱帯に囲まれているため，眼窩脂肪の突出は範囲が限定され，より目立つこととなる．これらを解決するために靱帯による連結を解除して，陥凹部に眼窩脂肪を移動して補充するという術式が眼窩脂肪移動術（fat repositioning）である．本稿では，経皮眼窩脂肪移動術を解説する．「青本」[2]と一緒に参照してもらえると幸いである．

## 手術適応

下眼瞼の tear trough deformity や眼窩脂肪の膨隆・突出に対しては，脂肪やヒアルロン酸の注入，脂肪除去，脂肪移植，インプラント，脂肪移動術などが報告されている[3~8]．ほかにも上記術式の併用も報告があり，どの術式を用いなければいけないというものはないと考える．ただ，眼窩脂肪移動術は，眼窩脂肪の突出と tear trough deformity の両方が存在するときには，良い適応と考える．また，経皮アプローチは経結膜アプローチと比較して，余剰皮膚の切除ができ，術野の展開がよいことが長所である．

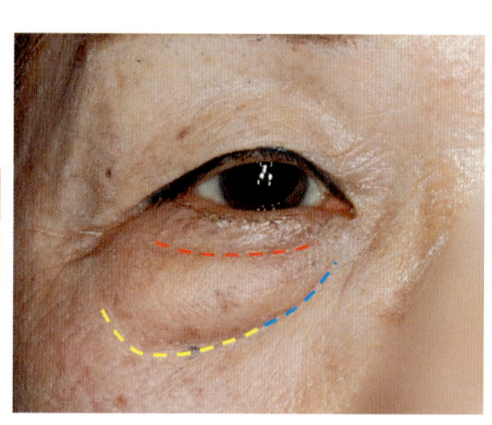

Inferior orbital groove

Palpebro-malar groove

瞳孔中央より外側に向かう rim に平行か下方のライン

Tear trough (nasojugal groove)

内眼角から瞳孔中央までの 3cm 未満のライン

図1 Baggy eyelid（文献1を参考に作成）

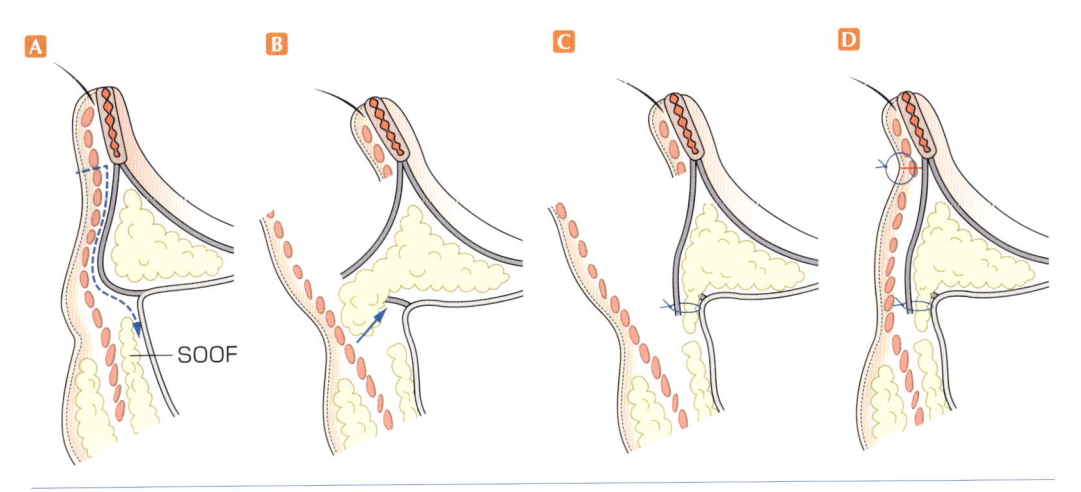

**図2 経皮眼窩脂肪移動術のシェーマ**

Ⓐ 経皮アプローチで眼輪筋下から眼窩下縁を通り SOOF に到達させる．
Ⓑ 眼窩隔膜を切開し，眼窩脂肪を尾側に引き出す．
Ⓒ 眼窩隔膜と眼窩脂肪を尾側の骨膜に固定する．
Ⓓ 必要なら皮膚を少しだけ切除して閉創する．

## 手術方法

　経皮眼窩脂肪移動術のシェーマを図2に示す．

　睫毛下切開から眼輪筋下を剝離し眼窩下縁を経由して SOOF に到達する（図2A）．眼窩隔膜を切開し，眼窩脂肪を尾側に引き出す（図2B）．眼窩隔膜と眼窩脂肪を尾側の骨膜に固定する（図2C）．必要なら皮膚を切除して閉創する（図2D）．

**手順**　**手術の実際：眼窩脂肪の突出が軽度の症例（動画1）**

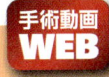

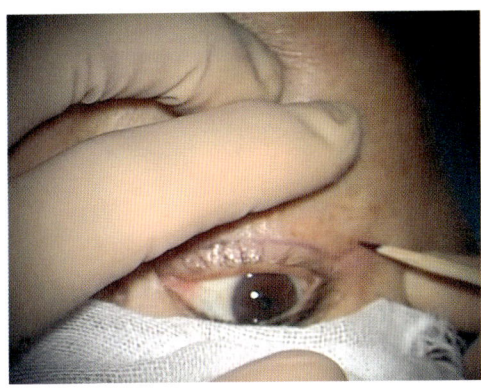

**1 デザイン.** 睫毛下切開のデザインを示す．外側は延長している．

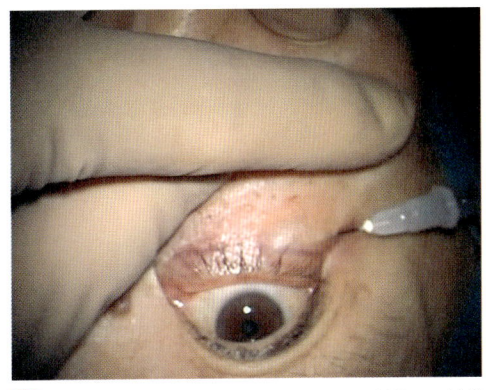

**2 皮下に麻酔.** 下眼瞼の皮膚切開部位，眼輪筋下の剝離範囲にエピネフリン入りキシロカイン® 1% を注入する．さらに，眼窩下神経ブロックも行う．片側で合計5 mL 程度注入している．

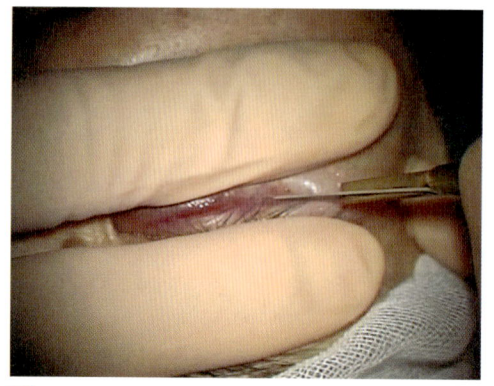

**3** **皮膚および眼輪筋の切開**．5分経過したら，下眼瞼部の皮膚を15番メス，または高周波メスを用いて皮膚切開する．

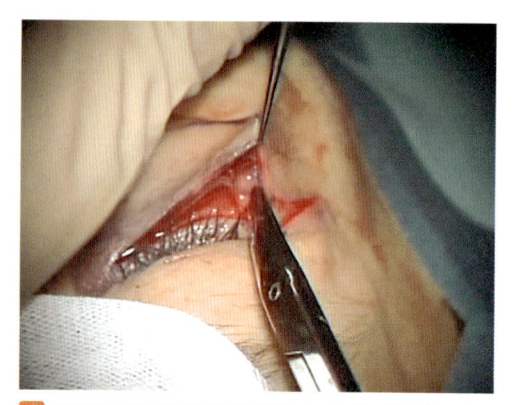

**4** **眼輪筋と眼窩隔膜の間を剝離1**．シグマ形成剪刀曲を用いて，眼輪筋下の剝離を行う．

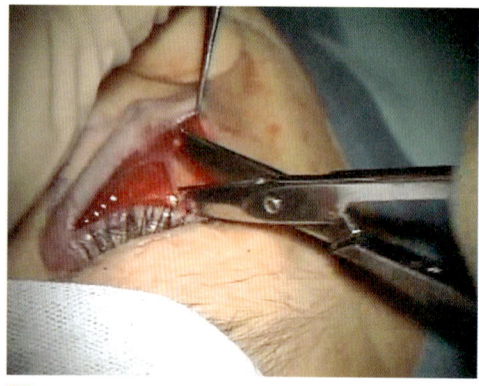
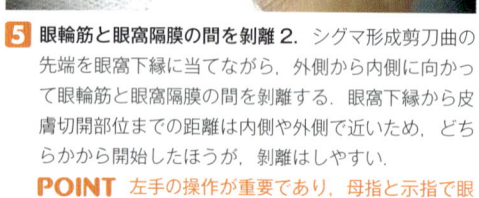

**5** **眼輪筋と眼窩隔膜の間を剝離2**．シグマ形成剪刀曲の先端を眼窩下縁に当てながら，外側から内側に向かって眼輪筋と眼窩隔膜の間を剝離する．眼窩下縁から皮膚切開部位までの距離は内側や外側で近いため，どちらかから開始したほうが，剝離はしやすい．

**POINT** 左手の操作が重要であり，母指と示指で眼輪筋にかけたスキンフックを頭側に牽引しながら，環指で頬の皮膚を尾側に牽引する．

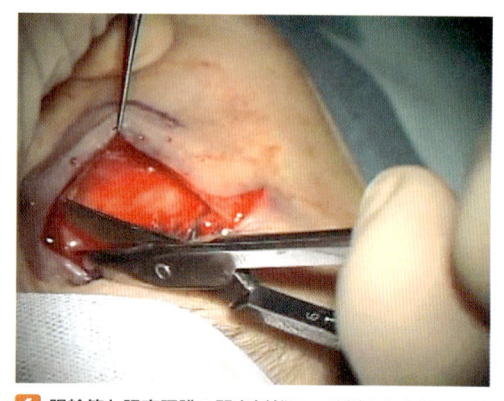

**6** **眼輪筋と眼窩隔膜の間を剝離3**．外側から内側に眼輪筋下を剝離した．眼窩下縁までの眼輪筋下の剝離はどのような方法を用いてもよく，術者の好みでよいと考える．

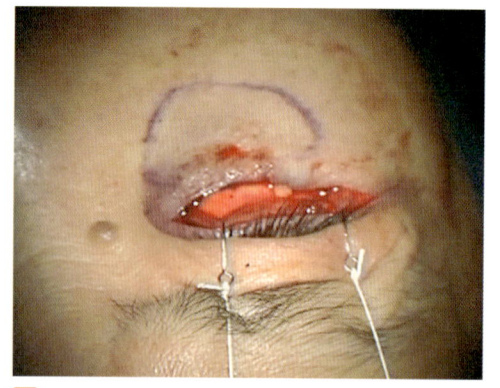

**7** **頭側に釣針鉤で牽引**．創の頭側の眼輪筋に，内外それぞれ釣針鉤をかけ，頭側に牽引しておく．この時点で眼窩脂肪の量が多ければ，眼窩隔膜に釣針鉤をかけて頭側に牽引する．

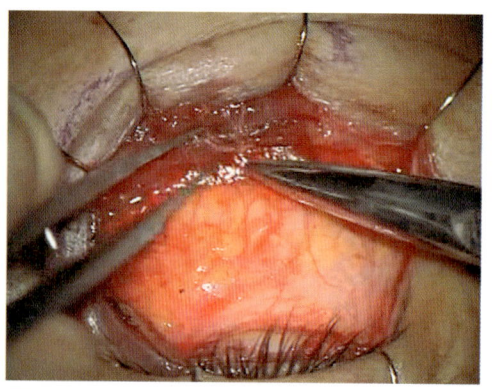

**8** **眼窩下縁の展開1**．尾側に中村氏，または小島式釣針鉤を4つかけて視野を展開し，眼窩下縁を丁寧に展開する．

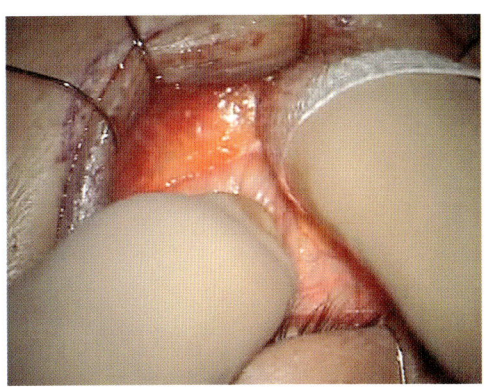

**9** 眼窩下縁の展開 2. 必要なら示指に巻き付けたガーゼを用いて軽くこすると，眼窩下縁が内側から外側まで展開される.

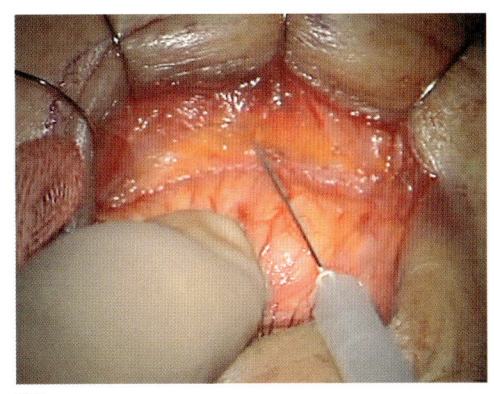

**10** 眼窩下縁の尾側に麻酔. 眼窩下縁の尾側の骨膜上にエピネフリン入りキシロカイン® 1% を合計 1.5 mL 注入する.

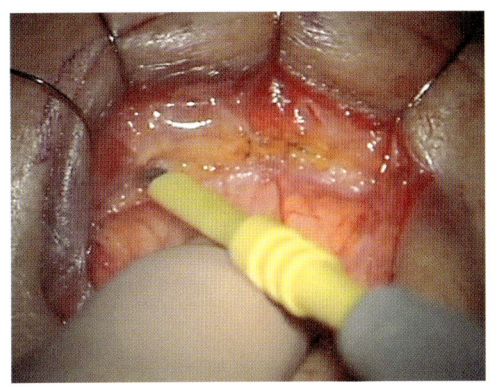

**11** Ligament のリリース 1. 電気メスを使用して，ligament を切開する.

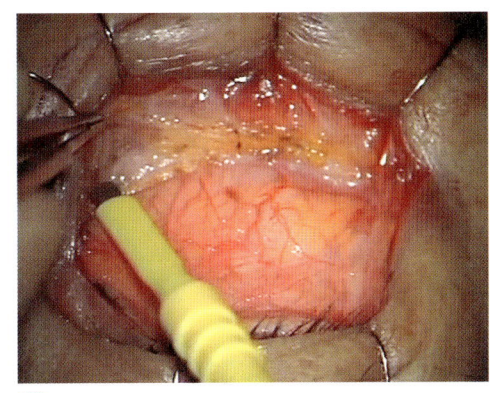

**12** Ligament のリリース 2. 内側の ligament も切開する.

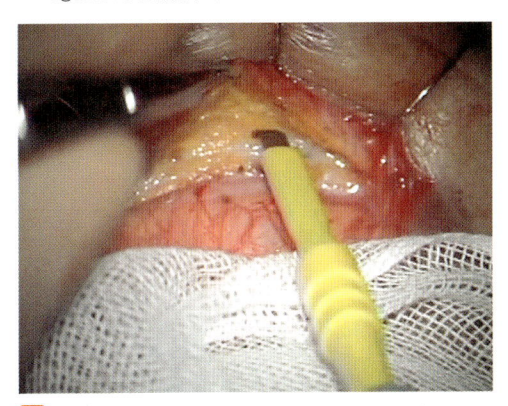

**13** 眼窩下縁より尾側にポケット作成. 電気メスを用いて，内側から外側まで尾側にポケットを作成する. 左手の鑷子で組織を挙上しながら，骨膜上より 2～3 mm 上（腹側）にアプローチする.

**POINT** 眼窩下神経，眼窩下動脈に関しては，眼窩下縁より約 10 mm 程度に下眼窩孔が位置するため損傷しないように気を付ける. 症例に応じてポケットの左右幅，頭尾側幅は変えている. 頭尾側方向のポケットの幅は，7～15 mm 程度としている.

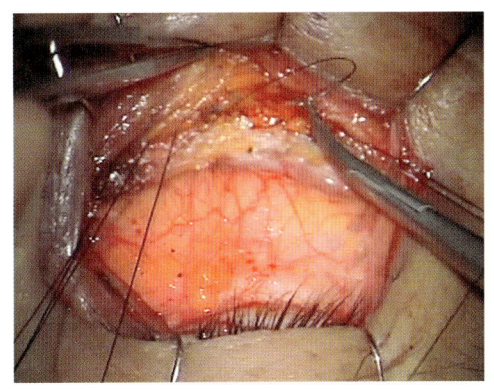

**14** 作成したポケットの最尾側に通糸. 作成したポケットの最尾側の骨膜に 5-0 ナイロン糸，または 5-0PDS® を通糸しておく. 3～5 針程度，骨膜に通糸を行っている.

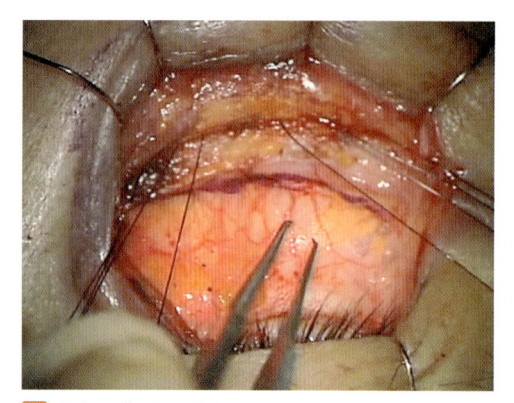

**15** **眼窩隔膜に切開線をデザイン.** 眼窩下縁より 2 mm 頭側の眼窩隔膜に内側から外側まで切開線をデザインする.

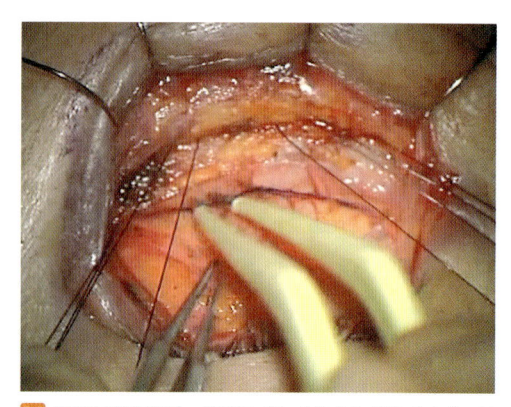

**16** **眼窩隔膜を凝固.** 切開ラインをあらかじめバイポーラ鑷子で凝固しておく.

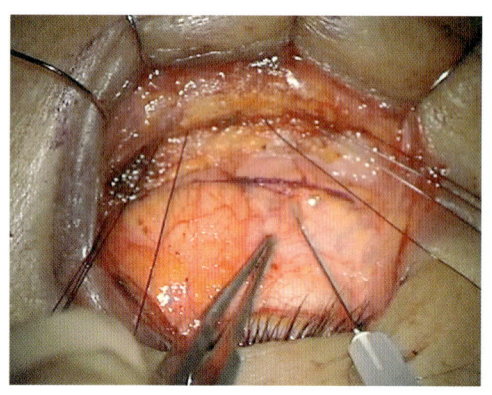

**17** **眼窩隔膜下に麻酔.** 眼窩隔膜下にエピネフリン入りキシロカイン® 1% を合計 0.5 mL 注入する.

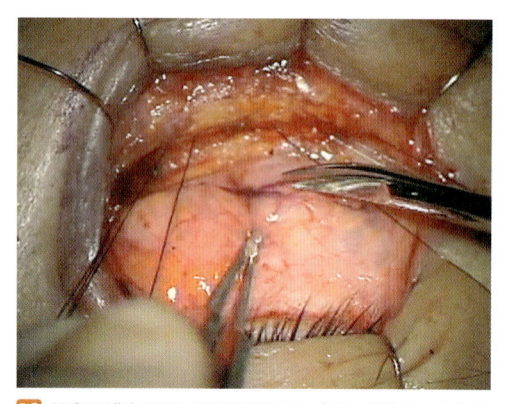

**18** **眼窩隔膜を切開.** 眼窩隔膜をスプリング剪刀, またはラジオ波で切開する.

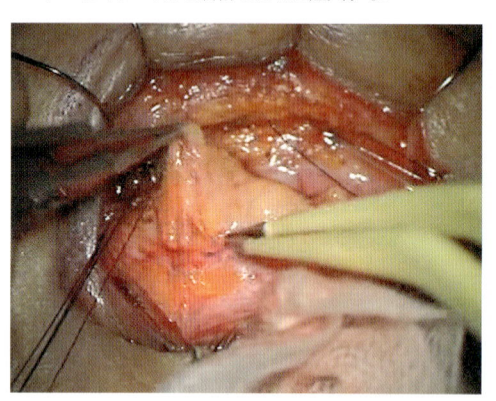

**19** **眼窩脂肪を尾側に引き出す.** 眼窩隔膜と眼窩脂肪の間を剝離して, 眼窩脂肪を尾側に引き出す.

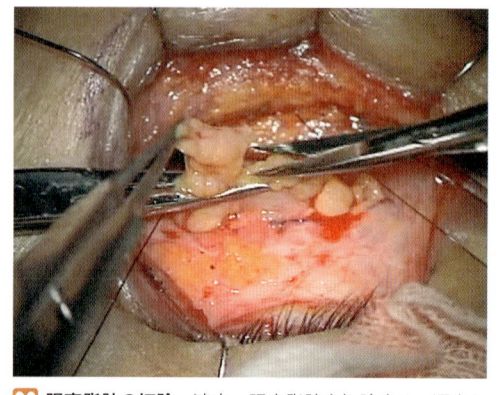

**20** **眼窩脂肪の切除.** 適宜, 眼窩脂肪を切除する. 順序としては, ①切除する眼窩脂肪に麻酔, ②モスキート鉗子で眼窩脂肪を挟む, ③スプリング剪刀やラジオ波で眼窩脂肪を切除し, 断端をバイポーラ鑷子で凝固, ④モスキート鉗子を外して, さらに眼窩脂肪の断端をバイポーラ鑷子で凝固する.

**POINT** 眼窩脂肪の切除量は, 症例によって異なり, 重度の baggy eyelid の症例では切除を何回も行う必要がある. この際には, 術中に皮膚をかぶせておき, 坐位で切除量の評価を行う.

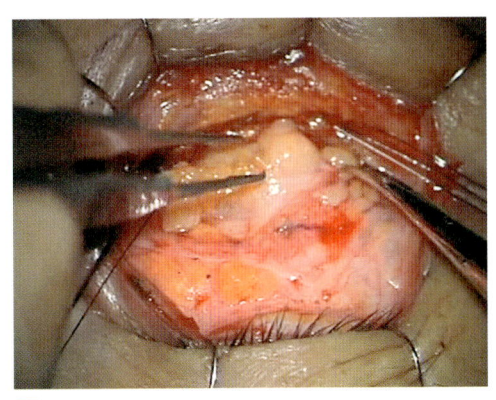

**21** **眼窩脂肪をポケットに敷き詰める.** 眼窩脂肪をポケットに敷き詰める. ここで, すべての釣針鉤を外して坐位で隆起の程度を確認しておく. 必要なら眼窩脂肪の切除を追加する.

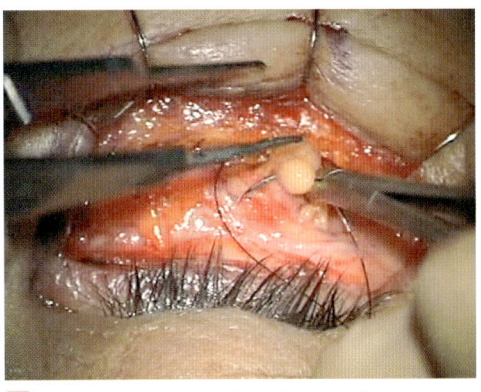

**22** **眼窩脂肪および眼窩隔膜に通糸 1.** 骨膜にかけておいた 5-0 ナイロン糸, または PDS®を用いて, 眼窩脂肪に通糸する.

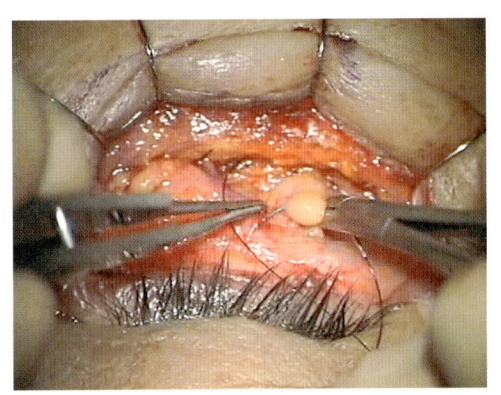

**23** **眼窩脂肪および眼窩隔膜に通糸 2.** **22**の後, そのまま眼窩隔膜にも通糸する.

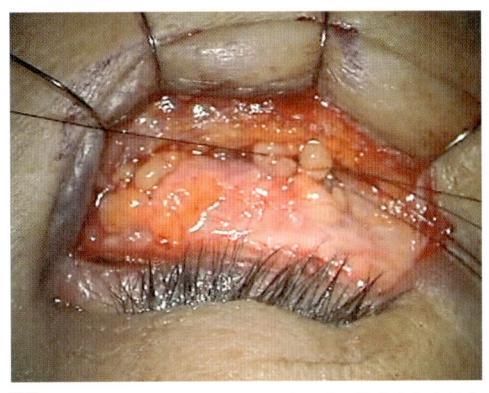

**24** **結紮 1.** 骨膜, 眼窩脂肪, 眼窩隔膜に通糸された糸を結紮する.

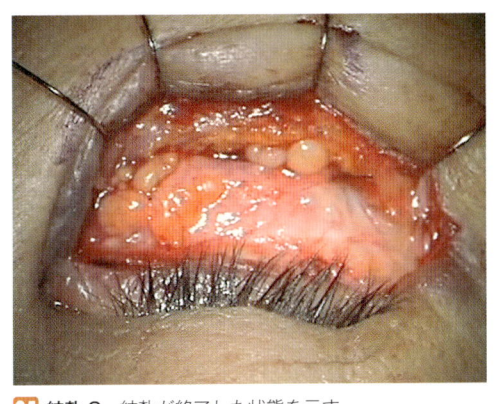

**25** **結紮 2.** 結紮が終了した状態を示す.

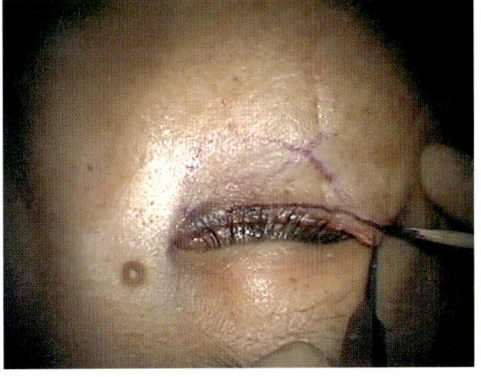

**26** **余剰皮膚切除のデザイン.** ピオクタニンブルー液（以下, ピオクタニン）で余剰皮膚の切除をデザインする. 患者に開口および上方視を指示したうえで, デザインする. これにより過剰な皮膚切除を防ぐ.

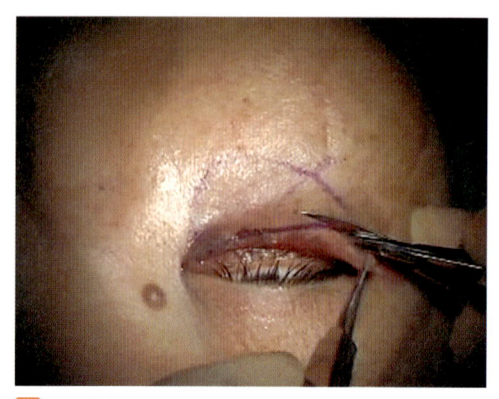

**27** **余剰皮膚の切除.** スプリング剪刀やラジオ波を用いて余剰皮膚を切除する.

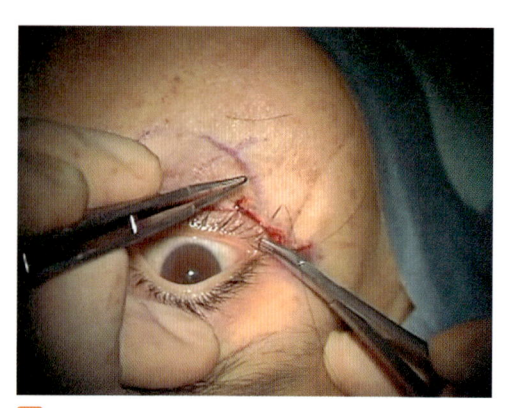

**28** **皮膚縫合.** 6-0 ナイロン糸や 6-0 プロリーン®を使用して，皮膚を縫合する.

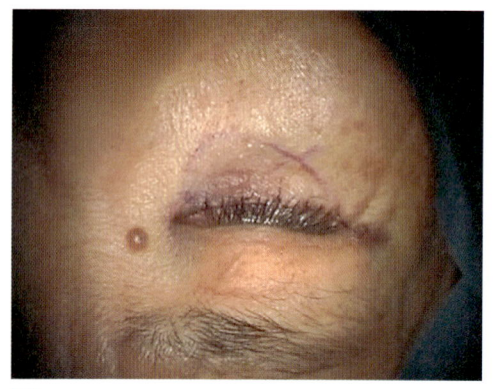

**29** **終了直後.**

## 手順　手術の実際：眼窩脂肪の突出が重度の症例（動画 2）

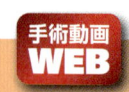
手術動画 WEB

眼窩下縁の展開までは同じなので省略する.

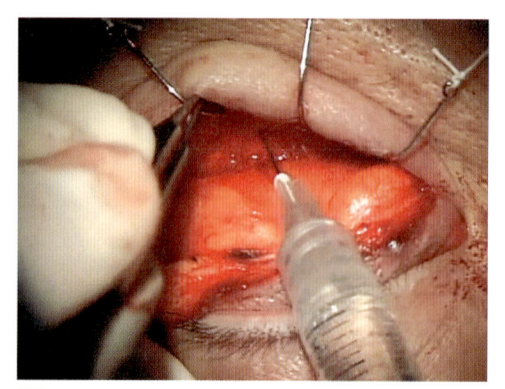

**1** **眼窩下縁の尾側に麻酔.** 眼窩下縁の尾側の骨膜上にエピネフリン入りキシロカイン®1% を合計 1.5 mL 注入する.

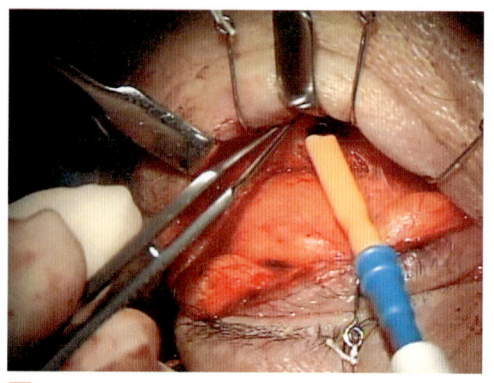

**2** **Ligament のリリースおよびポケット作成.** 電気メスを使用して，ligament を切開し，SOOF の中に入り，尾側にポケットを作成する.
**POINT** 頭尾側方向のポケットの幅は，できるだけ長くする.

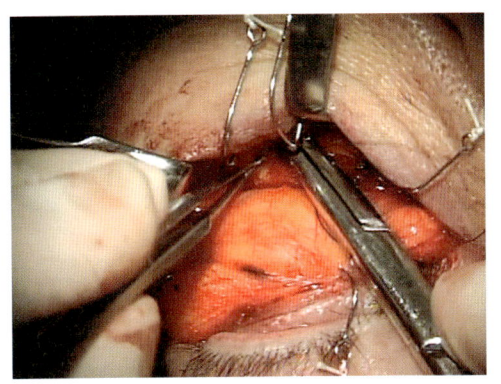

**3** **作成したポケットの最尾側に通糸.** 作成したポケットの最尾側の骨膜に 5-0 ナイロン糸，または 5-0PDS® を通糸しておく．3〜5 針程度，骨膜に通糸を行っている．

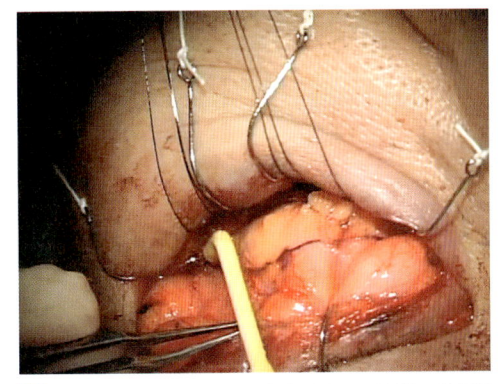

**4** **眼窩隔膜を切開.** 眼窩下縁より 2 mm 頭側の眼窩隔膜に内側から外側まで切開線をデザイン後に，切開ラインをあらかじめバイポーラ鑷子で凝固しておく．眼窩隔膜下にエピネフリン入りキシロカイン® 1% を合計 0.5 mL 注入した後に，眼窩隔膜をスプリング剪刀，またはラジオ波で切開する．眼窩脂肪がせり出して露出してくる．

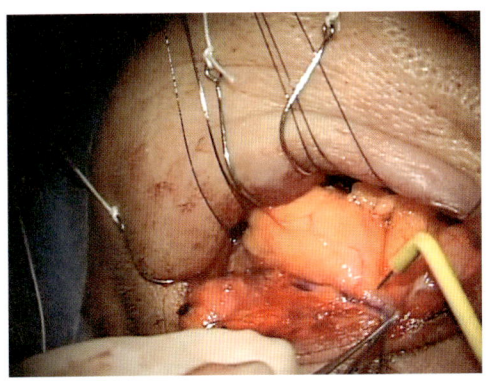

**5** **眼窩隔膜と眼窩脂肪の間を剥離 1.** 眼窩隔膜と眼窩脂肪の間を頭側に剥離していく．

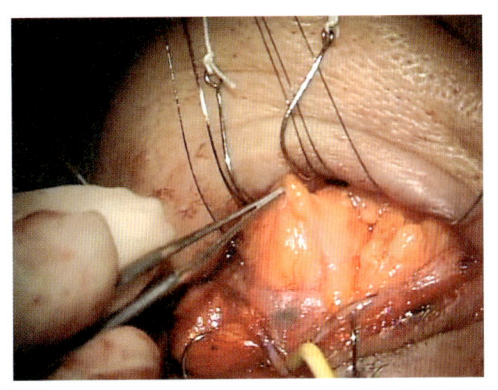

**6** **眼窩隔膜と眼窩脂肪の間を剥離 2.** 眼窩隔膜と眼窩脂肪の間を頭側まで剥離したところを示す．

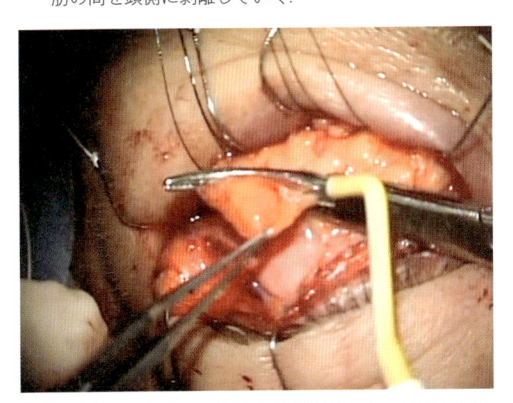

**7** **眼窩脂肪の切除 1.** 眼窩脂肪を切除する．切除する眼窩脂肪に麻酔をし，モスキート鉗子で眼窩脂肪を挟む．それからスプリング剪刀やラジオ波で眼窩脂肪を切除する．

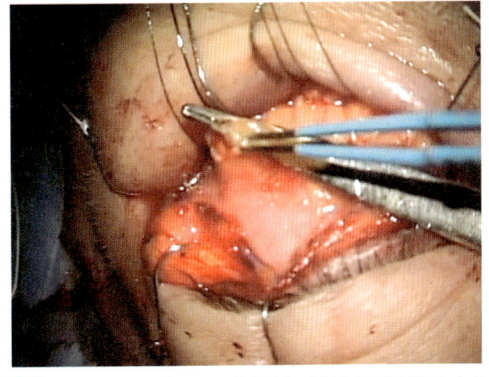

**8** **眼窩脂肪の切除 2.** 眼窩脂肪切除後に脂肪断端をバイポーラ鑷子で凝固する．それからモスキート鉗子を解除する．眼窩脂肪の切除量に関しては，臥位で皮膚をかぶせた状態で評価し眼窩脂肪切除を繰り返す．ある程度切除したら，今度は坐位で評価する．

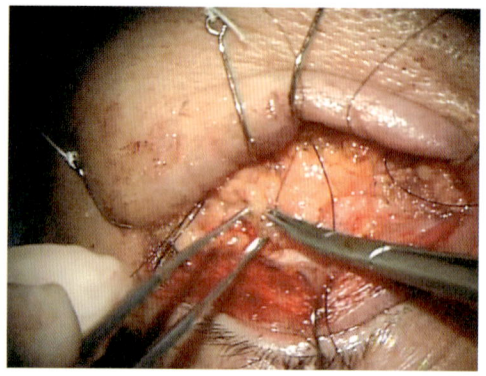

**9** **眼窩脂肪に通糸.** 眼窩脂肪をポケットに敷き詰め，あらかじめ骨膜にかけておいた 5-0 ナイロン糸，または PDS®を用いて，眼窩脂肪に通糸する．

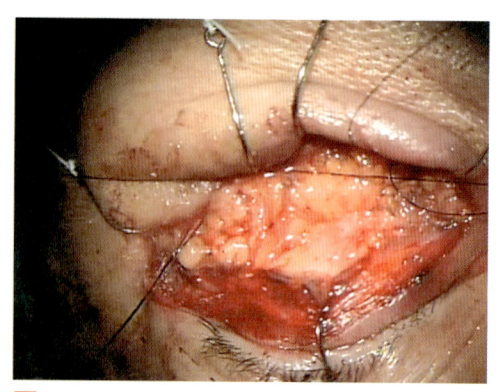

**10** **結紮.** そのまま糸を結紮する．糸はまだ切らずに残しておく．

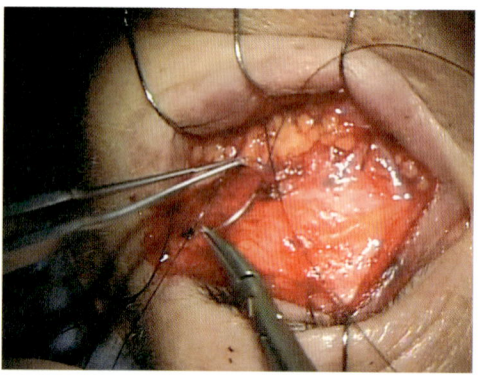

**11** **眼窩隔膜にも通糸.** 同様の糸を用いて，眼窩隔膜に通糸する．

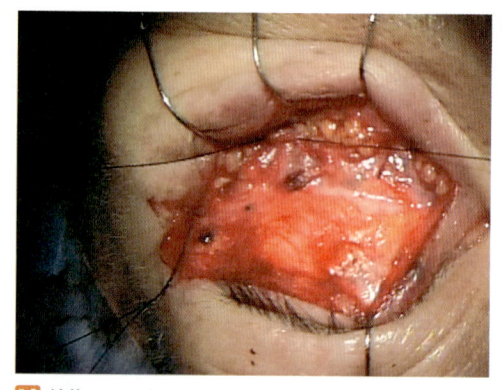

**12** **結紮.** そのまま糸を結紮する．

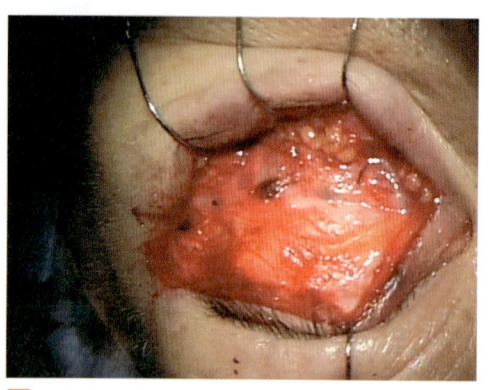

**13** **眼窩脂肪と眼窩隔膜の固定.** 眼窩脂肪と眼窩隔膜が尾側の骨膜に固定された状態を示す．ここで坐位になり，まだ膨隆があれば，その部位を坐位でマーキングしておく．臥位になったら眼窩隔膜を切開してマーキング部位の眼窩脂肪を摘出し，眼窩隔膜は 6-0 プロリーン®や PDS®などで縫合する．

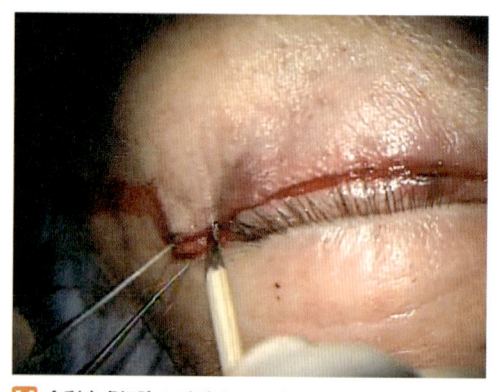

**14** **余剰皮膚切除のデザイン.** ピオクタニンで余剰皮膚の切除をデザインする．患者に開口および上方視を指示したうえで，デザインする．これにより過剰な皮膚切除を防ぐ．

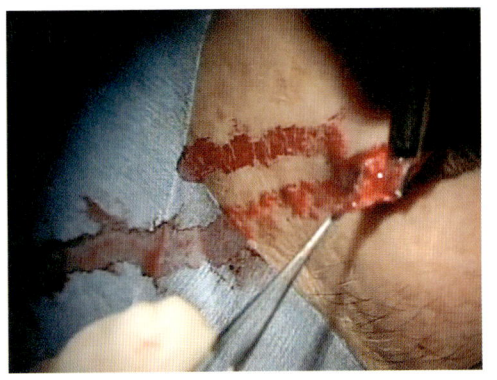

**15** **眼輪筋弁の作成 1.** 15番メスやラジオ波を用いて，余剰皮膚部位の皮膚のみを除去（denude）する．眼輪筋は残しておく．

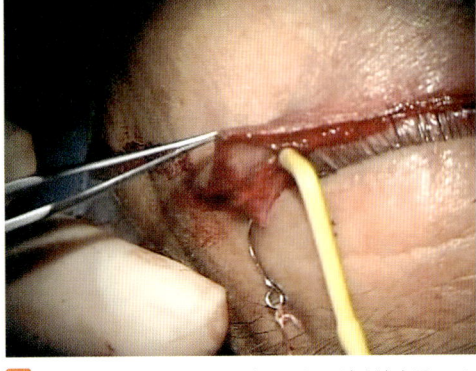

**16** **眼輪筋弁の作成 2.** 15番メスやラジオ波を用いて，眼輪筋と尾側の皮膚の間を 5 mm 程度尾側に剝離しておく．

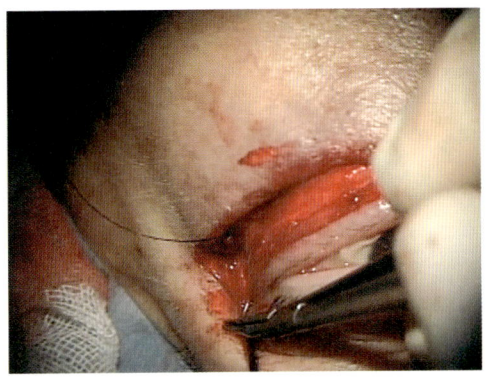

**17** **外側（耳側）眼窩骨膜に通糸.** 外側眼窩骨（頬骨）の眼窩縁の骨膜に 5-0 ナイロン糸を通糸する．

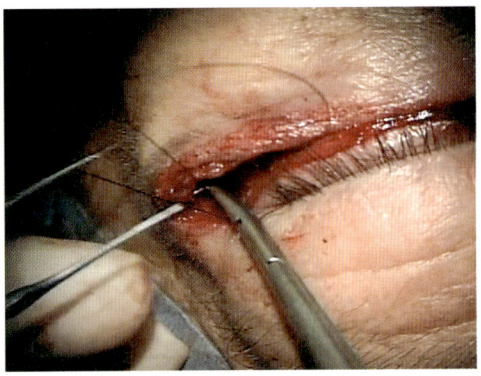

**18** **眼輪筋弁に通糸 1.** 骨膜に通糸した 5-0 ナイロン糸を眼輪筋弁の裏から表に通糸する．

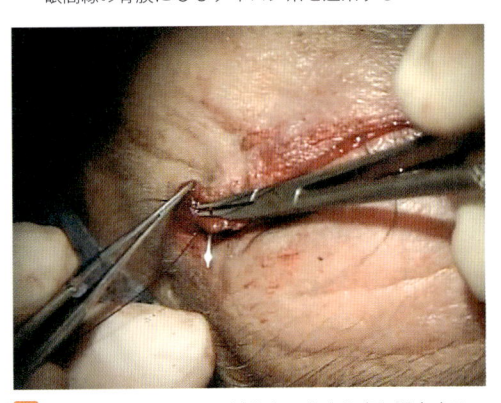

**19** **眼輪筋弁に通糸 2.** 眼輪筋弁の表から裏に通糸する．

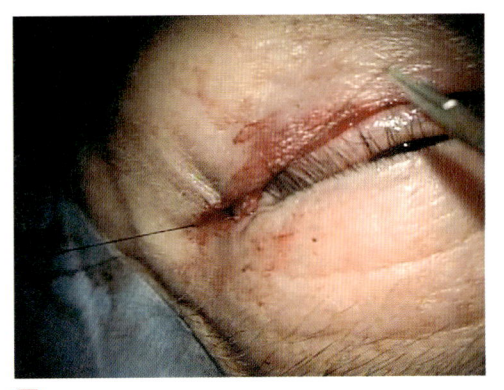

**20** **結紮.** 結紮する．

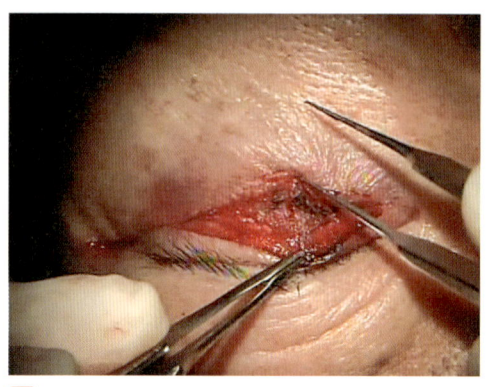

**21** **皮膚の内反を直す.** 両手に有鉤鑷子を持ち, 眼輪筋および皮膚の内反を元の位置に戻す. 創の尾側は筋鉤や釣針鉤などで牽引されていることが多いため, 元の位置に戻している.

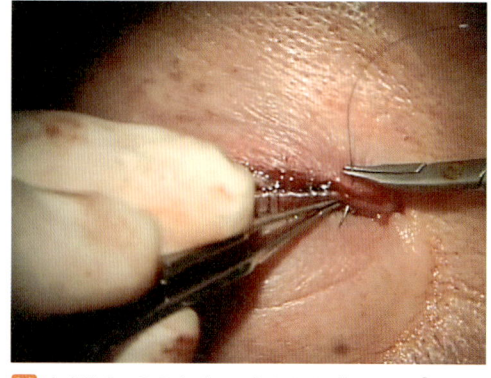

**22** **皮膚縫合.** 6-0 ナイロン糸や6-0 プロリーン®を使用して, 皮膚を縫合する.

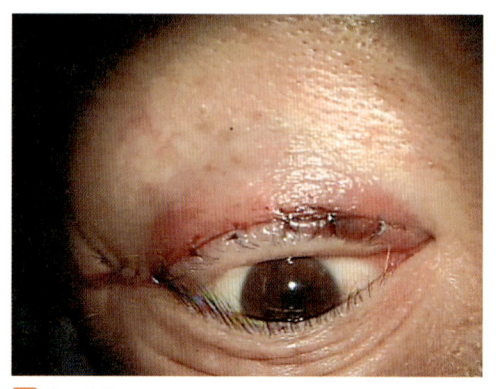

**23** **終了直後.**

## 術後管理

　ドレッシングは生理食塩液に浸して絞ったガーゼをそれぞれ左右の傷にのせ, その上から乾いたガーゼをそれぞれのせている. 抗菌薬の内服は3日間処方している. 術後1日目に消毒およびガーゼ交換を行う. 術後2日目までクーリングを施行している. 術後3日目にガーゼを外して, 洗顔およびシャワー浴を開始とすることが多い. 術後10〜14日で抜糸を行い, 抜糸翌日より入浴を開始としている. 抜糸後の経過は順調であれば, 術後1カ月, 3カ月, 6カ月で観察している. 自覚症状, 上方視, 外反, 隆起の程度, 傷痕, 左右差などをチェックしていく.

## 合併症

### ① 眼瞼の腫脹

　特に抜糸までの間は腫脹がある. 術後2週程度で腫脹は改善するが, 厳密な腫脹の消退には3〜6カ月かかる.

### ② 血腫

　術翌日のガーゼ交換時に多くの出血が付着

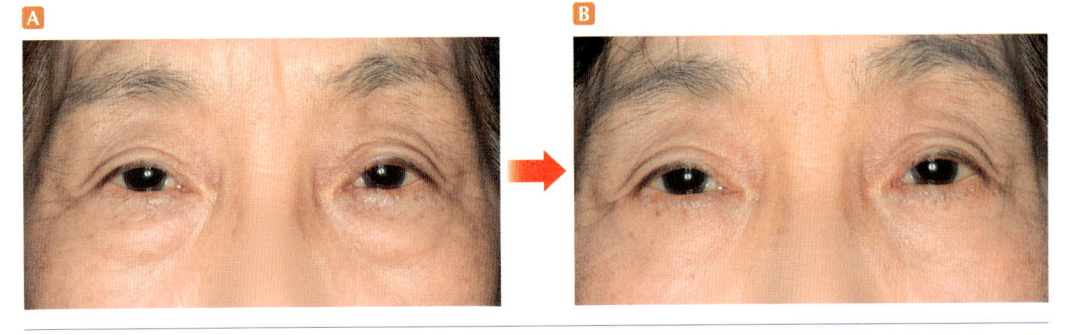

**図3 74歳，女性の症例**

Ⓐ 術前　　　　　　　　　　　　　　　　　　　Ⓑ 経皮眼窩脂肪移動術後6カ月

しており，結紮と結紮の間にコアグラが露出している場合には，その場で抜糸し生理食塩液で洗浄する．

### ③ 下眼瞼外反

最も考えられる合併症である．もともと下眼瞼の弛緩がある場合，術後血腫形成があった場合，眼窩隔膜を尾側に引き込みすぎた場合，過剰な皮膚切除を行った場合などに起こり得る．下眼瞼の弛緩や眼窩脂肪の膨隆が著明である場合には，眼輪筋弁や lateral canthopexy などを考慮する．

### ④ 眼球結膜の露出

下眼瞼縁と角膜の間に眼球結膜が露出することがある．いわゆる scleral show（三白眼）である．Lateral tarsal strip などを考慮する．

### ⑤ 再発

術後3カ月までは結果が良くても，術後6カ月まで経過をみると下眼瞼の膨隆の後戻りを経験することがある．経過観察は6カ月以上が好ましいと考える．

### ⑥ 結膜浮腫

結膜浮腫は眼輪筋弁を作成したときには起こりやすい．フルオロメトロンの点眼で経過をみる．

### ⑦ 眼球運動制限

場合によっては，斜位や斜視が起こり得る．これは眼窩脂肪を移動させる際に，下斜筋や内直筋が一緒に前方に牽引されることが原因と考えられる．ほとんどが術後6カ月までに改善する [9]．

## 症例提示（手術の実際と別の症例）

### 74歳の女性

術前（図3A）と経皮眼窩脂肪移動術後6カ月（図3B）を示す．

## まとめ

　眼窩脂肪の突出が眼鏡に接するほど重度の
ものは難易度が高いため，最初は軽度から中
等度の症例から始めるとよい.

［**文 献**］

1) Haddock, NT. et al. The tear trough and lid/cheek junction: anatomy and implications for surgical correction. Plast Reconstr Surg. 123 (4), 2009, 1332-40.

2) 小久保健一ほか. 動画＆イラスト＆写真でわかる眼瞼手術の極意：きれいに美しく治す！. 小久保健一ほか編. 大阪, メディカ出版, 2023, 248p.

3) Coleman, SR. Facial recontouring with lipostructure. Clin Plast Surg. 24 (2), 1997, 347-67.

4) Kane, MAC. Treatment of tear trough deformity and lower lid bowing with injectable hyaluronic acid. Aesthetic Plast Surg. 29 (5), 2005, 363-7.

5) Castanares, S. Blepharoplasty for herniated intraorbital fat; anatomical basis for a new approach. Plast Reconstr Surg. 8 (1), 1951, 46-58.

6) Hamra, ST. Arcus marginalis release and orbital fat presetvation in midface rejuvenation. Plast Reconstr Surg. 96 (2), 1995, 354-62.

7) Flowers, RS. Tear trough implants for correction of tear trough deformity. Clin Plast Surg. 20 (2), 1993, 403-15.

8) Einan-Lifshitz, A. et al. Volumetric rejuvenation of the tear trough with repo and Ristow. Ophthalmic Plast Reconstr Surg. 29 (6), 2013, 481-5.

9) Kokubo, K. Katori, N. Hayashi, K. et al. Effect of fat repositioning for tear trough deformity on eye movement. J Craniofac Surg. 33 (2), 2022, 566-9.

# 第7章

# 結膜下脂肪ヘルニア：最強の戦略

# 1 結膜下脂肪ヘルニア手術

小久保 健一 Kenichi Kokubo

WEB ▶動画

動画 1

## はじめに

結膜下脂肪ヘルニアは 1987 年に Glover らによって subconjunctival orbital prolapse として初めて報告された疾患であり[1]，テノン嚢の脆弱化により筋漏斗内の眼窩脂肪が球結膜下に脱出して起こるといわれている[2]．通常，耳上側の球結膜下に片側，または両側性に黄色の腫瘤として認められる．手術における眼窩脂肪へのアプローチに関しては，輪部に平行に結膜およびテノン嚢を切開する方法[3]，輪部周囲を切開する方法[4]などもある．また，脂肪の処置に関しては，脱出脂肪を切除する方法[5]，脱出脂肪を後方に移動させる方法[6]などがある．どの方法を選択しても一定の結果は出ると考えられる．「青本」の結膜下脂肪ヘルニアの手術の稿[7]（211〜217 ページ）では，輪部に沿った結膜切開により脂肪を除去する方法を解説した．本稿では，瞳孔中央から放射状の方向に向かって結膜切開する方法を解説する．

## 手術適応

通常，無症状であることが多いが，異物感，流涙などを患者が訴えることもある．また，稀に巨大な結膜下脂肪ヘルニアにより眼球運動制限が起こることもある[8]．これらの症状や整容面を加味して手術を考慮する．筆者は患者からの希望があれば基本的には手術を施行している．

## 手術方法

結膜下脂肪除去術のシェーマを図 1[7] に示す．

結膜を瞳孔に対して放射状の方向に切開する（図 1A）．次に，テノン嚢を結膜とは垂直方向に切開する（図 1B）．眼窩脂肪が出てくるので切除する（図 1C）．テノン嚢と強膜を縫合してから結膜を縫合する（図 1D）．

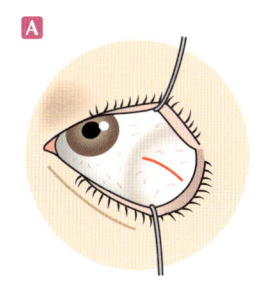 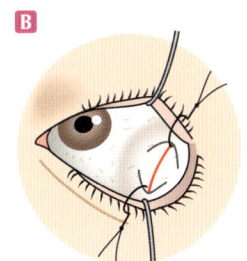 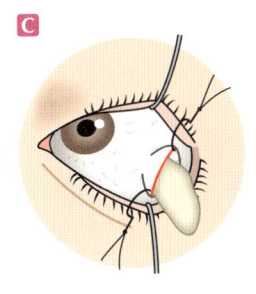 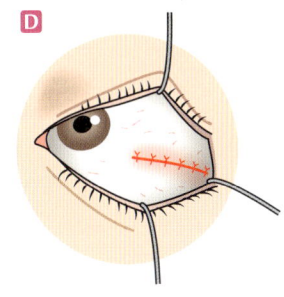

**図 1　結膜下脂肪除去術のシェーマ**（文献 7 を参考に作成）

Ⓐ 結膜横切開
Ⓑ テノン嚢縦切開
Ⓒ 脂肪切除
Ⓓ 結膜縫合

**手順**　**手術の実際（動画 1）**　手術動画 **WEB**

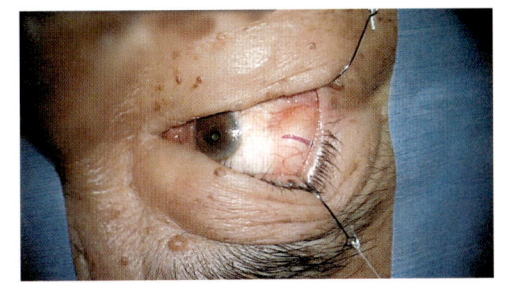

**❶ デザイン.** 瞳孔から放射状に結膜切開をデザインする. 本症例では外側に向かって横方向の切開デザインだが, 耳上側に脂肪がある場合には, 斜め方向のデザインとなる. 巨大な脂肪ヘルニアの際には, 術野の展開を考慮すると, 結膜もテノン嚢も輪部と平行に切開するデザインのほうがよい. 通常のサイズの脂肪ヘルニアでは術野の問題は起こらないため, 結膜とテノン嚢で切開を変えている. これにより術後の瘢痕が出現する頻度が減少すると考えている.

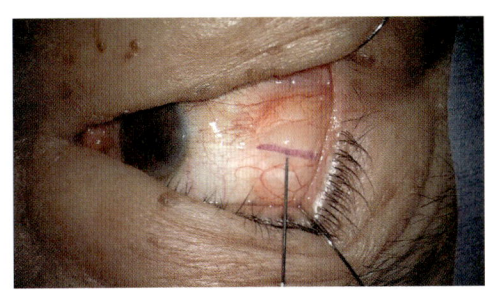

**❷ 結膜下に局所麻酔.** 結膜下にエピネフリン入りキシロカイン®1％を 0.5mL 注入する.

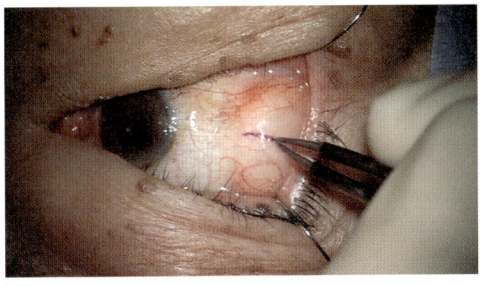

**❸ バイポーラ鑷子で凝固.** あらかじめ, 切開するラインをバイポーラ鑷子で焼灼しておく.

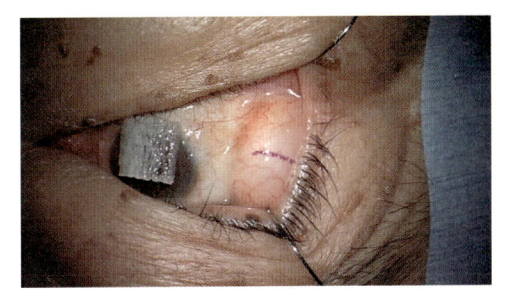

**❹ 角膜保護.** 角膜に M.Q.A. 片をのせておく.

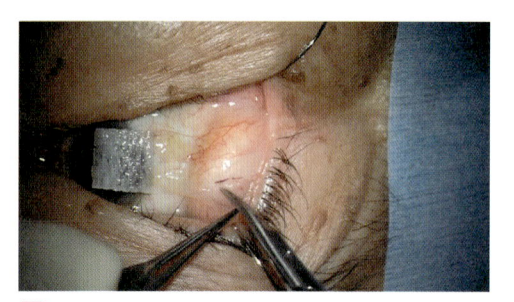

**5** **結膜の切開.** デザイン通り，結膜をラジオ波やスプリング剪刀を用いて瞳孔を中心とした放射状の方向に切開する．

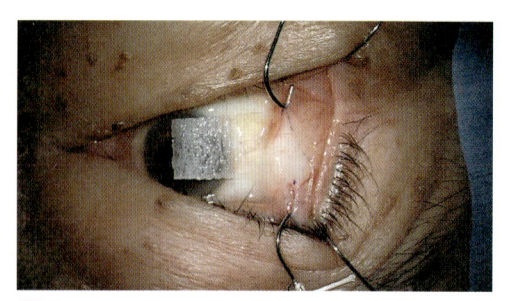

**6** **釣針鈎で結膜を牽引.** 釣針鈎を用いて，切開した結膜を上下に牽引する．

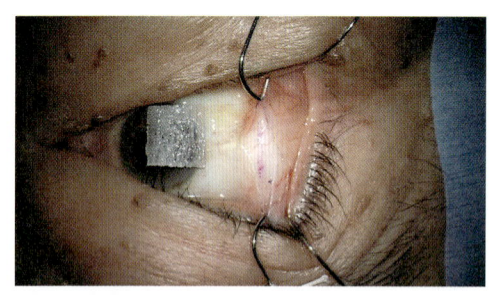

**7** **テノン囊にデザイン.** 結膜切開と垂直方向にテノン囊にデザインする．

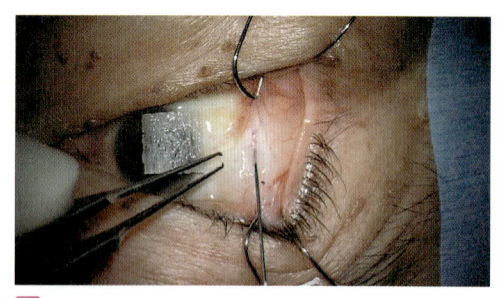

**8** **テノン囊下に麻酔.** テノン囊下にエピネフリン入りキシロカイン® 1％を 0.3mL 注入する．

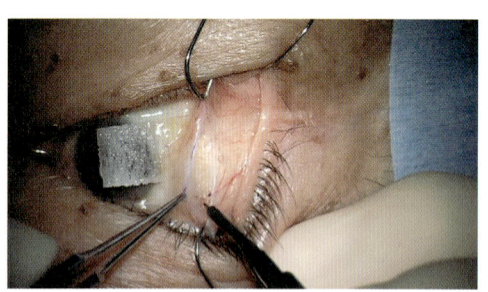

**9** **テノン囊の切開.** ラジオ波やスプリング剪刀を用いて，デザイン通りにテノン囊を切開すると黄色の眼窩脂肪が認められる．

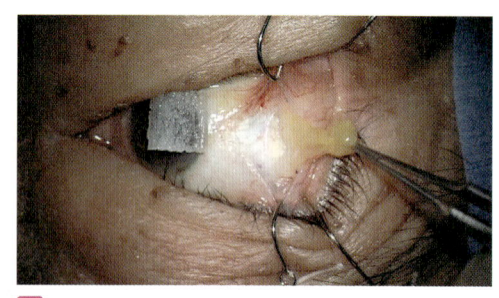

**10** **眼窩脂肪を把持.** 鑷子で眼窩脂肪を把持し，引き出す．

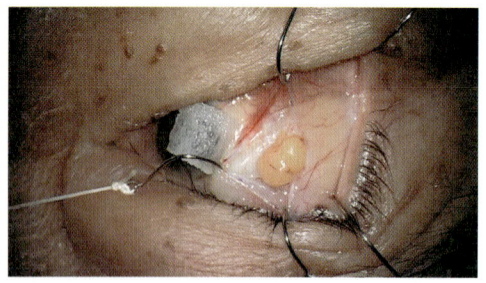

**11** **テノン囊を牽引.** 内側のテノン囊を牽引して術野を展開する．

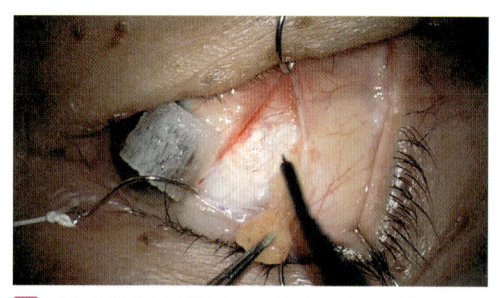

**12** **眼窩脂肪周囲の剝離 1.** 眼窩脂肪の周囲を剝離する．

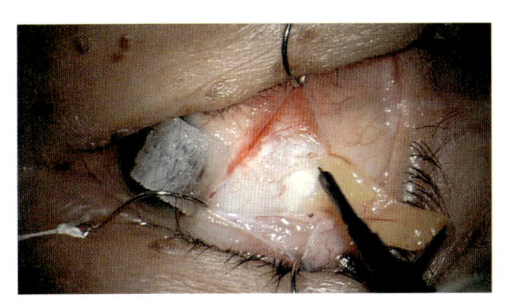

**13 眼窩脂肪周囲の剥離 2.** この操作が必要ないこともあるが，眼窩脂肪切除時に重要な組織を巻き込まないようにすべての周囲組織からフリーにしておく.

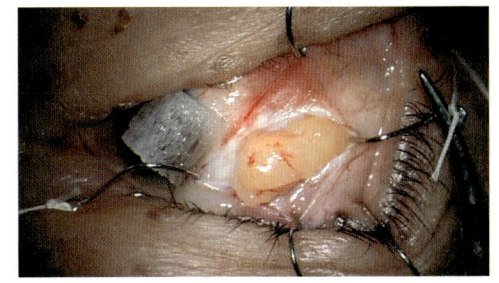

**14 テノン嚢を牽引.** 外側のテノン嚢を牽引して術野を展開する.

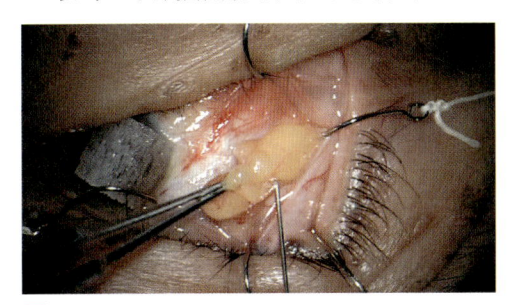

**15 眼窩脂肪に局所麻酔.** 眼窩脂肪内に，エピネフリン入りキシロカイン® 1％を 0.3mL 注入する.
**POINT** 針先が脂肪内の血管に当たらないように注意する.

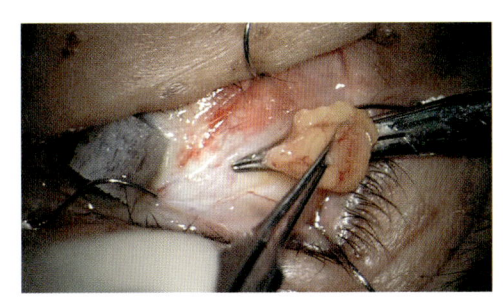

**16 脂肪を挟む.** モスキート鉗子を用いて，引き出した脂肪を挟み込む.
**POINT** 周囲の組織を巻き込まないように注意する.

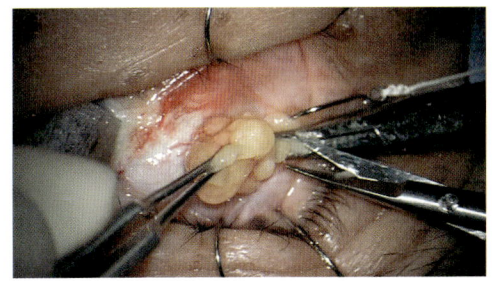

**17 眼窩脂肪を切除.** スプリング剪刀を用いて，挟んだ眼窩脂肪を切除する.

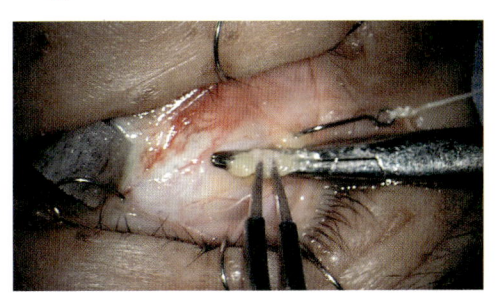

**18 切除断端を凝固.** 眼窩脂肪の切除断端をバイポーラ鑷子で凝固する.
**POINT** この操作はとても大切であり，この操作を行わなかったり不十分だったりすると，術後に球後で切除断端からの出血が続く可能性がある. 特に抗凝固薬を内服している患者に対しては注意が必要である.

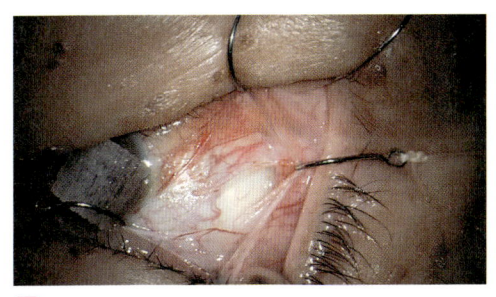

**19 眼窩脂肪除去後.** 眼窩脂肪の除去を数回繰り返して強膜が展開できている状態を示す.

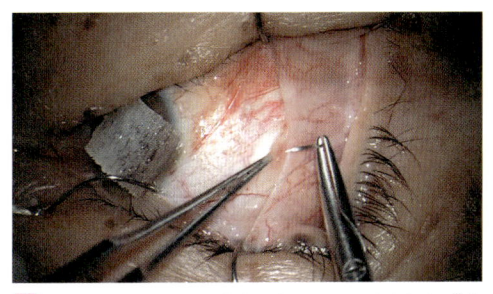

**20 外側のテノン嚢と強膜を縫合 1.** 8-0 バイクリル®を用いて，外側のテノン嚢に通糸する.

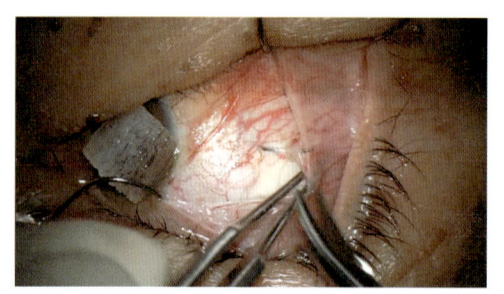

**21** **外側のテノン嚢と強膜を縫合 2.** 次に，強膜に通糸する．
**POINT** この際，運針には注意が必要である．強膜
への通糸は接線方向に通糸するくらい浅く拾う．特に
形成外科出身の眼形成外科医は日常において針を立て
て皮膚縫合しているため，注意が必要である．自信が
なければテノン嚢と強膜の縫合はスキップしてもよい．

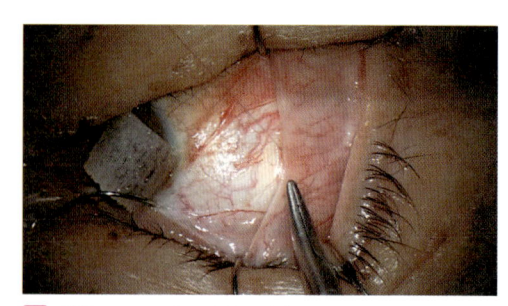

**22** **外側のテノン嚢と強膜を縫合 3.** 結紮する．3 針程度
テノン嚢を強膜にアンカリングし再発を予防する．

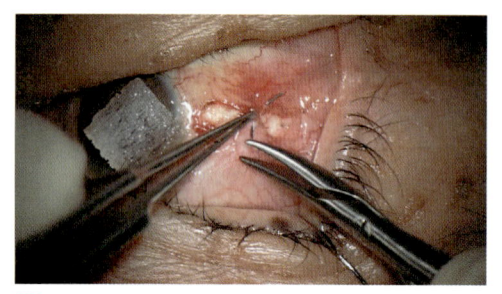

**23** **結膜の縫合.** 8-0 バイクリル®を用いて，結膜を縫合
する．

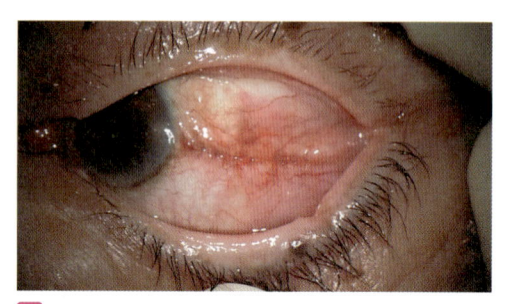

**24** **術直後.**

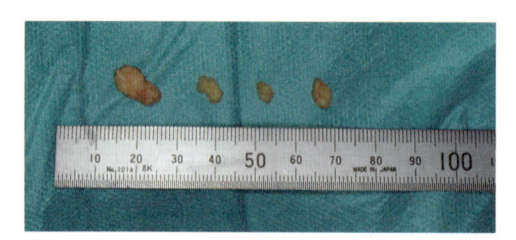

**25** 切除した眼窩脂肪.

## 術後管理

　ドレッシングは抗菌薬の眼軟膏を眼内に入
れ，ガーゼで眼帯としている．術後 1 日目に
消毒を行い，ガーゼを off とする．夜にはシ
ャワー浴，洗顔，洗髪を許可することが多
い．術翌日から抗菌薬の点眼とフルオロメト
ロン点眼を開始する．術後 2 週より入浴を開
始としている．眼球のバイクリル®は 4〜6 週
くらいで溶けていることが多い．その頃に点
眼を中断する．術後 1 カ月，3 カ月，6 カ月
で傷痕，眼圧，炎症をチェックする．

## 合併症

### ① 眼瞼の腫脹

術後3日目までは眼瞼が腫れるが，術後1週程度で改善する．

### ② 結膜浮腫・結膜下出血

術翌日には結膜浮腫は必発であり，場合によっては結膜下出血もあり得る．4週間くらいで改善する．また，炎症はバイクリル®が溶けてなくなると自然と改善する．

### ③ 再発

テノン囊と強膜を縫合しないと再発のリスクは上がると考えられる．再発した場合には同様の手術を再度行う．

### ④ 眼球運動制限

外直筋の損傷や，術後の傷の癒着により起こり得る．術後の癒着に関しては，傷を小さくする，テノン囊と結膜の癒着を減らすなどの対策を取ることでリスクは軽減できる．

### ⑤ 血腫・球後出血・失明

抗凝固薬を内服している症例では眼窩脂肪切除の際に十分な止血を行う．

### ⑥ 感染

起こることは稀であるが，念のため抗菌薬の点眼を行う．

### ⑦ 網膜剥離

強膜へのアンカリングが深いと起こり得る．

## 症例提示（手術の実際と別の症例）

### 75歳の男性

左上耳側の結膜下に脂肪ヘルニアを認める（図2A）．脂肪切除術後4カ月で患者の自覚症状はなく，傷痕も問題ない（図2B）．

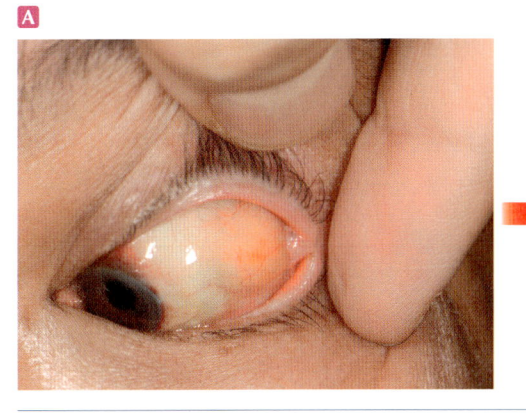

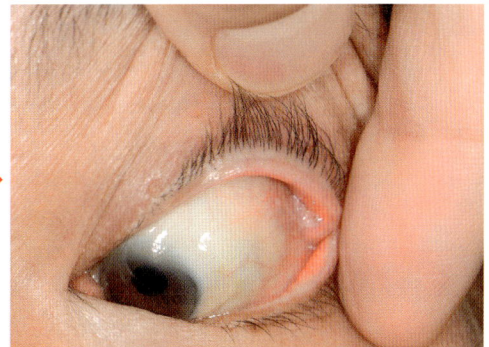

**図2 75歳，男性の症例**

Ⓐ 術前　　　　Ⓑ 術後4カ月

## まとめ

　眼窩脂肪の切除断端の凝固はしっかり行うことが大切である.

［文献］

1) Glover, AT. et al. Subconjunctival orbital fat prolapse1. Ophthalmic Plast Reconstr Surg. 3 (2), 1987, 83-6.

2) Jordan, DR. et al. Herniated orbital fat. Can J Ophthalmol. 22 (3), 1987, 173-7.

3) Siban, M. et al. Efficacy of transconjunctival excision of orbital fat prolapse : a long-term follow-up study. Acta Ophthalmol. 92 (3), 2014, 291-3.

4) Sato, K. Yamaguchi, T. Yokota, H. et al. A surgical technique with connective tissue repair for the management of subconjunctival orbital fat prolapse. Clin Exp Ophthalmol. 34 (9), 2006, 841-5.

5) Wang, X. et al. Subconjunctival orbital fat prolapse: an unsuspecting rare lesion. J Craniofac Surg. 26 (2), 2015, e92-4.

6) Otaka, I. Kyu, N. et al. A new surgical technique for the management of orbital fat prolapse. Am J Ophthalmol. 131 (2), 2001, 267-9.

7) 大湊絢. "結膜下脂肪ヘルニアの手術". 動画＆イラスト＆写真でわかる眼瞼手術の極意：きれいに美しく治す！. 小久保健一ほか編. 大阪, メディカ出版, 2023, 211-7.

8) 小久保健一. 眼球運動制限を伴った結膜下脂肪ヘルニアの1例. 形成外科. 68 (6), 2025 (in press).

# 第8章

# 眼瞼けいれん：最強の戦略

# 1 開瞼失行に対する眼輪筋除去＋前頭筋吊り上げ術

小久保 健一 Kenichi Kokubo

WEB▶動画

動画 1 　　　 動画 2 　　　 動画 3

## はじめに

　眼瞼けいれんは，眼輪筋の間欠性，または持続性の不随意な収縮により，開瞼困難を来す疾患であり，羞明や違和感，抑うつ感などを合併することがある．自覚症状には，「まぶしい」「瞬きが多い」「目を開けていられない」「目が乾く，しょぼしょぼする，痛い」「手を使って目を開けなければならないときがある」などが挙げられる．治療の第一選択はA型ボツリヌス毒素（ボトックス）の注入であるが対症療法である．患者の中には，金銭的な負担やボツリヌス菌の無効などを理由に手術を希望する方もいる．手術方法としては，閉瞼筋切除術，前頭筋吊り上げ術，ミュラー筋剥離術（advanced desensitization of mechanical receptor of Müller's muscle〔ADM〕手術），眼瞼下垂手術などが挙げられる．本稿では，眼輪筋の部分切除＋前頭筋吊り上げ術を紹介する．

## 手術適応

　眼瞼けいれんに対する外科的治療の中に完全なものはまだ存在せず，手術の適応に関しては症例の蓄積が必要である．筆者は外科的治療では本法を行うことが多い．

## 手術方法

　「眼輪筋除去＋前頭筋吊り上げ術」のシェーマを図1に示す．

　眼輪筋下を上眼瞼から眉毛下まで剥離する（図1A）．次に，眉毛下を切開し上眼瞼の創と交通させる（図1B）．眼輪筋を除去する（図1C）．眼窩隔膜下から眉毛上までトンネルを作成する（図1D）．作成したトンネルにPTFE（polytetrafluoroethylene）シートを留置し下端を瞼板に固定する（図1E）．眼窩隔膜と皮膚の間に脂肪を入れ固定する（図1F）．上眼瞼と眉毛下を閉創する（図1G）．PTFEシートの上端を固定し眉毛上を閉創する（図1H）．

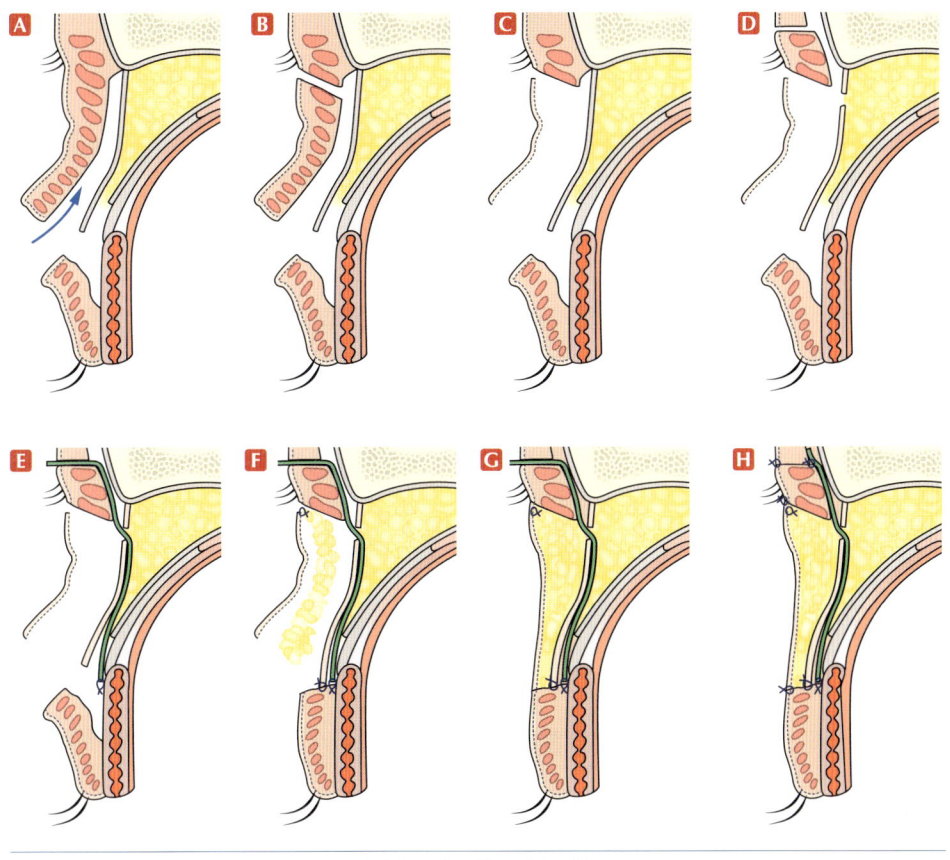

**図1 眼輪筋除去＋前頭筋吊り上げ術のシェーマ**

**手順** ▶ **手術の実際（動画1）**

手術動画
**WEB**

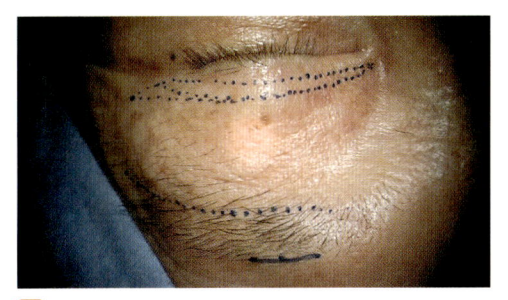

**1 デザイン.** 重瞼ラインを瞼縁から5mmに，余剰皮膚を2mm切除するデザインとした．その他に，眉毛下皮膚切開，瞳孔中央ラインでの眉毛上切開をデザインする．眉毛下の皮膚切開に関しては，以前は眉毛上のみの長い切開を行っていたが，前頭筋吊り上げ術を併用する際に，眉毛上の創が大きいとPTFEシートの固定が安定しないこと，眉毛上の切開創の距離が長いと傷が目立つことから，現在は眉毛下切開を用いつつ，眉毛上切開は12mm幅としている．

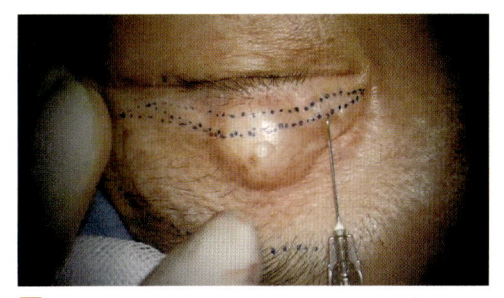

**2 局所麻酔.** エピネフリン入りキシロカイン®1%を片側（重瞼部，眉毛下，眉毛上，トンネル作成部）に合計5.0mL皮内に注入する．

**3** **麻酔薬の浸潤.** 乾いた新しいガーゼの上から，膨隆した皮膚をつまんで麻酔薬を浸潤させる.

**4** **皮膚切開.** 5分経過したら，上眼瞼部の皮膚を15番メス，または高周波メスを用いて切開する.
**POINT** 左手の示指および中指で皮膚に緊張を加えておくとデザイン通りに切開しやすい.

**5** **眼輪筋切開.** 重瞼ラインにおいては，皮膚切開後に眼輪筋も切開しておく. 頭側のラインは眼輪筋の切開は行っていない.

**A**
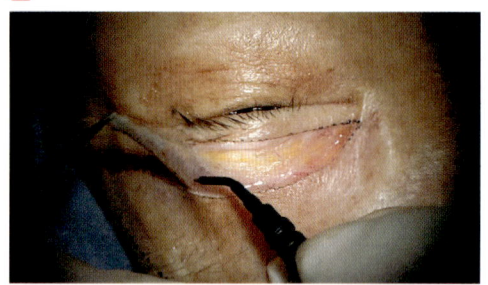

**B**
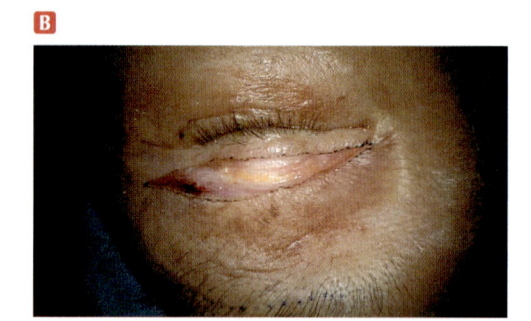

**6** **皮膚および眼輪筋の切除.** 剪刀，または高周波メスを用いてデザインした皮膚および眼輪筋を切除する（A：皮膚と眼輪筋を切除，B：皮膚と眼輪筋切除後）. 切除後では創の上下にピンク色の眼輪筋が残存しており，黄色の部位は眼輪筋下筋膜である.

**A**
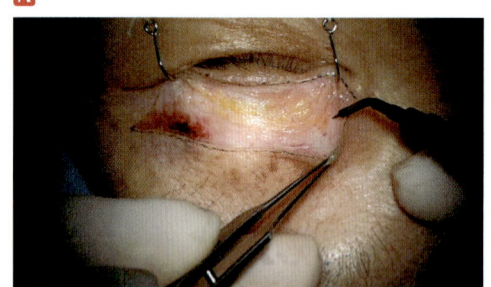

**B**
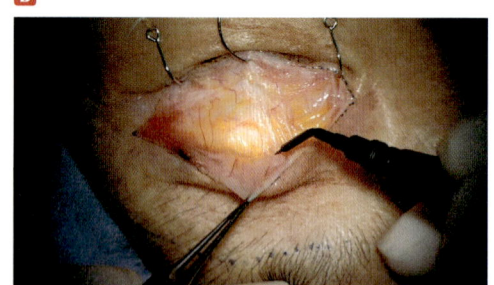

**C**
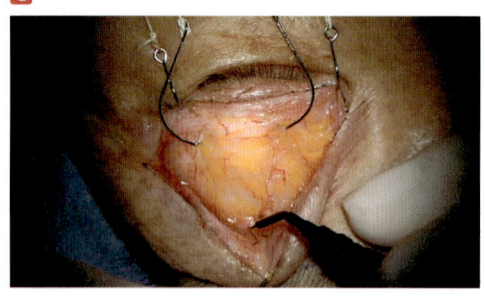

**7** **頭側の眼輪筋下の剥離.** 釣針鈎で尾側の眼輪筋を2カ所で牽引後，頭側の眼輪筋下を剥離していく. この際，スプリング剪刀，または高周波メスを用いて剥離する.
**POINT**
A 眼輪筋下の縦に走る血管や神経を下床に落とすようにすると層の違いがわかりやすい.
B 頭側にいくほど剥離が困難になるため，尾側中央に釣針鈎で眼輪筋や眼輪筋下筋膜を牽引すると容易になる.
C 眉毛下までしっかり眼輪筋下を剥離する.

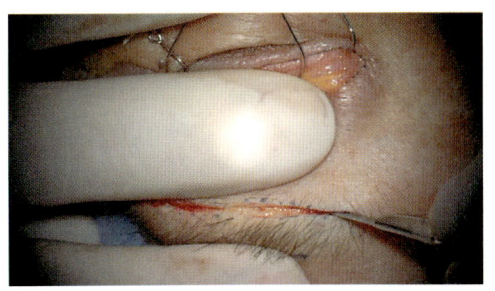

**8** **眉毛下皮膚切開.** 眼輪筋下の剥離が完了したら，15番，または15Cメスで眉毛下に皮膚切開を加える.

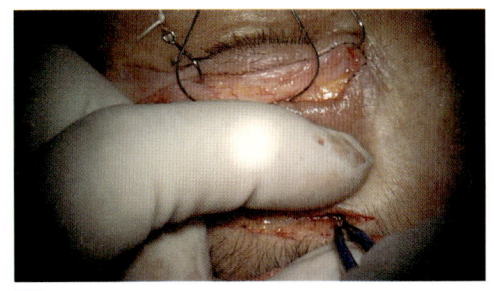

**9** **眉毛下の創の止血.** こまめに止血をしておく.

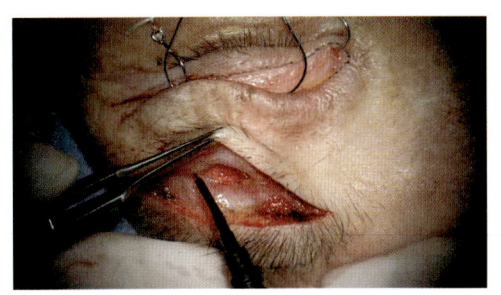

**10** **上眼瞼と眉毛下の創をつなげる.** 眉毛下から眼輪筋を切開し，上眼瞼と眉毛下の創をつなげる.

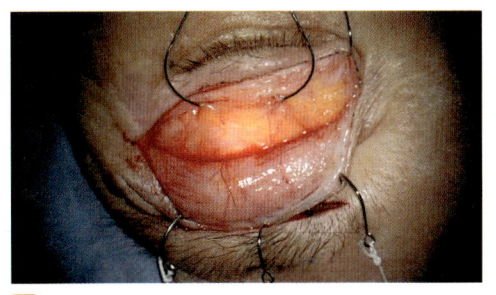

**11** **皮膚を翻転.** 釣針鈎を3本用いて，皮膚を翻転する.

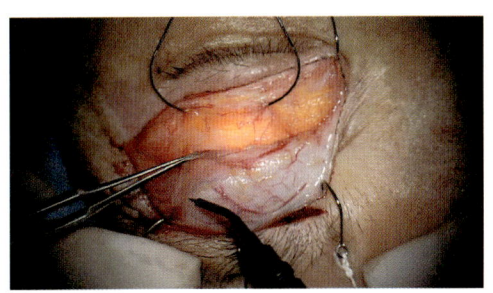

**12** **皮膚と眼輪筋の間を剥離.** 皮膚側に血管網を残しながら眼輪筋を挙上していく.

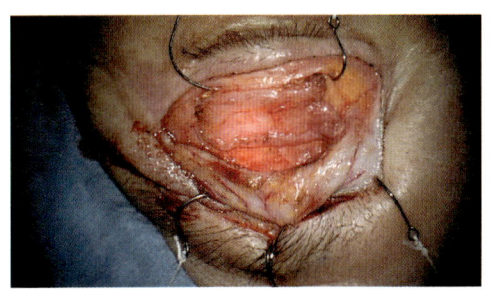

**13** **眼輪筋を除去.** 上眼瞼と眉毛下の間の眼輪筋を切除したところ（limited myectomy）を示す.

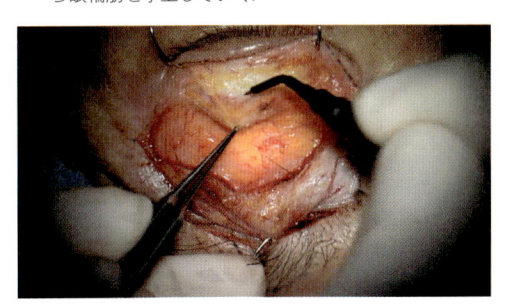

**14** **瞼板上縁の展開.** 創の尾側から瞼板を露出させ，露出したら瞼板に沿って頭側に剥離し瞼板上縁を展開する.

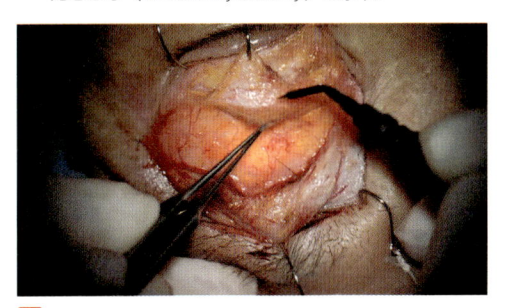

**15** **トンネル作成開始.** 眼輪筋下筋膜の裏を剥離する.

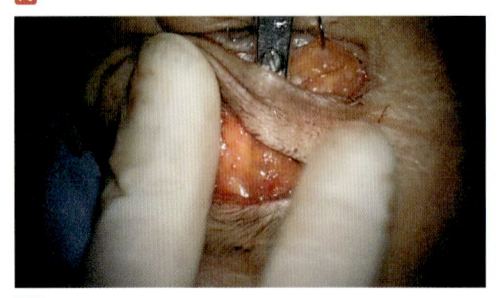

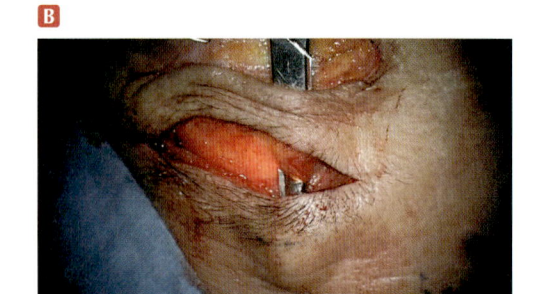

**16** **トンネルおよび眉毛上のポケット作成.** シグマ形成剪刀曲を眼輪筋下筋膜の裏に挿入し，頭側にトンネルを形成し隔膜を突き破った後に，眉毛下の皮下の層に入り，眉毛上を 10mm 越えてポケットを作成する（A，B）.

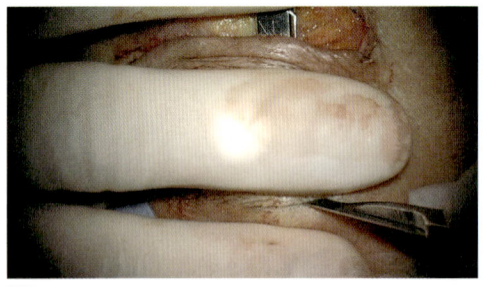

**17** **眉毛上皮膚切開.** シグマ形成剪刀曲を入れたまま眉毛上のデザインを切開する.

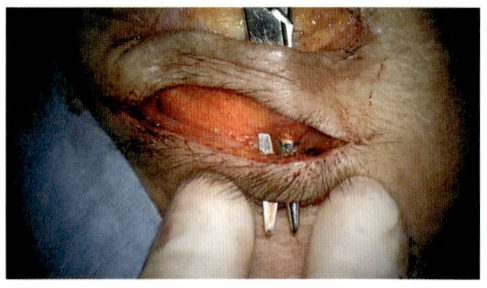

**18** **トンネルの完成.** シグマ形成剪刀曲を尾側に引いて，眉毛上の創から先端を突き出すことで，トンネルを完成させる.

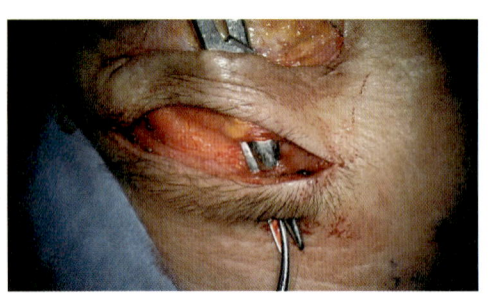

**19** **モスキート鉗子でシグマ形成剪刀曲の先端を把持.** モスキート鉗子でシグマ形成剪刀曲の先端を把持しモスキート鉗子を上眼瞼の創に誘導する.

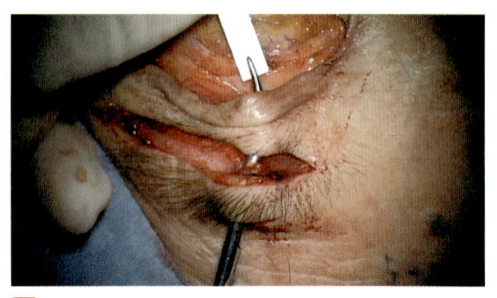

**20** **モスキート鉗子で PTFE シートを把持.** モスキート鉗子で PTFE シートを把持し，PTFE シートを眉毛上の創に誘導する.

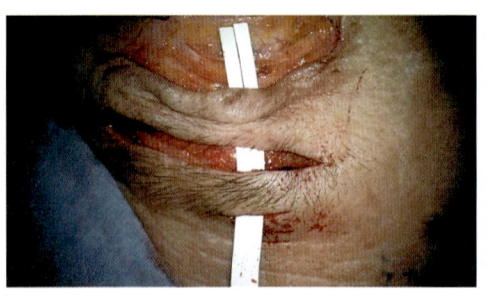

**21** **トンネルに PTFE シートを通す.** トンネルに PTFE シートが通ったところである.

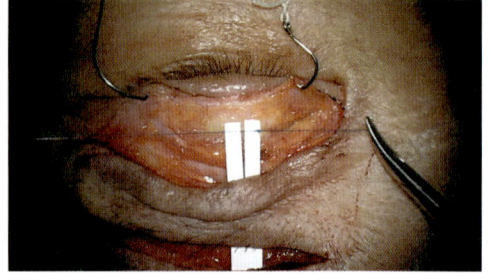

**22** **PTFE シート下端を瞼板に固定.** PTFE シートの下端をそれぞれ瞼板上縁付近に 6-0 プロリーン® を用いて固定する.
**POINT** それぞれ 2 針ずつ固定する.

**23** **中留め．** PTFE シートの二股の間で，6-0 プロリーン®を用いて瞼板と睫毛側の皮下を固定する．さらに PTFE シートの内側と外側で瞼板と睫毛側の皮下を固定し前葉の一体化をしておく．

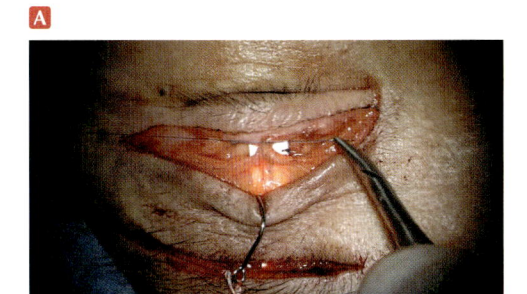

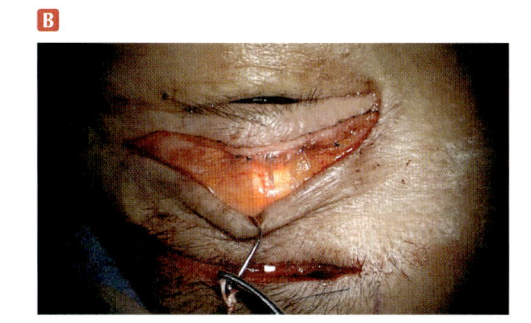

**24** **PTFE シートの被覆．**
　**A** 6-0 プロリーン®を用いて PTFE シートを被覆する．
　**B** PTFE シートの被覆が完了した．

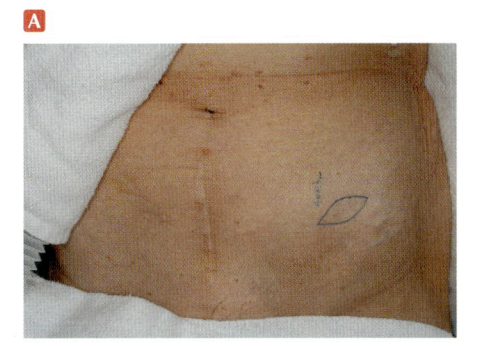

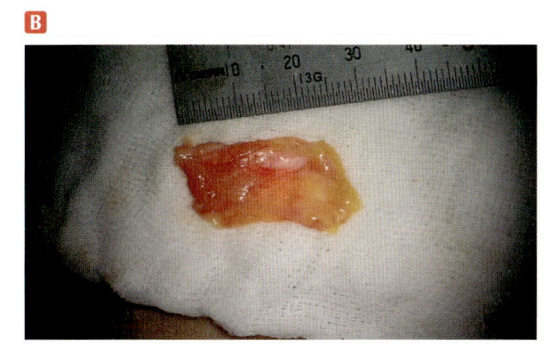

**25** **腹部から真皮脂肪採取．** 今回は上眼瞼溝が深い症例であったため，腹部から真皮脂肪を採取した（A）．通常は真皮脂肪移植を併用する必要はない．採取した真皮側を少し残して 0.5g に真皮脂肪をトリミングした（B）．

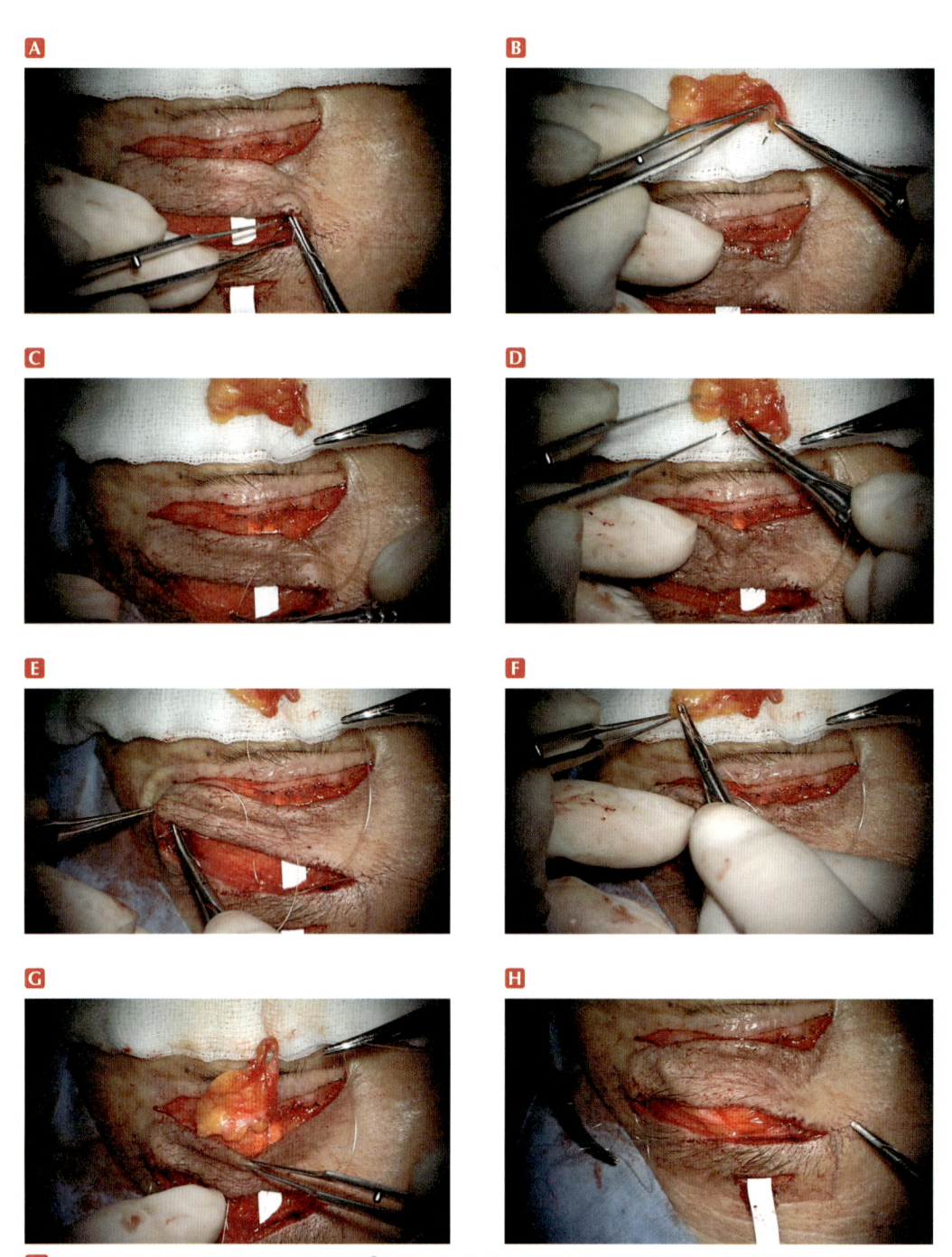

**26** **眉毛下の皮下に真皮脂肪を固定.** 5-0PDS®を用いて，眉毛下の皮下と移植脂肪を固定する．移植脂肪の真皮側を腹側（天井側）にしている．内側（A，B），中央（C，D），外側（E，F）の3カ所で通糸する．真皮脂肪を皮下に留置して（G），結紮する（H）.

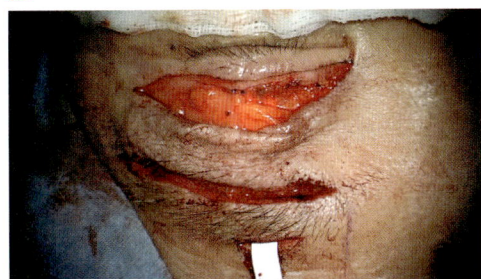

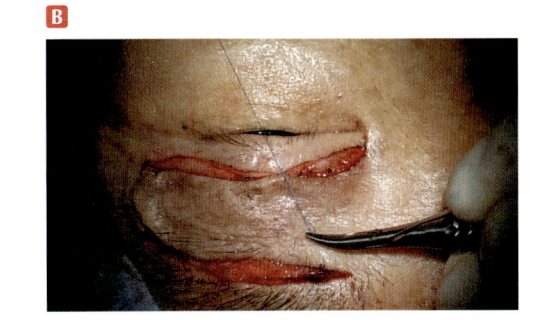

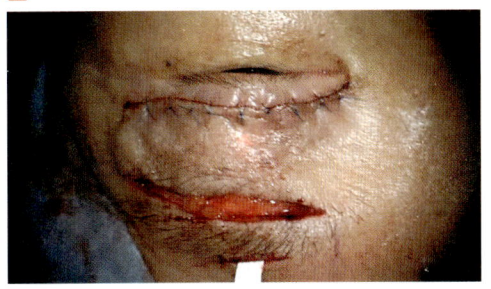

**27** **上眼瞼を縫合.** 尾側の皮膚，脂肪，頭側の皮膚に通糸し結紮する．これを3カ所程度で行い，それ以外は尾側の皮膚と頭側の皮膚を通常通りに縫合する（A〜C）.

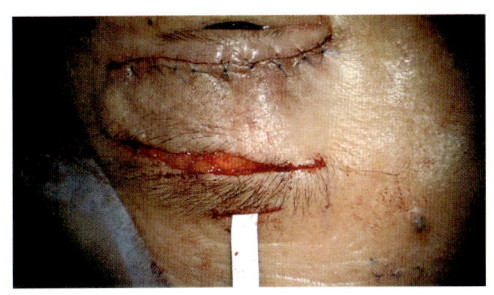

**28** **眉毛下の創の真皮縫合.** 今度は眉毛下の創を5-0PDS®を用いて真皮縫合する.

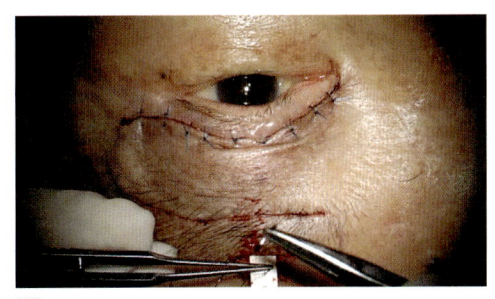

**29** **頭側のPTFEシートを固定.** 頭側のPTFEシートを前頭筋および眉毛中央の真皮に5-0ナイロン糸を用いて固定する.

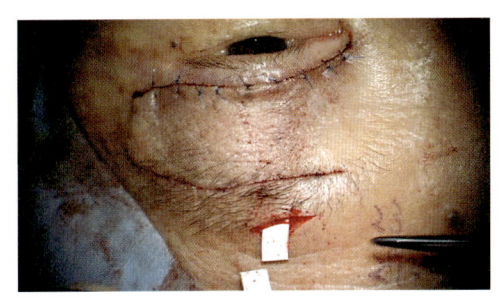

**30** **余剰PTFEシートを切除.** 頭側に8mm残してPTFEシートを切除する.

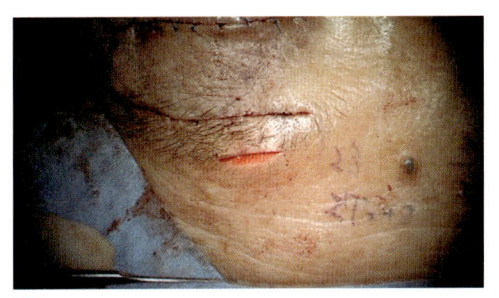

**31** **PTFEシートの頭側断端を皮下に埋入.** PTFEシートの断端をあらかじめ作成しておいた皮下ポケットに埋入する.
**POINT** PTFEシートの角が曲がらないように気を付けて埋入する.

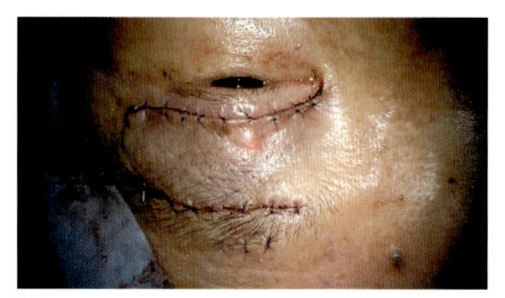

**32 閉創.** 眉毛下と眉毛上の創の皮膚縫合を行う.

## 術後管理

　ドレッシングは生理食塩液に浸して絞ったガーゼをそれぞれ左右の傷にのせ，その上から乾いたガーゼをそれぞれのせている．抗菌薬の内服は3日間処方している．術後1日目に消毒およびガーゼ交換を行う．術後2日目までクーリングを施行している．術後3日目にガーゼを外して，洗顔およびシャワー浴を開始とすることが多い．就寝前の眼軟膏の塗布を自己処置としている．術後7～10日で抜糸を行い，抜糸翌日より入浴を開始としている．抜糸後の経過は順調であれば，術後1カ月，3カ月，6カ月で観察している．開瞼，角膜の状態，ドライアイ，自覚症状，傷痕，左右差などをチェックしていく．

## 合併症

### ① 眼瞼の腫脹

　特に抜糸までの間は腫脹がある．術後1カ月程度で腫脹は改善するが，厳密な腫脹の消退には3～6カ月かかる．留置する真皮脂肪が大きすぎると術後6カ月が経過してもbulky なままである．

### ② 血腫

　術翌日のガーゼ交換時に多くの出血が付着しており，結紮と結紮の間にコアグラが露出している場合には，その場で抜糸し生理食塩液で洗浄する．人工物を移植しているので，血腫や感染は避けたい．

### ③ 感染

　起こることは稀であるが，膠原病によりステロイド内服中の患者は注意が必要である．

### ④ 開瞼幅の左右差

　抜糸時に開瞼幅の左右差を認めたときには，経過を待つ．6カ月待ってから二期的に眉毛上の創から PTFE シートを留め直す．

### ⑤ 再発

　Honeymoon period といわれる時期が約3カ月あり，その間の患者の満足度は非常に高い．その後やや眼瞼けいれんは増悪する．しかし，術前よりも改善することが多い．

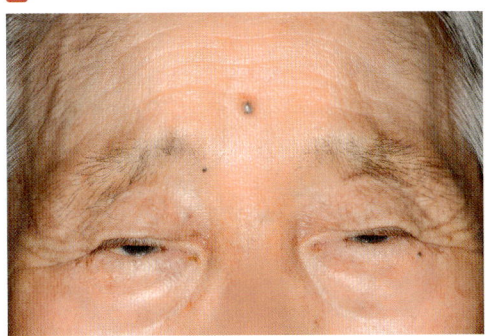 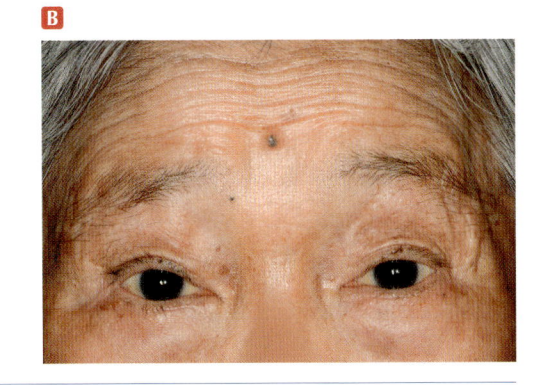

図2 84歳，女性の症例

## 症例提示
### （手術の実際と同一症例）

#### 84歳の女性

　ボトックスの注入を他院で施行されていたが，手術希望で当院を紹介受診した．開瞼失行を認める（図2A，動画2）．両眼輪筋除去＋前頭筋吊り上げ術後9カ月で開瞼の改善を認める．ボトックスの注入は施行していない（図2B，動画3）．

## まとめ

　現段階では，眼瞼けいれんに対して確実な治療方法は存在しないのが現状だが，少しでも患者のQOLが高まるよう，外科的治療からのアプローチも発展することを期待したい．

# 2 眼瞼けいれんに対するADM手術

小久保 健一 Kenichi Kokubo

WEB ▶動画

動画 1

## はじめに

眼瞼けいれんの外科的治療方法としては，閉瞼筋や眉毛周囲の筋の切開・切除術，前頭筋吊り上げ術，ミュラー筋剝離術（advanced desensitization of mechanical receptor of Müller's muscl〔ADM〕手術），眼瞼下垂手術などが挙げられる．ADM手術は2014年に松尾らが報告した比較的新しい手術方法である[1]．彼らはミュラー筋受容器が伸展されることで眉毛周囲の遅筋が収縮すると考えた．本法はミュラー筋を瞼板から外すことにより，受容体の感度を下げ症状を改善させるという理論から成り立っている．本稿では，日本の形成外科医が中心となって行っているADM手術を紹介する．

## 手術適応

眼瞼けいれんに対する外科的治療において完璧なものは存在せず，手術の適応に関しても症例の蓄積が必要である．野平らは，間代性眼瞼けいれん以外の眼瞼けいれんに対して本法の有効率は高いと報告している[2]．筆者は術後6カ月までの後戻りを経験し，現在はADM手術を外科的治療の第一選択としては行っていない．しかし今後，さまざまな術式との併用も含めて追試の報告が望まれる．

## 手術方法

ADM手術のシェーマを図1に示す．

瞼板前を展開する（図1A）．次に，結膜から挙筋腱膜とミュラー筋を一塊にして挙上する（図1B）．挙筋腱膜とミュラー筋の間を剝離し，ミュラー筋を少量切除する（図1C）．挙筋腱膜を前転し余剰腱膜を切除する（図1D）．重瞼形成をして皮膚縫合し終了する（図1E）．

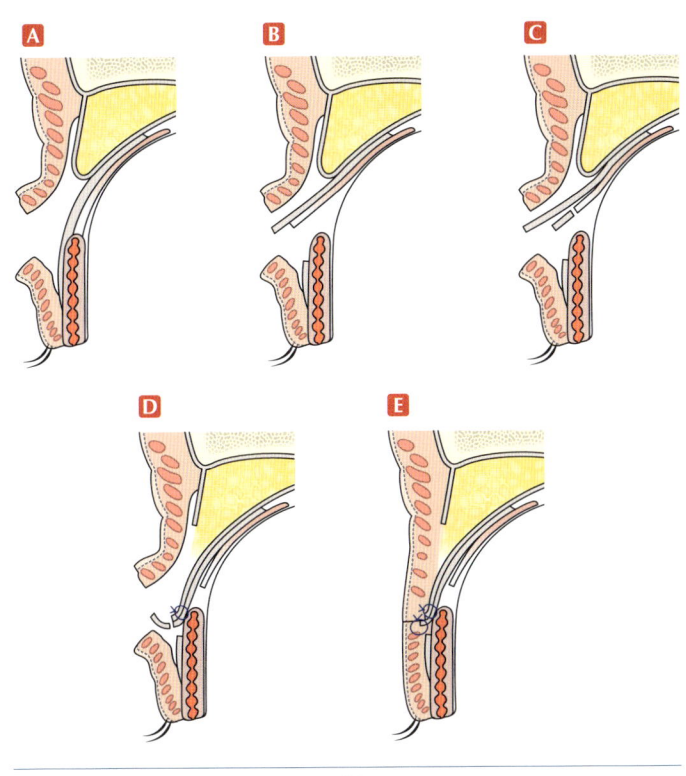

図 1 ADM 手術のシェーマ

手順 ▶ 手術の実際（動画 1）　手術動画 **WEB**

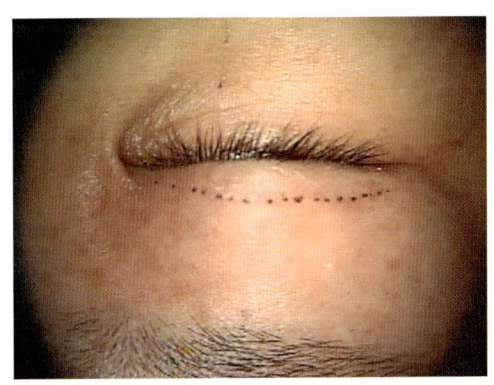

**1** **デザイン.** 生来の重瞼ラインを使用した. 術式は途中まで挙筋群短縮術と似ており, 同じ手技を用いる.

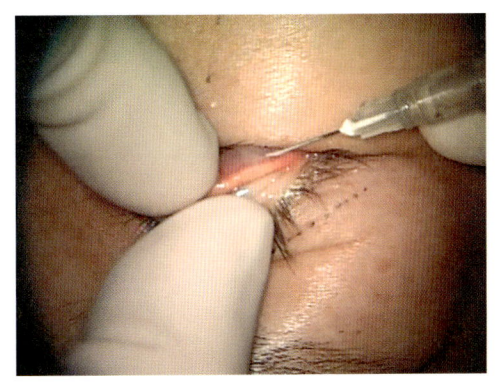

**2** **結膜下に局所麻酔.** 上眼瞼を2重翻転した後に, 結膜下にエピネフリン非含有キシロカイン® 1%を片側0.5mL 程度注入する.

**POINT** 結膜下を縦に走行している血管を避けて針を刺入し, 膨疹は指で直接伸ばすようにしている.

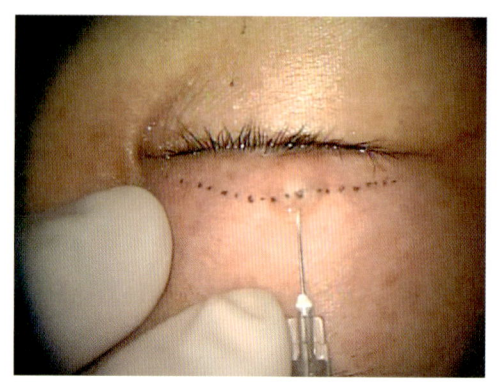

**3** 上眼瞼皮下に局所麻酔. 今度は上眼瞼にエピネフリン入りキシロカイン® 1%を片側 2.5mL 程度注入する. ここでも皮下の血管走行が認識できるときには, 避けて針を刺入する.

**POINT** 一度注入するとエピネフリンで白くなり透見できた血管も認識できなくなるため, 筆者は皮下の中央から局所麻酔を開始している.

**4** 麻酔薬の浸潤. 乾いた新しいガーゼの上から, 膨隆した皮膚をつまんで麻酔薬を浸潤させる.

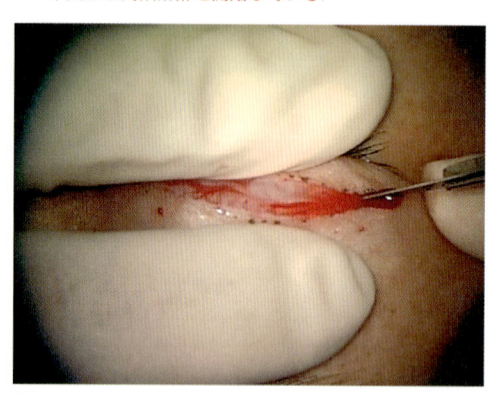

**5** 皮膚および眼輪筋の切開. 5分経過したら, 上眼瞼部の皮膚を 15 番メス, または高周波メスを用いて皮膚切開する.

**POINT** 左手の示指および中指で皮膚に緊張を加えておくとデザイン通りに切開しやすい.

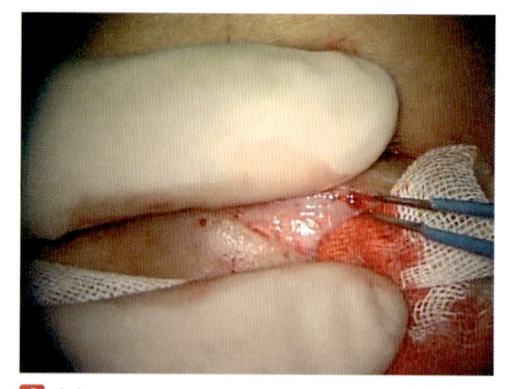

**6** 止血. バイポーラ鑷子を用いて, 凝固止血を行う.

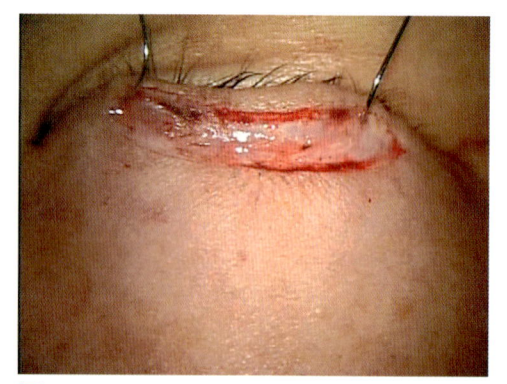

**7** 尾側に釣針鈎で牽引. 創の尾側の内側と外側の眼輪筋にそれぞれ釣針鈎をかけ, 尾側に牽引しておく.

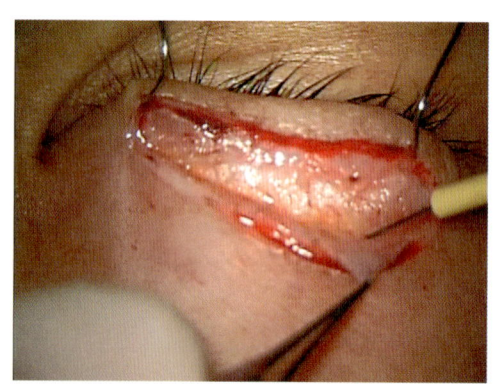

**8** 頭側の眼輪筋下の剝離. 頭側の眼輪筋下を剝離していく. この際, スプリング剪刀, または高周波メスを用いて剝離する.

**POINT** 眼輪筋下の縦に走る血管や神経を下床に落とすようにすると層の違いがわかりやすい.

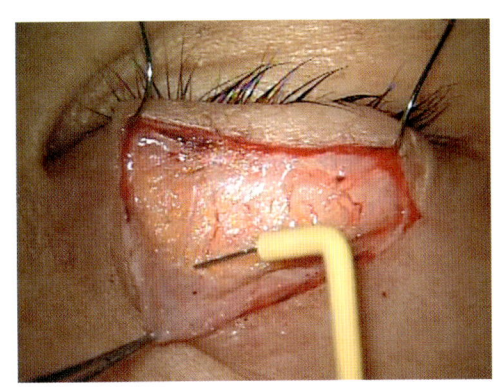

**9** さらに頭側に眼輪筋下を剝離. 頭側にいくほど剝離が困難になるので，尾側の中央に釣針鈎で眼輪筋やその下の筋膜を牽引したり，左手の鑷子で頭側の眼輪筋を腹側（天井側）に牽引したりするとよい.

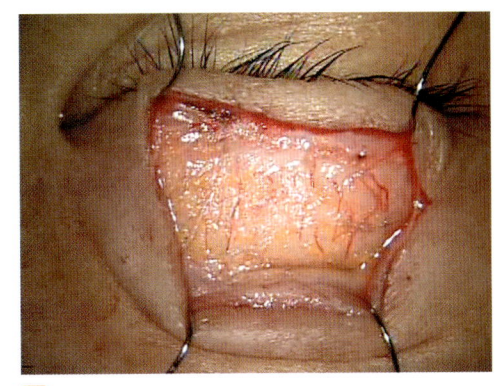

**10** 頭側に釣針鈎で牽引. 頭側も，内側と外側の2カ所で眼輪筋に釣針鈎をかけ牽引する.

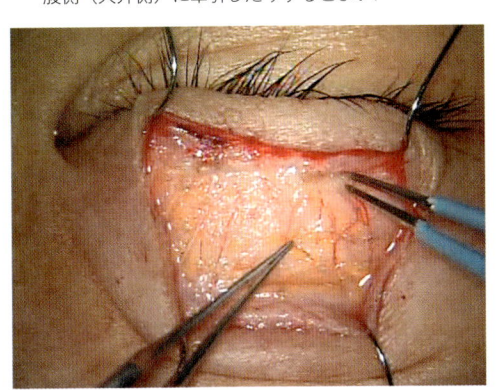

**11** 瞼板前組織を凝固. 瞼板を露出するために，あらかじめ瞼板前組織を凝固しておく.

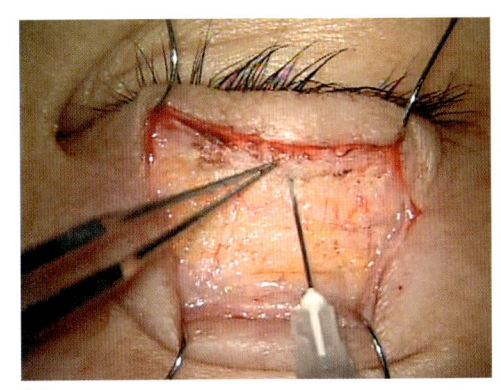

**12** 瞼板前組織にエピネフリン非含有キシロカイン®1%による局所麻酔. 瞼板前組織にエピネフリン非含有キシロカイン®1%を3〜4カ所注入する.

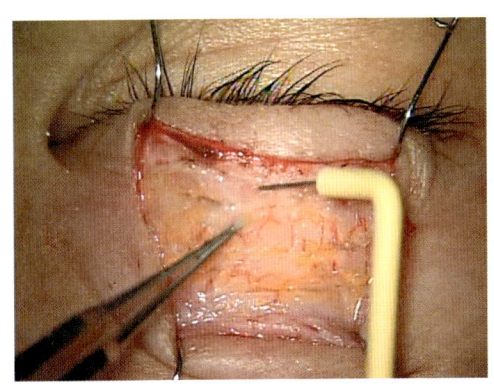

**13** 瞼板前組織を切開. 凝固しておいたラインの上をラジオ波やスプリング剪刀を用いて切開し瞼板を展開する.

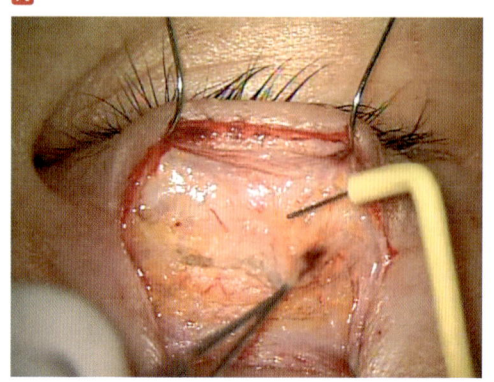 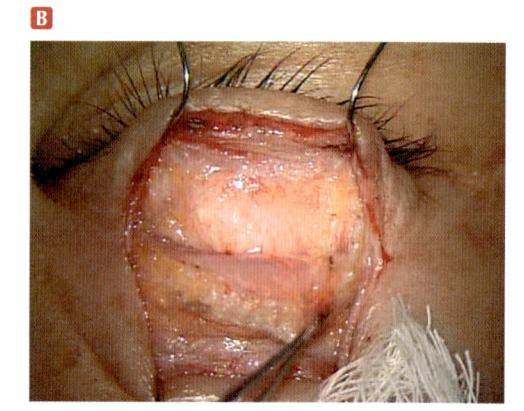

**14** **瞼板上を頭側に向かって剝離.** 瞼板に到達したら，瞼板上縁に向かって剝離していく（A，B）.

**POINT** この際，ラジオ波やスプリング剪刀を使用する．ラジオ波は瞼板に穴を開ける可能性があり，慣れるまではスプリング剪刀を用いて，刃を瞼板と平行にして刃先の弯曲は腹側（天井側）に向けて剝離をすると瞼板を傷つけずにすむ.

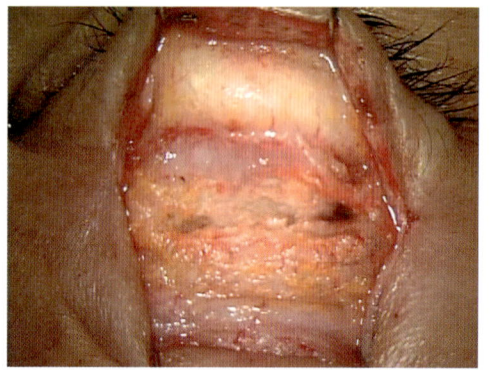 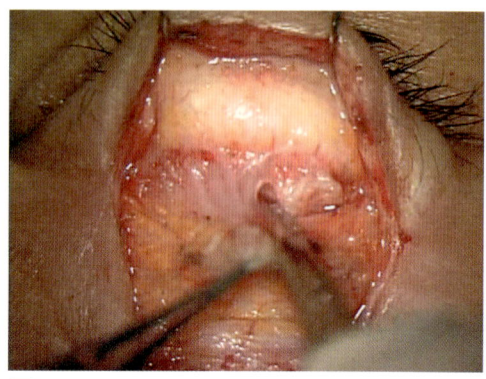

**15** **尾側の釣針鈎をかけ直す.** 尾側の釣針鈎を深くかけ直し，やや強めに牽引する．すると瞼板上縁がさらに見やすくなる.

**16** **ミュラー筋に小孔を開ける.** 瞼板上縁より3mm程度頭側で，ミュラー筋に小孔を開ける．これはミュラー筋と結膜の間を剝離するために行っておくとよい．この際，小孔は結膜がしっかり見える深さまで開けておく.

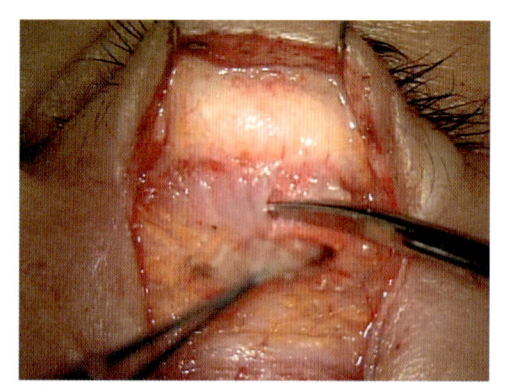 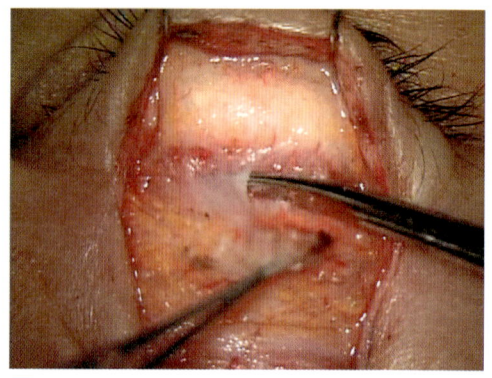

**17** **小孔にスプリング剪刀を差し込む.** 小孔にスプリング剪刀を縦方向にして挿入する.

**18** **ミュラー筋と結膜の間を剝離.** スプリング剪刀を用いて横方向にミュラー筋を剝離する.

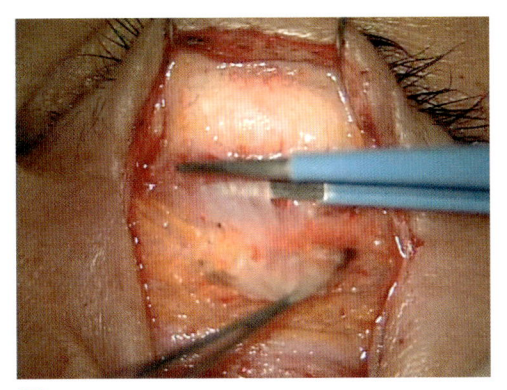

**19** **ミュラー筋を凝固.** ミュラー筋と結膜の間にバイポーラ鑷子の片方を挿入し凝固する.

**POINT** この際，焼灼時間が長い，またはバイポーラの設定が強すぎると熱が結膜まで伝わってしまい，切離するときに結膜に穴を開ける可能性があるため，気を付けておく. 慣れるまでは，バイポーラの設定は皮膚を凝固する場合の半分くらいにしておくとよい.

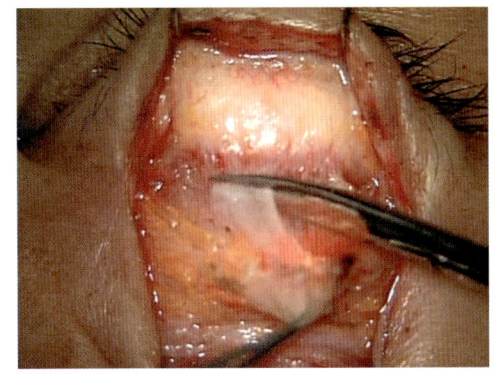

**20** **ミュラー筋の切離.** スプリング剪刀の片刃を小孔に差し込み，ミュラー筋を切離する.

**POINT** この「ミュラー筋と結膜の間を剥離→ミュラー筋を凝固→ミュラー筋の切離」を繰り返すことで，完全に瞼板上縁からミュラー筋が離断される.

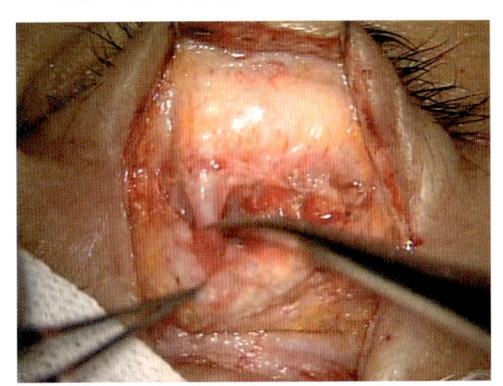

**21** **頭側に向かってミュラー筋と結膜の間を剥離.** 今度はスプリング剪刀を用いて，頭側に向かって結膜とミュラー筋の間を剥離していく.

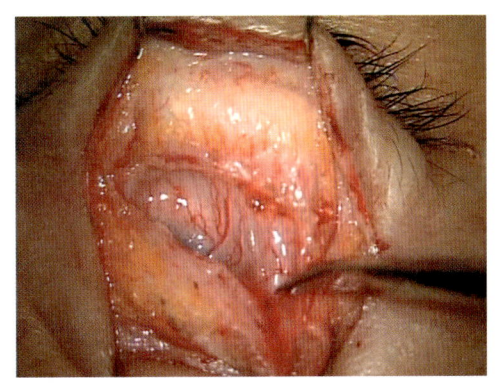

**22** **さらにミュラー筋と結膜の間を剥離.** 結膜上を縦に走行している血管が時折ミュラー筋内に入り込むこともあるので，適宜バイポーラ鑷子で焼灼しながら剥離を進めていく.

**POINT** スプリング剪刀は先端を少しだけ広げておき，尾側から頭側にミュラー筋をこするようにするとよい.

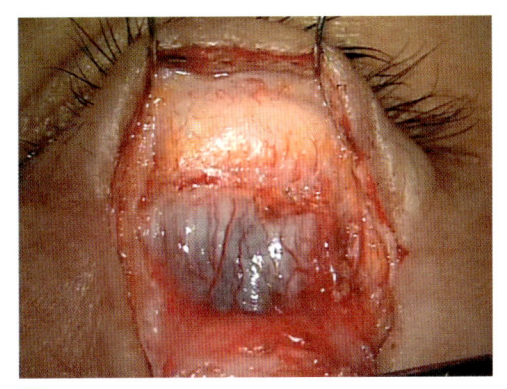

**23** **円蓋部付近まで剥離したところ.** 円蓋部付近までミュラー筋と結膜を剥離する.

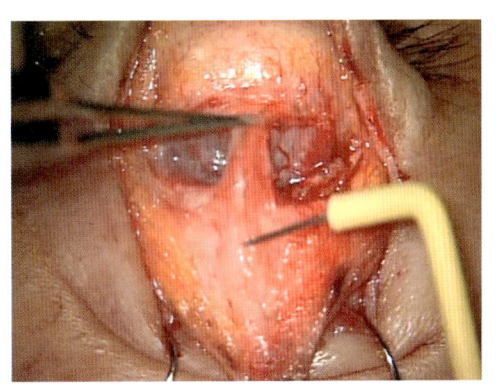

**24** **挙筋腱膜とミュラー筋の間を剥離.** 挙筋腱膜を釣針鈎を用いて頭側に牽引しておき，左手の鑷子でミュラー筋を把持し，右手の剪刀やラジオ波を用いて剥離を行う.

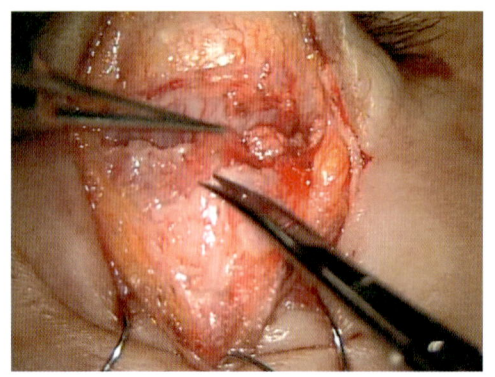

**25** **挙筋腱膜とミュラー筋の間をさらに剥離.** 適宜止血を
しながら，スプリング剪刀で挙筋腱膜とミュラー筋の
間をさらに剥離する.

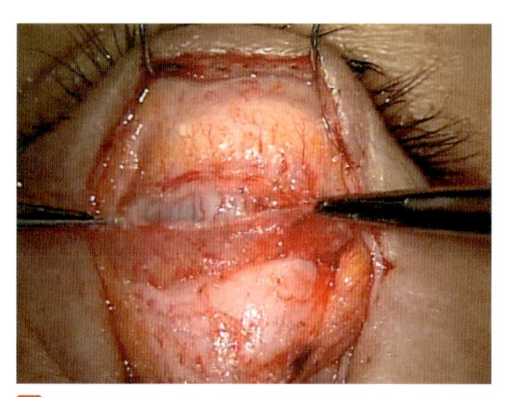

**26** **挙筋腱膜とミュラー筋の間の剥離完了.** ミュラー筋が
結膜からも挙筋腱膜からもフリーになった状態を示す.

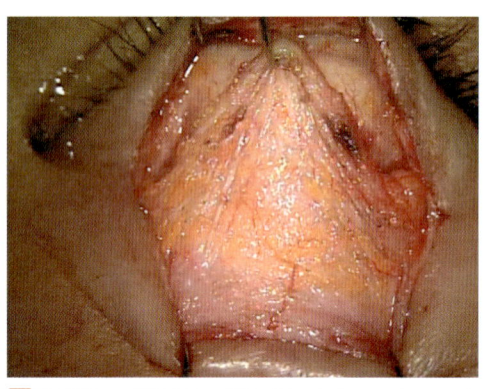

**27** **眼輪筋下の層に戻る.** 挙筋腱膜の表面にアプローチす
るため，釣針鈎を尾側にかけて，眼輪筋下の層に術野
を戻す.

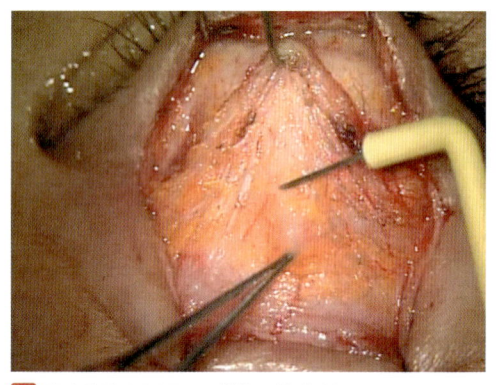

**28** **眼窩脂肪を展開.** 眼輪筋下筋膜を切開，ROOF を切
開する，そして，眼窩隔膜を切開後に眼窩脂肪に到達
する.

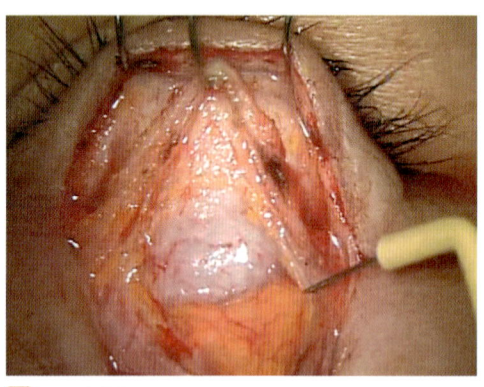

**29** **挙筋腱膜表面を展開.** 左手の鑷子で眼窩脂肪を頭側に
持ち上げながら，眼窩脂肪と挙筋腱膜の間を剥離して
いく.

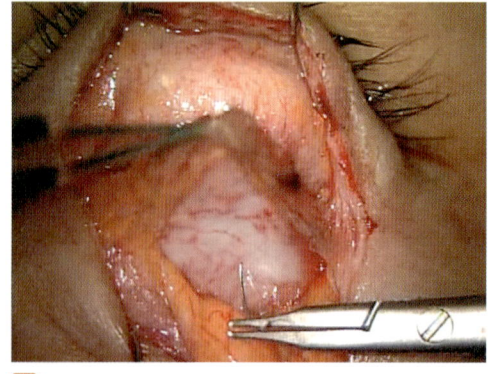

**30** **挙筋腱膜に通糸.** 挙筋腱膜を瞼板に固定する．まずは
挙筋腱膜の表面から裏面に向かって縦方向に 6-0 プ
ロリーン®を通糸する.

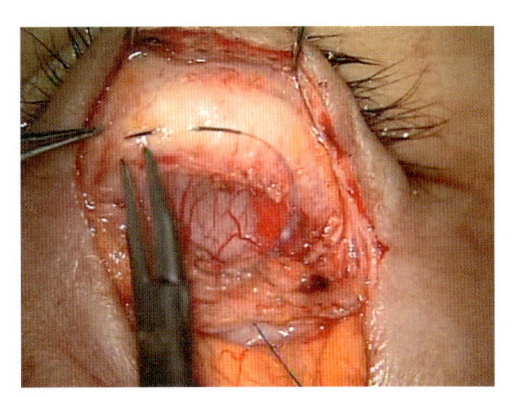

**31** **瞼板に通糸**．瞼板に横方向に通糸する．

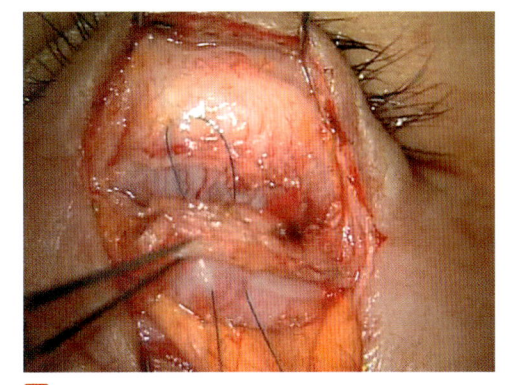

**32** **挙筋腱膜に通糸**．挙筋腱膜の裏面から表面に向かって縦方向に通糸する．

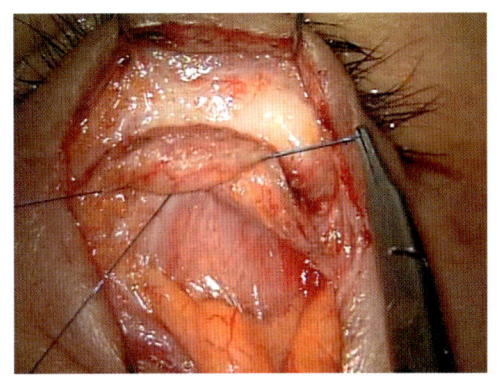

**33** **片蝶々結びで仮結紮**．片蝶々結びで仮結紮し，上眼瞼の形やピークを確認する．

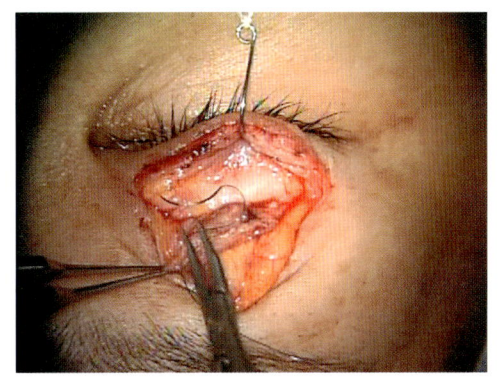

**34** **内側も挙筋腱膜と瞼板を固定**．内側も中央と同様に挙筋腱膜と瞼板を固定する．

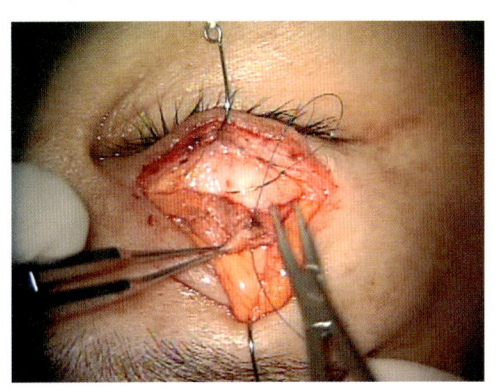

**35** **外側も挙筋腱膜と瞼板を固定**．外側も中央と同様に挙筋腱膜と瞼板を固定する．

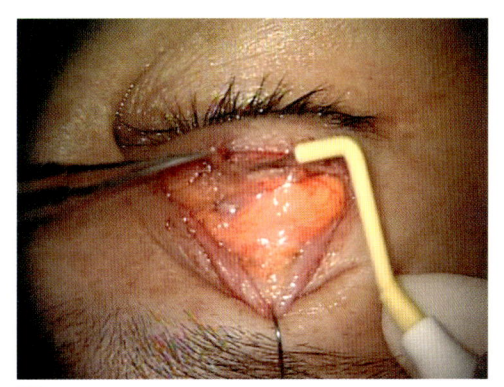

**36** **余剰挙筋腱膜の切除**．余剰挙筋腱膜を切除する．
**POINT** 切除しすぎると，重瞼形成時に睫毛が外反しすぎたり，眼瞼下垂が起きる．これらを防ぐために，挙筋腱膜を尾側の皮膚にかぶせて，創の睫毛側と重なる位置で挙筋腱膜を切除する．

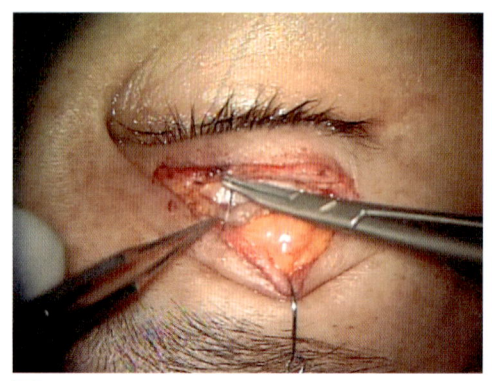

**37** **挙筋腱膜断端に通糸.** 重瞼形成（挙筋腱膜の断端を睫毛側の皮下に固定）の操作に移る．まず，挙筋腱膜断端に 6-0 プロリーン®を縦方向に通糸する．

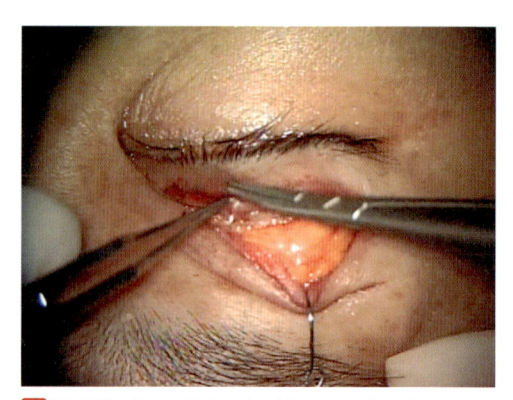

**38** **睫毛側の皮下に通糸.** 睫毛側の皮下に縦方向に通糸する．

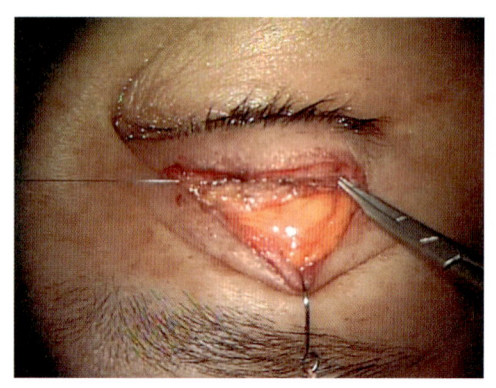

**39** **結紮.** 4〜5 カ所で結紮を行う．

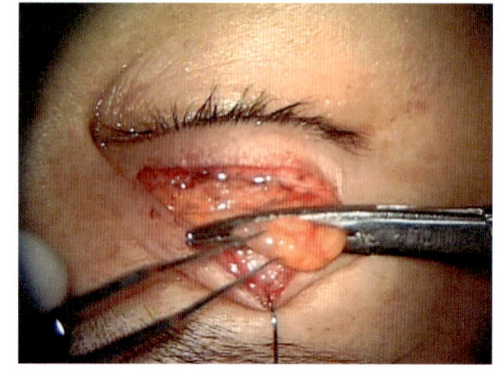

**40** **眼窩脂肪の除去.** 余剰眼窩脂肪を認めたので，エピネフリン非含有キシロカイン®1％を注入後，モスキート鉗子で除去する脂肪を挟んで，スプリング剪刀で除去後，脂肪断端をバイポーラ鑷子で焼灼する．

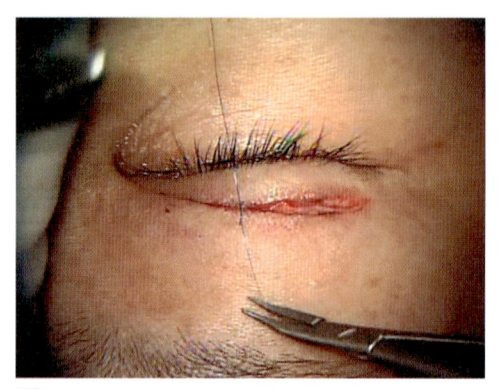

**41** **皮膚縫合.** 6-0 プロリーン®を用いて，皮膚縫合を行う．

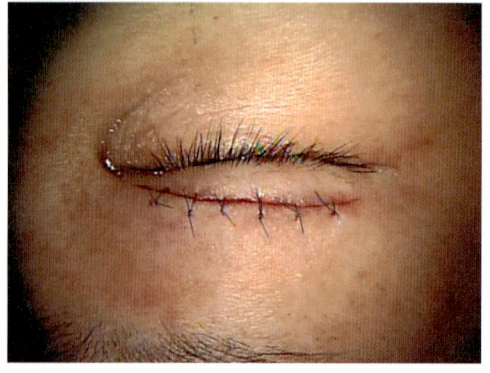

**42** **術直後.**

## 術後管理

ドレッシングは生理食塩液に浸して絞ったガーゼをそれぞれ左右の傷にのせ，その上から乾いたガーゼをそれぞれのせている．抗菌薬の内服は3日間処方している．術後1日目に消毒およびガーゼ交換を行う．術後2日目までクーリングを施行している．術後3日目にガーゼを外して，洗顔およびシャワー浴を開始とすることが多い．術後10〜14日で抜糸を行い，抜糸翌日より入浴を開始としている．抜糸後の経過は順調であれば，術後1カ月，3カ月，6カ月で観察している．自覚症状，上方視，速瞬，軽瞬，強閉瞼，傷痕，左右差などをチェックしていく．

## 合併症

### ① 眼瞼の腫脹

特に抜糸までの間は腫脹がある．術後1カ月程度で腫脹は改善するが，厳密な腫脹の消退には3〜6カ月かかる．

### ② 血腫

術翌日のガーゼ交換時に多くの出血が付着しており，結紮と結紮の間にコアグラが露出している場合には，その場で抜糸し生理食塩液で洗浄する．

### ③ 感染

起こることは稀である．

### ④ 開瞼幅の左右差

抜糸時に開瞼幅の左右差を認めたときには，その場（外来処置室）でタッチアップを行う．

### ⑤ 再発

Honeymoon period[3]といわれる症状改善の時期が約3カ月あり，その後，眼瞼けいれんは増悪を認めることが多い．

## 症例提示
## （手術の実際と同一症例）

### 31歳の女性

A型ボツリヌス毒素（ボトックス）の注入を他院で施行されていたが，手術希望で当院を紹介受診した．眼瞼けいれんを認める（図2A）．

ADM手術後3カ月で患者の自覚症状も改善した（図2B）．

ADM手術後6カ月で3カ月時よりも自覚症状は増悪した（図2C）．

## まとめ

松尾らによる2014年の本法の報告[1]から10年が経過した．現段階では眼瞼けいれんに対して確実な治療方法は存在しないが，少しでも患者のQOLが高まるよう，さまざまな外科的治療からのアプローチが発展することを期待したい．

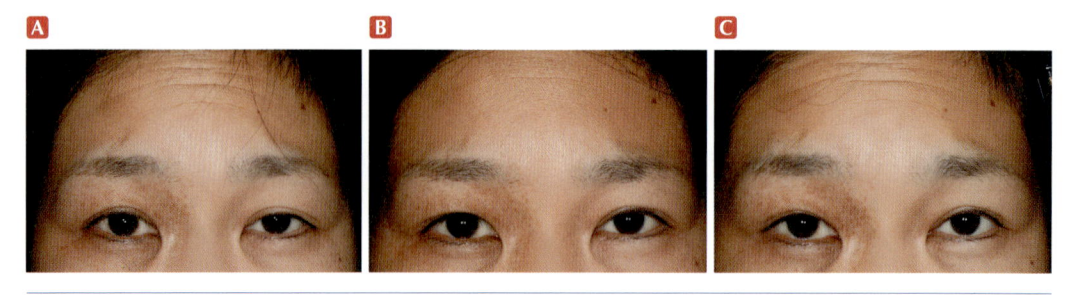

**図 2　31 歳，女性の症例**

Ⓐ 術前．眼瞼けいれんを認める．　　　Ⓑ ADM 手術後 3 カ月　　　Ⓒ ADM 手術後 6 カ月

［**文 献**］

1) Matsuo, K. Ban, R. Ban, M. et al. Desensitization of the Mechanoreceptors in Müller's Muscle Reduces the Increased Reflex Contraction of the Orbicularis Oculi Slow-Twitch Fibers in Blepharospasm. Eplasty. 14, 2014, e33.

2) 野平久仁彦，矢島和宣．眼瞼痙攣に対する上眼瞼 ADM 手術．PEPARS．171，2021，92-100.

3) Patil, B. et al. Upper lid orbicularis oculi muscle strip and sequential brow suspension with autologous fascia lata is beneficial for selected patients with essential blepharospasm. Eye（Lond）. 23（7）, 2009, 1549-53.

# 第9章

# 美容手術：最強の戦略

# 1 埋没法重瞼術

小久保 健一 Kenichi Kokubo

WEB ▶動画　　　

動画 1　　動画 2　　動画 3

## はじめに

　埋没法重瞼術は，本邦で最も行われている美容外科手術である．患者は低侵襲で二重を手に入れることが可能で，社会からのニーズがとても高い術式である．一方で，さまざまな術者のこだわりがあり，術式も多種多様である．今回は，トライアングル型の瞼板上縁法を解説する．

## 手術適応

　適応に関しては，余剰皮膚が比較的少ない二重を希望する症例としている．余剰皮膚が多い症例に対しても，希望があれば埋没法を行うこともあるが，余剰皮膚が少ない症例と比較してラインの設定がよりシビアとなる．また，皮膚が分厚い症例に対しては，再発のリスクが高いことをあらかじめ説明しておく．重瞼線の種類に関しては，末広型（図1）や平行型（図2）など患者の希望にできるだけ合わせるようにする．

　通糸する部位（穿通枝の作成）に関しては，瞼板法，瞼板上縁法，挙筋法などの報告があり，それぞれ長所，短所がある．筆者はラインが低い場合には瞼板上縁法，高い場合には挙筋法を用いており，瞼板法は行っていない（図3）．通糸の方法に関しては，トライアングル型，スクエア型，Multiple knot型などさまざまな方法がある（図4）．それぞれ瞼板変形を避けたい，多くのボリュームをすくいたい，再発を減らしたい，など術者によって重視するものが異なる．ここに上眼瞼のシェーマを示す（図5）．眼球と上眼瞼の

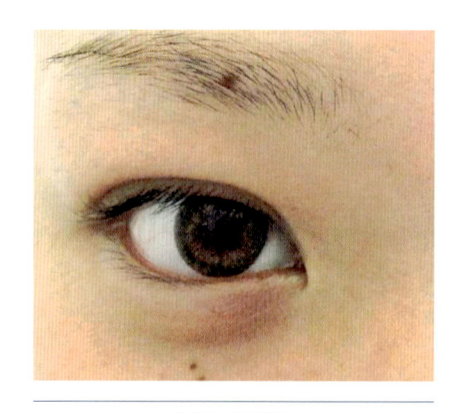

図 1　末広型

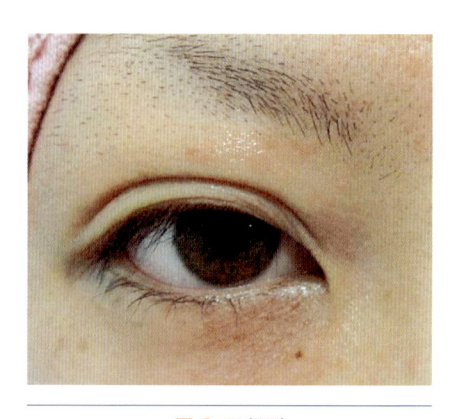

図 2　平行型

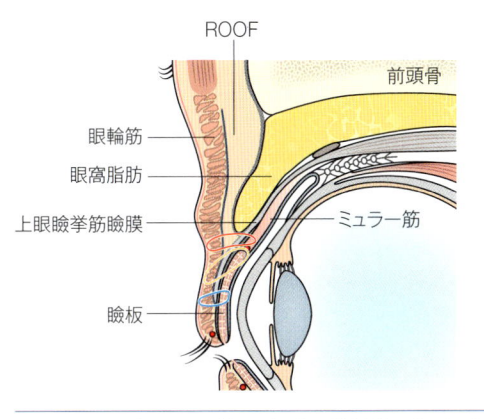

**図3 瞼板法，瞼板上縁法，挙筋法における通糸**

青線が瞼板法のとき，黄線が瞼板上縁法のとき，赤線が挙筋法のときの通糸である．

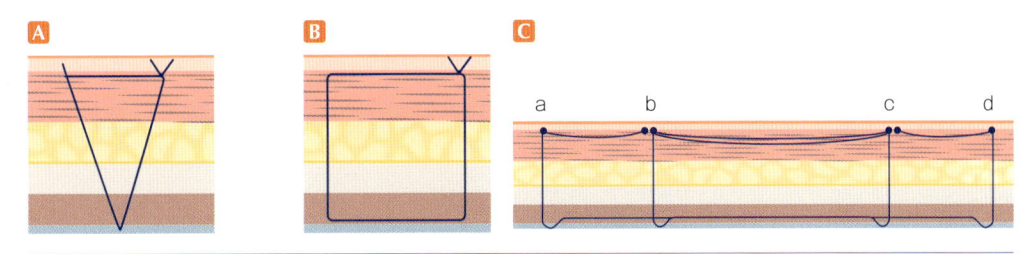

**図4 糸の通し方（通糸）**

A トライアングル型：瞼板変形を避けたい場合の通糸の方法である．
B スクエア型：多くのボリュームをすくいたい場合の通糸の方法である．
C Multiple knot 型：再発を減らしたい場合の通糸の方法である．

間にできる間隙は Kessing's space と呼ばれ，涙液が貯留している空間である[1]．そして，眼表面と最も密着している部位は lid wiper と呼ばれる[2]．これら2つは，眼瞼と眼球の密着および眼表面の動態に影響を与えており，筆者は上輪部角結膜炎などの眼表面摩擦関連疾患をひき起こさないよう，瞼板変形が少なく結膜側への影響が少ないと思われるトライアングル型のシンプルな通糸を用いている．

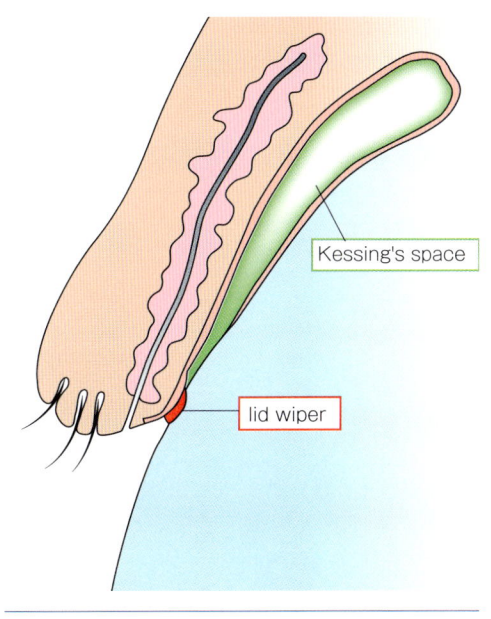

**図5 Kessing's space と lid wiper**

　まずは坐位で術前のシミュレーションおよびデザインを行う（動画1）.

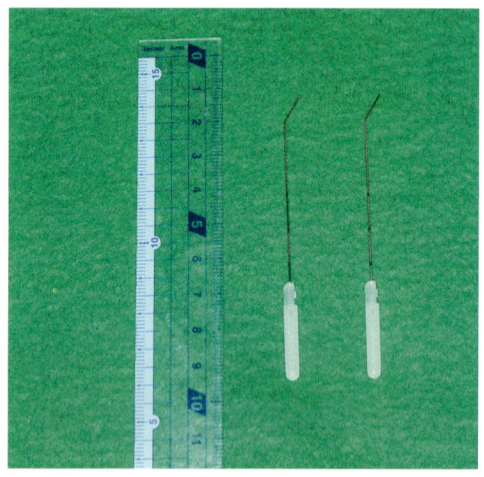

**1** **準備.** シミュレーションには，金属製の針金を用いる．涙道チューブのガイドの先端を8mmほど曲げて用いている．涙道ブジーを用いてもよい．また，マーキングには0.3mmの油性ペンを用いている．

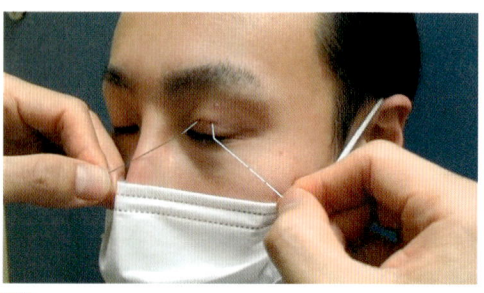

**2** **上眼瞼の2カ所で二重のラインを作成.** まずは患者に閉瞼してもらい，左上眼瞼角膜輪部の内側と外側のライン上に，術者の両手の針金を用いて点と点で二重を作成してみる．

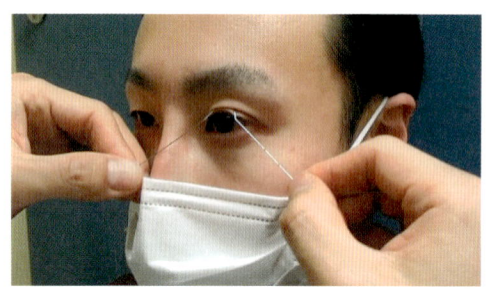

**3** **開瞼してもらう.** ゆっくりと開瞼してもらい，術者が二重のラインを確認する．新しい重瞼ラインが蒙古襞に干渉しないように気を付ける．

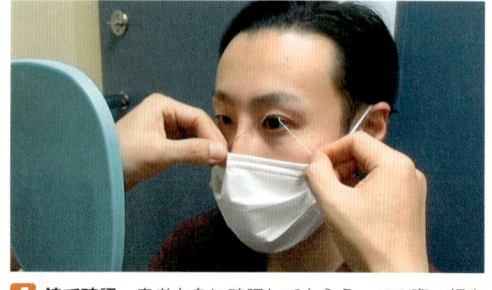

**4** **鏡で確認.** 患者自身に確認してもらう．この際，顔を動かしたり下方視したりすると針金の位置がずれてしまうため，正面視をキープしたまま鏡だけを正面に持ってきてもらう．

**A**

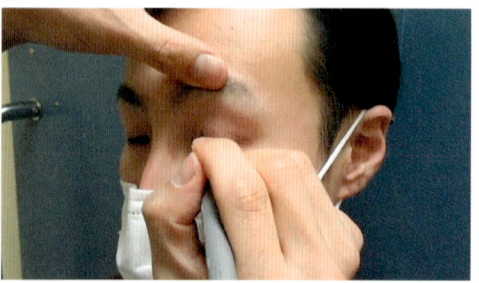

**B**

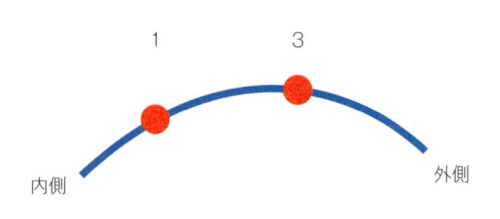

**5** **マーキング.** 閉瞼してもらい針金の跡をマーキングする．これが内側から1番目と3番目となる．

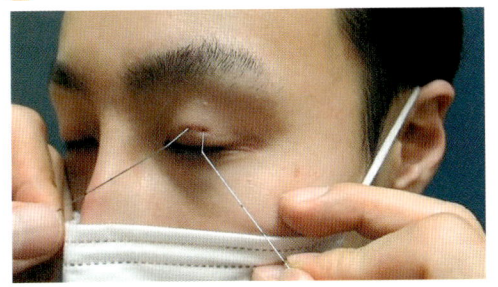

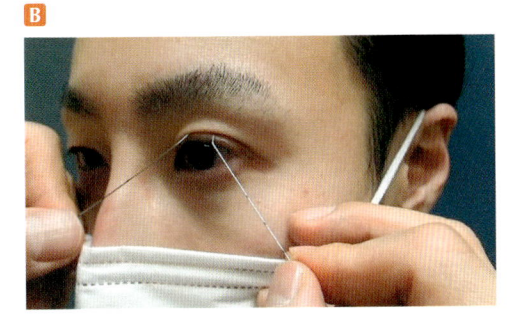

**6** **別の点で二重のラインを作成.** 内側から３番目とその内側（２番目となる）に針金を当て，背側に押し込み，患者に開瞼してもらい，先ほどと同様の二重のラインを作成する.

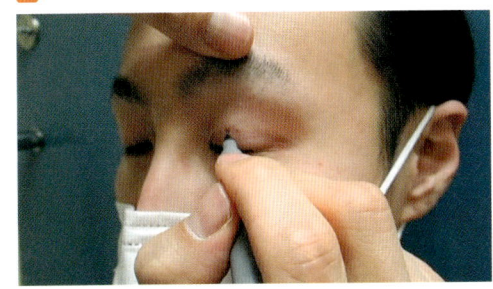

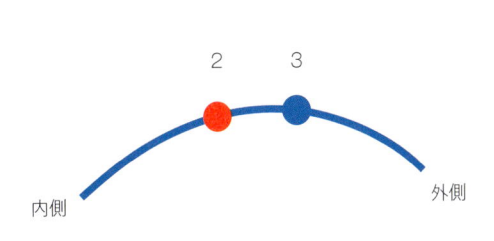

**7** **マーキング.** 閉瞼してもらい，内側から２番目の針金の跡をマーキングする（A，B）.

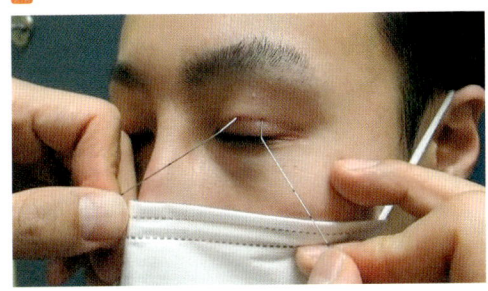

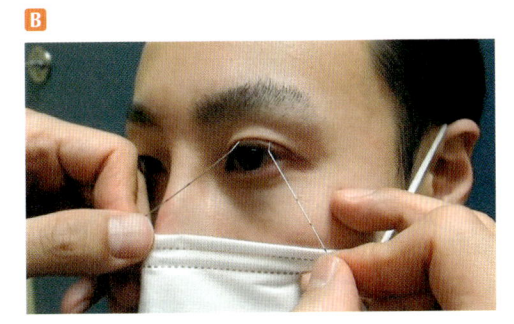

**8** **別の点で二重のラインを作成.** 内側から２番目と，３番目のさらに外側（４番目となる）に針金を当て（A），背側に押し込み開瞼してもらい，先ほどと同様の二重のラインを作成する（B）.

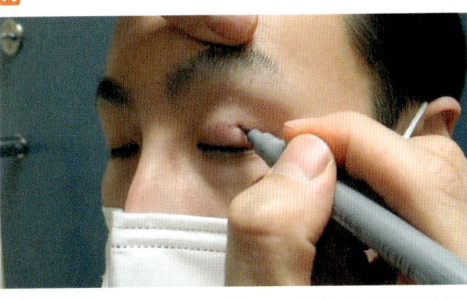

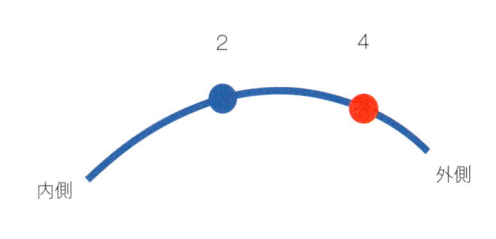

**9** **マーキング.** 閉瞼してもらい，内側から４番目の針金の跡をマーキングする（A，B）.

**10** **右眼も同様に行う.** 右上眼瞼も左上眼瞼と同様に内側から4カ所プロットする.

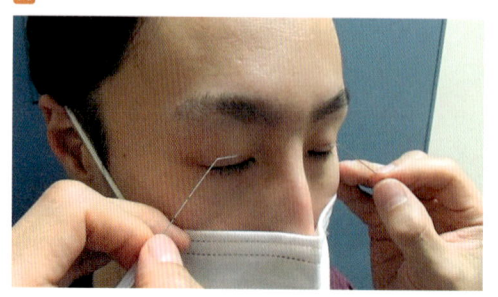

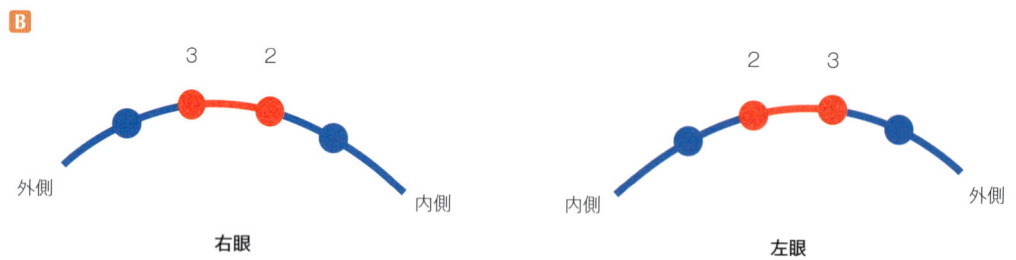

右眼　　　　　　　　　　　　　　　左眼

**11** **両眼に針金を当てる.** 今度は,閉瞼してもらい,両上眼瞼の2番目と3番目に針金を寝かせて当てる(A,B).

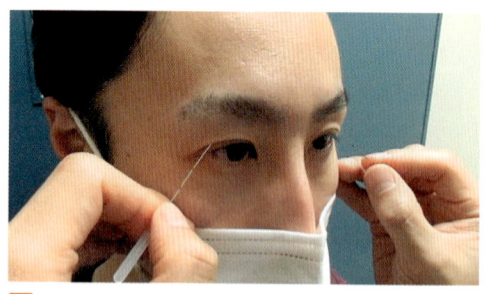

**12** **二重のラインを作成.** 両上眼瞼ともに背側に寝かせた
針金を押し込み開瞼を促し,両上眼瞼の重瞼ラインが
左右対称に近いかどうか確認する.

手順…2　手術の実際（動画2，3）　手術動画 **WEB**

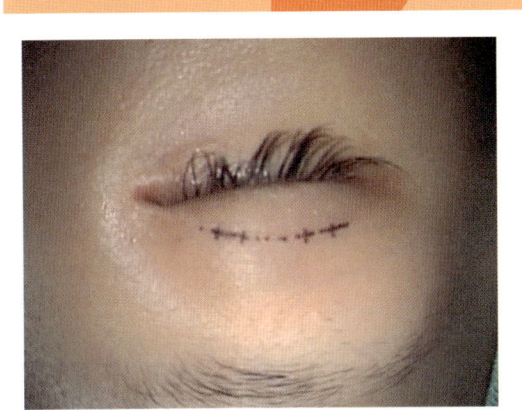

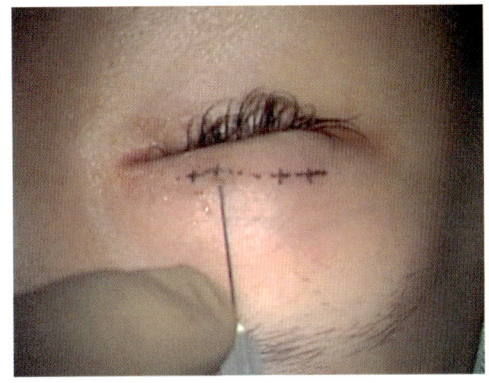

**1** **デザイン.** シミュレーションでマーキングした4点を結んだラインは新しい重瞼ラインとなるはずであり，よほど内側か外側に偏らなければ，基本的にはそのライン上のどの4点を切開してもよい．筆者はマーキングした点を横方向に伸ばして幅2mm程度にデザインしている．

**POINT** 外側から眼窩脂肪を除去したい場合には，内側から4番目の皮膚切開部位のみ3〜4mm程度にしておくと比較的除去しやすい．もしデザインした4カ所の切開ラインに縦に走る血管が透見できた場合には，デザインを少し横にずらしておく．

**2** **上眼瞼に局所麻酔.** エピネフリン入りキシロカイン®1%を上眼瞼の皮下に1カ所あたり0.05〜0.1mLずつ注入する．

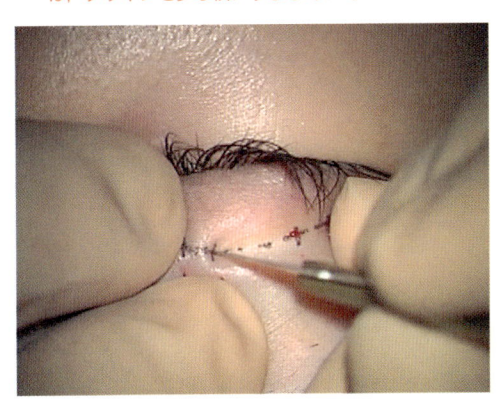

**3** **皮膚切開.** 11番メスを用いてデザイン上を4カ所ともスライド切開する．

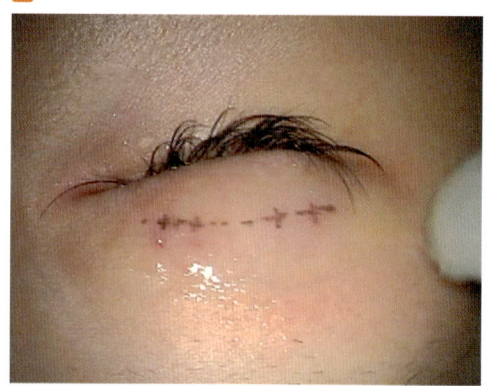  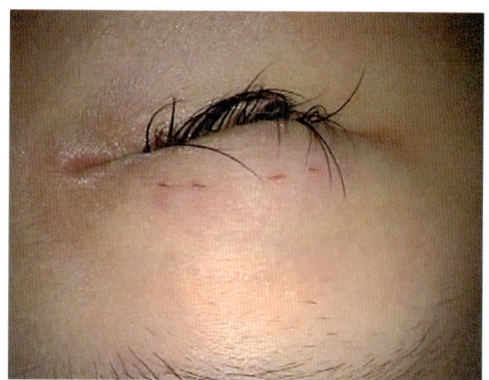

**4** **デザインを消す.** 生理食塩液を浸したガーゼを用いてマーカーのデザインを消す（A，B）. 稀に刺青となることがある.

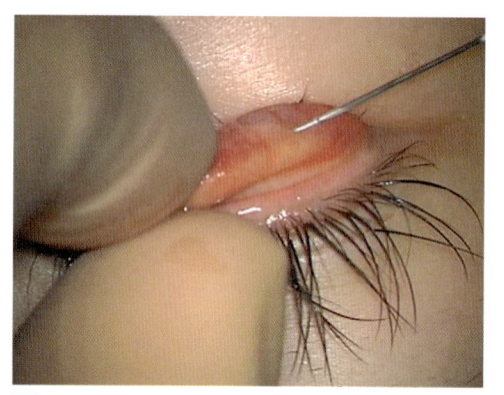

**5** **結膜下に局所麻酔.** 瞼板を二重翻転して瞼板上縁を左手でつまみ，エピネフリン入りキシロカイン®1%を結膜下に 0.4mL 注入する.

　**POINT** 結膜下の血管が透見できるので，当たらない位置に針を刺入する. 万一，血管に針が当たってしまった場合には手技を中断して 3〜5 分ほど母指と示指でつまんでおく. 注入後は，右手の示指で結膜下の膨疹を押して左右に浸潤させる.

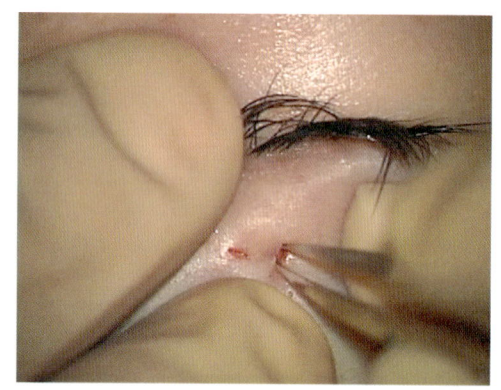

**6** **眼輪筋を割く.** 最終的に結び目（knot）を眼輪筋内に落とし込むために，内側から 2 番目と 4 番目の眼輪筋を割いておく.

　**POINT** 具体的には，異物鑷子やマイクロの 5 番鑷子を用いてポケットを作成する. 少し出血するが，眼輪筋をスプリング剪刀で除去してもよい.

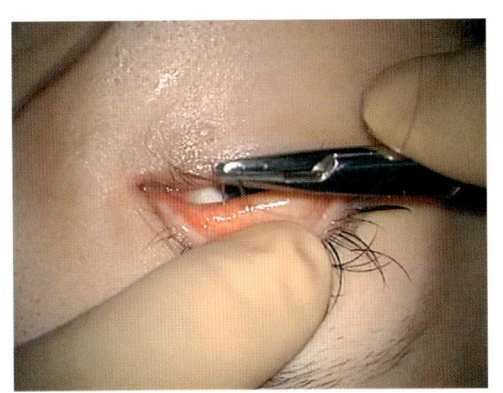

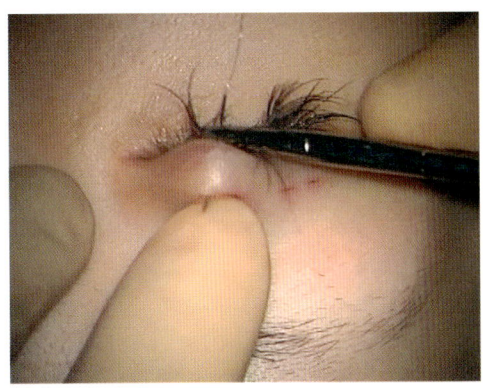

**7** **結膜側に針を刺入.** 瞼板を翻転し，7-0 ナイロン糸の両端針を用いて，瞼板上縁に針を刺入する.

**POINT** 刺入する位置は，内側の 1 番目と 2 番目の間のラインにしている. 針の先端が 1mm ほど刺さったら，ゆっくりと翻転していた瞼板を戻す. 雑に瞼板を戻すと，刺入位置がずれてしまうことがある.

**8** **皮膚に針を刺出.** 結膜側から刺入した針を，あらかじめ 11 番メスで開けておいた内側から 1 番目の皮膚孔から刺出する.

**POINT** この際，針先が眼輪筋側の皮膚を拾っていないか確認するために，針を左右に振っている. 針と一緒に皮膚孔の縁が動く場合には皮膚を拾ってしまっているのでやり直す. 逆に針だけが左右に動き，皮膚孔の縁が動かない場合には皮膚は拾っていないことになる. さらに，針を抜くときに角膜を傷つけないように，一度針のお尻を下眼瞼にのせ，そこから針を腹側（天井側）に抜くようにしている. そのようにすると瞼板も一緒に腹側に浮いてくるので角膜を傷つけることはない. 運針で角膜を傷つける心配があれば，角板を差し込んでおいてもよい.

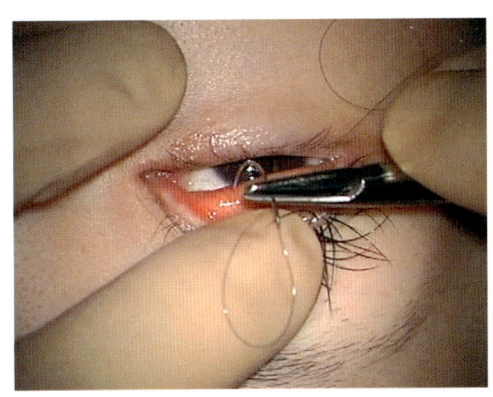

**9** **結膜側に針を刺入.** 再度，瞼板を翻転する. 両端針のもう一方を用いて，先ほど刺入した瞼板上縁と同じ位置に針を刺入する. 翻転した瞼板を戻す.

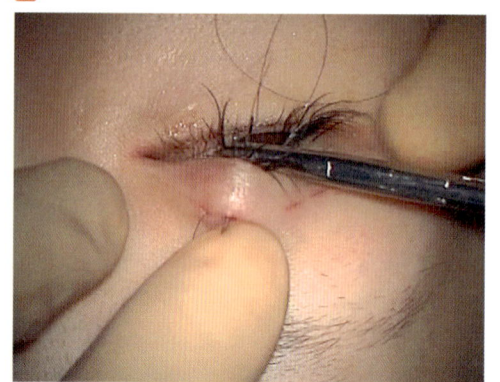

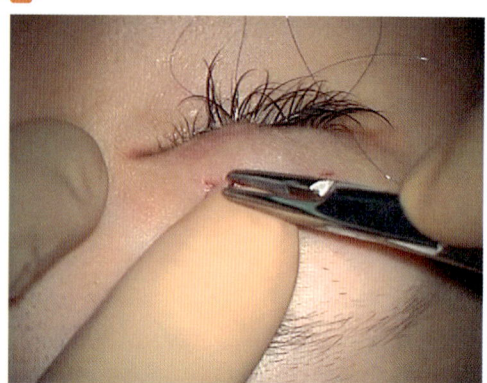

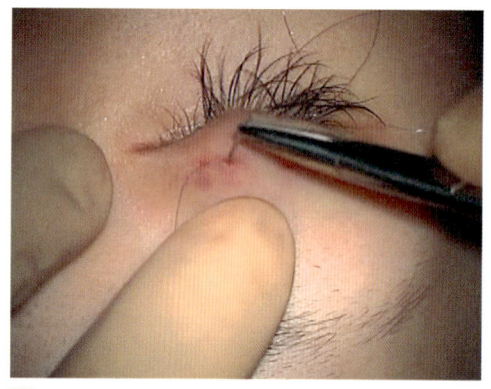

**10** **皮膚に針を刺出.** 結膜側から刺入した針を，あらかじめ11番メスで開けておいた内側から2番目の皮膚孔から刺出する（A）.

**POINT** ここでも左右に針を振って皮膚孔の縁を拾っていないか確認する．皮膚を拾ってしまうと術後に糸が埋没せずに露出しやすくなる．針のお尻を下眼瞼にのせてから（B），針を腹側にゆっくりと引き抜く（C）.

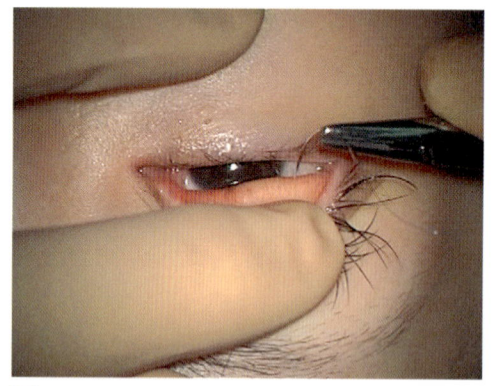

**11** **結膜側から通糸.** 3番目と4番目の間のラインから上眼瞼に7-0ナイロン両端針を刺入する．ゆっくりと瞼板を戻す.

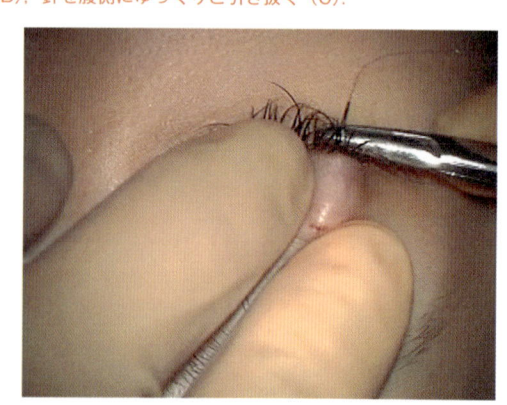

**12** **皮膚に針を刺出.** 内側から3番目の皮膚孔に針先を刺出する.

**POINT** この際，針先が皮膚孔と一致しなかった場合には，左手で軽く皮膚をつまみ挙げ，針と皮膚孔を一致させてから刺出する.

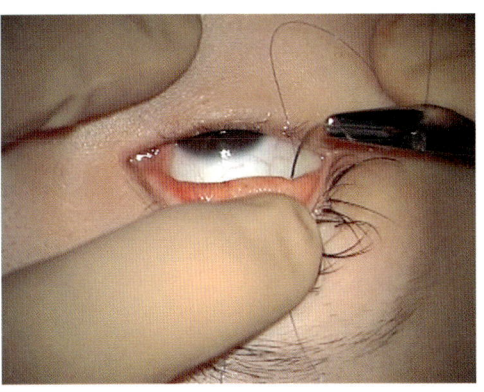 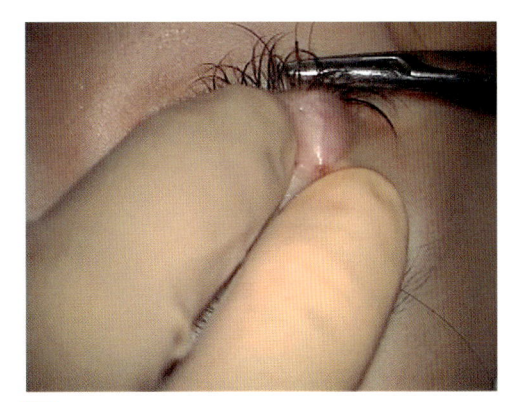

**13** **結膜側に針を刺入.** 再度，瞼板を翻転する．両端針の
もう一方を用いて，先ほど刺入した瞼板上縁と同じ位
置（3番目と4番目の間）に針を刺入する．翻転し
た瞼板を戻す．

**14** **皮膚に針を刺出.** 内側から4番目の皮膚孔に針先を
刺出する．

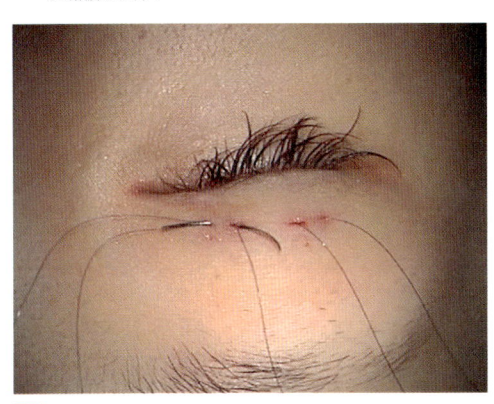

**15** **皮膚から皮膚へ通糸.** 内側1番目から出た針を用い
て，1番目から2番目の皮膚孔へ通糸する．
**POINT** この際，筆者は皮膚成分を拾っていない．

 A

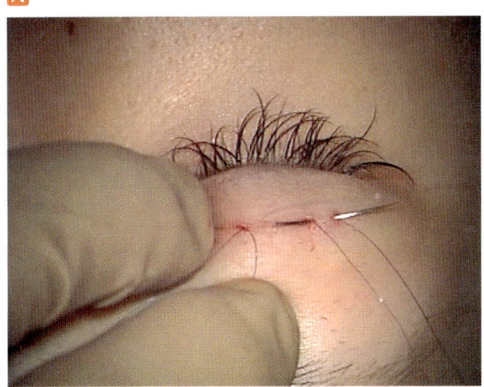

B

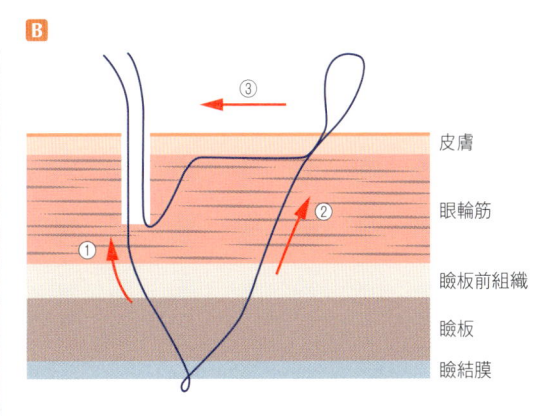

皮膚

眼輪筋

瞼板前組織

瞼板

瞼結膜

**16** **皮膚から皮膚へ通糸.** 内側3番目から出た針を用いて，3番目から4番目の皮膚孔へ通糸する（A）．
**POINT** 可能であれば，針先を4番目の孔よりも外側に過ぎてから4番目の皮膚孔に戻すことで，4番目の皮膚孔
に対して糸が垂直に出るようにする（B）．これは結紮したknotがより埋没しやすくなることを期待してのことである．

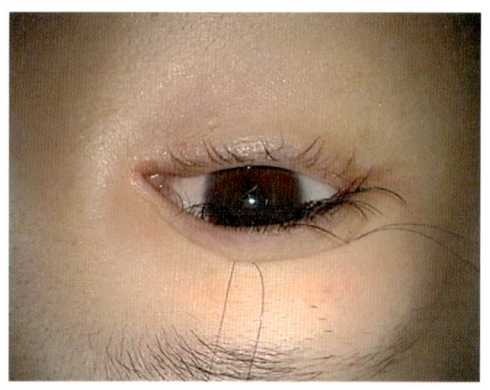

**17** **重瞼ラインの確認.** 両端針の2本ともにしっかりテンションをかけ，左右対称性など重瞼ラインを確認する.

**POINT** この時点で新しい重瞼ラインが不整である場合にはやり直す. 術前のシミュレーションでは問題なかったはずだが，内側のラインが蒙古襞と干渉してしまっている場合には，腫脹が原因であることが多いのでそのまま進める.

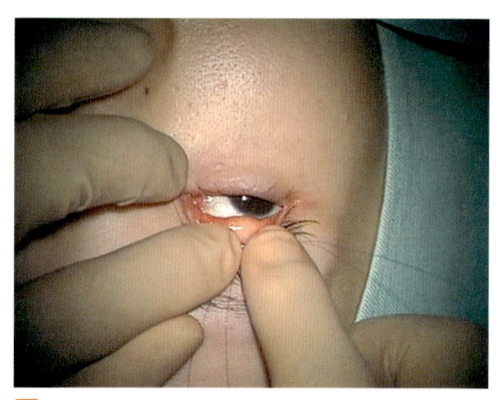

**18** **結膜側の確認.** 結膜側に糸の露出がないかを確認する.

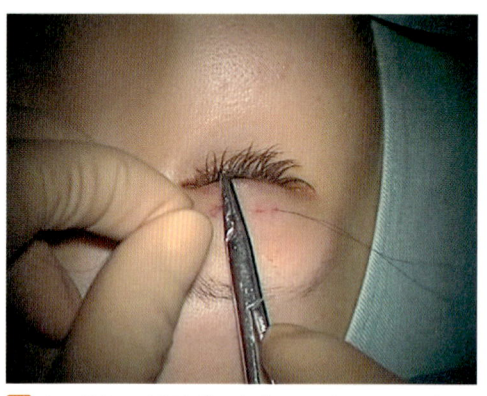

**19** **糸の結紮 1（動画3）.** まずは，2本の糸をヘガール持針器で把持し，助手に両端針を切除してもらう. 術者は左手の手掌を前方に向け，示指と中指を用いて持針器と皮膚の間の糸で輪を作成する. その輪の中に持針器を挿入し，輪を皮膚近くまで移動させる.

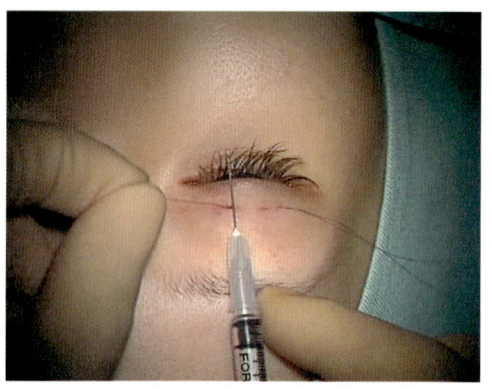

**20** **糸の結紮 2.** 作成した輪に局所麻酔時に使用した針を挿入し，皮膚より腹側（天井側）で knot を作成する.

**POINT** この際，左手で把持した2本の糸を腹側（天井側）に引っ張り，右手の針はそのままにしておく.

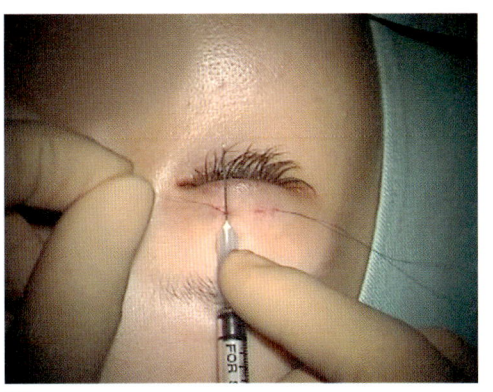

**21** **糸の結紮 3.** 今度は，左手で把持した糸は固定して，右手の針で knot を皮膚孔直上の皮膚に押しつける．この押しつける強度は術者によってさまざまである．

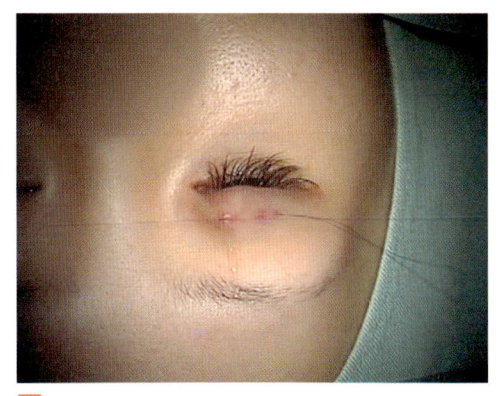

**22** **糸の結紮 4.** Knot から針を引き抜き，通常の糸結びを 1～2 回追加する．

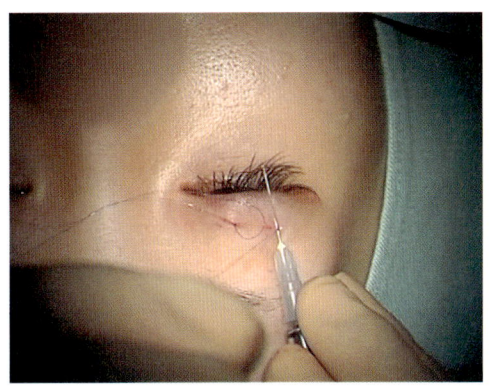

**23** **糸の結紮 5.** 外側も**19**～**22**と同様に糸の結紮を行う．

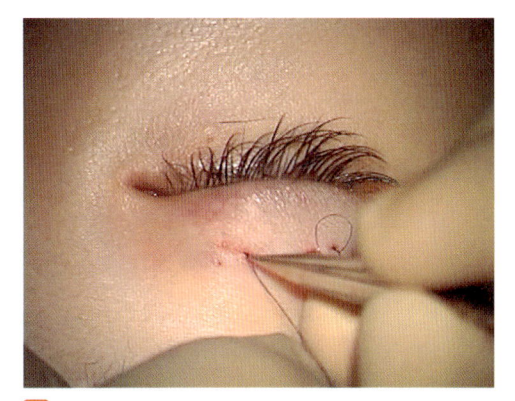

**24** **眼輪筋内ポケットの確認.** 糸を切る前に左手で糸を把持して，内側から 2 番目と 4 番目の眼輪筋内のポケットを再度，確認する．

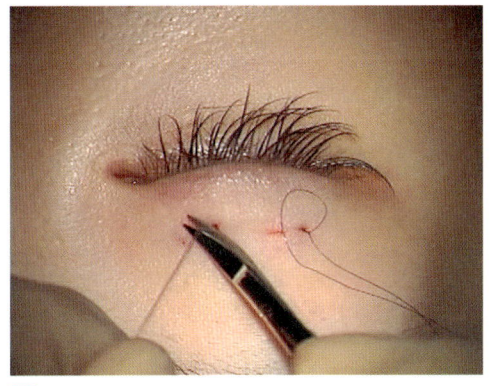

**25** **糸を切断.** Knot ギリギリ，または knot から 1mm の部位で糸を切断する．

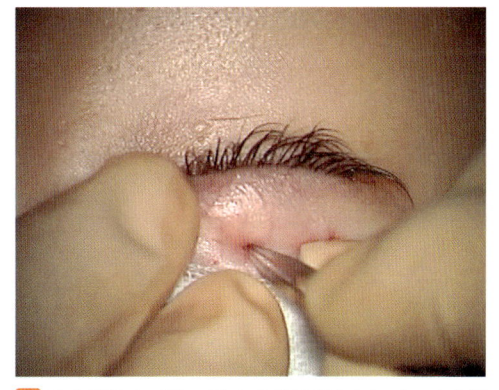

**26** **糸の埋没 1.** 割いておいた眼輪筋の中に，knot を埋没させる．

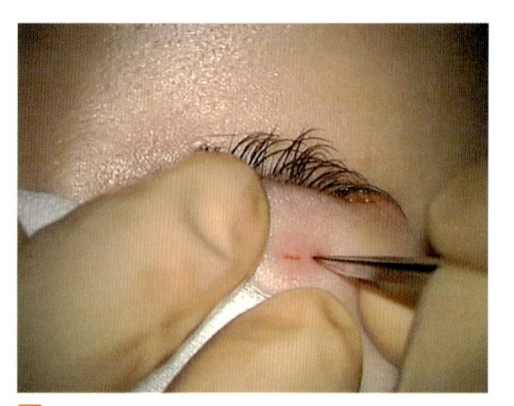

**27** 糸の埋没 2. 外側も同様に knot を埋没させる.

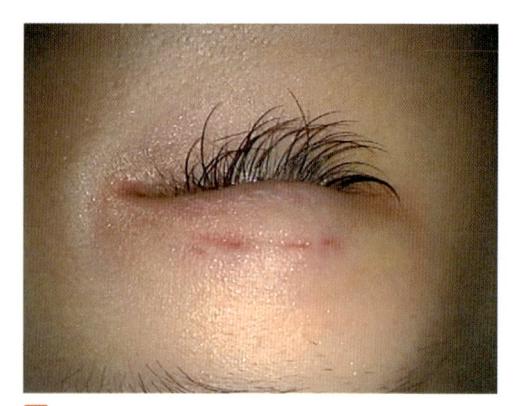

**28** 術直後. Knot は露出していない.

## 術後管理

　手術終了時には，ネオメドロール®EE 軟膏を上眼瞼に薄く塗布し，ガーゼなどは用いない．手術当日の夜は頸下シャワー浴のみとしてもらう．抗菌薬の内服は 3 日間処方している．術後 1 日目の夜に洗顔，洗髪を開始とする．術後 5 日で入浴を開始としている．患者が来院可能であれば，術後 2 週までに一度来院してもらう．その後も可能なら 3 カ月後まで経過をみる．

## 合併症

### ① 眼瞼の腫脹

　1 週間までは希望の重瞼より幅が広くなる．徐々に腫脹は軽減し術後 1 カ月程度で安定する．

### ② 感染

　感染した場合には内側から 2 番目，4 番目を切開し糸を摘出する．Knot の位置をいつも同じ位置に決めておくと再手術のときに有用である．

### ③ 重瞼幅の左右差

　血管などに当たり腫脹があるときには経過をみる．経過をみても左右差がある場合にはやり直す．

### ④ 糸の透見・露出

　眼輪筋内に knot を落とし込まないと，閉瞼時に糸が透見されることがある．また，結膜側に糸が露出した場合には角膜損傷をひき起こすため抜糸が必要となる．

### ⑤ 重瞼線の消失

　分厚いまぶたは重瞼線が消失しやすい．脱脂（脂肪の部分切除）を併用しても消失することはあり，切開法を考慮する．

### ⑥ 医原性眼瞼下垂

　挙筋法で起こりやすい．高い重瞼ラインを作成する場合には糸の締め具合に注意が必要である．

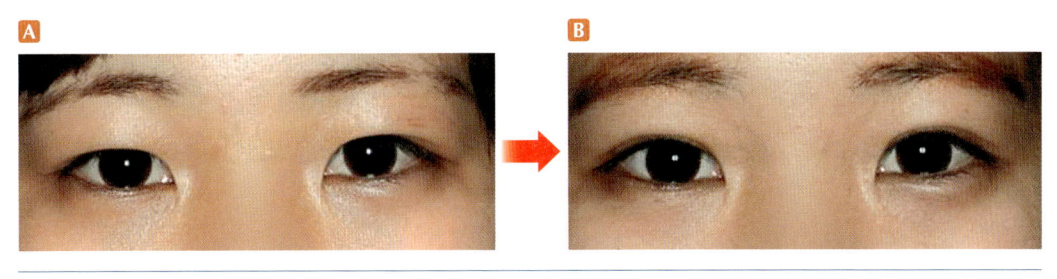

図6 19歳，女性の症例

Ⓐ 術前 　　　　　　　　　　　　　　Ⓑ 術後2カ月

## 症例提示（手術の実際と別の症例）

### 19歳の女性

奥二重を認める（図6A）．重瞼幅をもう少しだけ広げたいとの希望で来院した．

術後2カ月で末広型の重瞼を認める（図6B）．

## まとめ

埋没法は術者によってこだわりがあり，何が正解というものはない．しかし，オキュラーサーフェスを考慮して，結膜側に糸が出る可能性の少ない術式を選択したいと筆者は考えている．

［文献］

1) Kessing, SV. A new division of the conjunctiva on the basis of x-ray examination. Acta Ophthalmol（Copenh）. 45（5），1967, 680-3.

2) Korb, DR. et al. Lid-wiper epitheliopathy and dry-eye symptoms in contact lens wearers. CLAO J. 28（4），2002, 211-6.

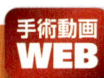

# 2 埋没糸除去

小久保 健一 Kenichi Kokubo

WEB ▶動画　

動画 1

## はじめに

埋没法の通糸や結紮の手技はさまざまであり，抜糸の際は，実際に手術を行った施設で糸を除去するのが基本である．手術を行った施設は，手術記事を含めた患者の詳細な情報を持っているためである．一方で，手術を施行した施設が閉院してしまった場合には，別の施設に受診する必要性がある．特に露出した糸や炎症によって眼表面に影響が出ている場合には，患者は眼科を受診することが多い．本稿では埋没法による糸の除去に関して2パターンの手順を解説する．

## 手術適応

埋没法の合併症として，疼痛，不快感，異物感，瞼板の慢性炎症，霰粒腫，不良肉芽，瞼板変形，結紮部の透見，羞明，結膜充血，眼内炎，視力低下などが挙げられる [1]．角膜の損傷，眼痛，違和感，疼痛による開瞼不全などを訴える症例は早めの対処が必要である．通常，角膜の傷の位置から埋没糸の露出部位を予測してから結膜側アプローチで埋没糸の除去を行っている．結膜側に糸を認めたら，鑷子で把持してできるだけ牽引して切断する．瞼板部位に発赤や肉芽を認めないときには，挙筋法で行われている可能性がある．デマル鈎を使用して上眼瞼を頭側に牽引して，円蓋部をしっかり確認することが重要である．結膜側から露出した糸が見つからない場合には，経皮的に重瞼線を切開し埋没糸を探す．前もって，埋没法を施行した時期，術式，クリニック名などの情報を取得しておくとよい．

## 手術準備

ルーペで対応可能なこともあるが，顕微鏡を使用したほうがよい．器具としては，異物鑷子やマイクロの5番鑷子などの先の尖った鑷子，カストロヴィーホー氏角膜縫合鑷子などの有鈎鑷子も組織を把持しやすく便利である．形成外科で使用する微小用有鈎鑷子は太すぎる．ほかには，スプリング剪刀なども必要となる．

**手順** **手術の実際①（動画 1）** 手術動画 WEB

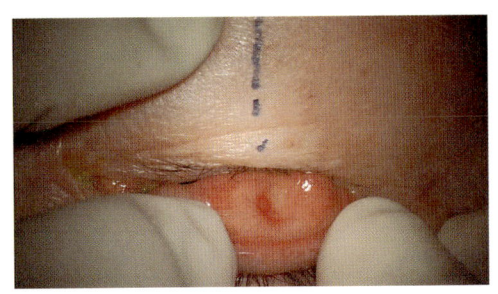

**1** **デザイン**．結膜側はマークしても消えてしまうため，不良肉芽の位置するラインを下眼瞼にマーキングしておく．

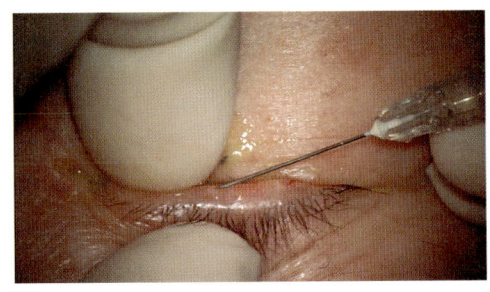

**2** **瞼縁に局所麻酔**．瞼縁にエピネフリン入りキシロカイン®1%を0.1mLずつ2カ所に注入する．

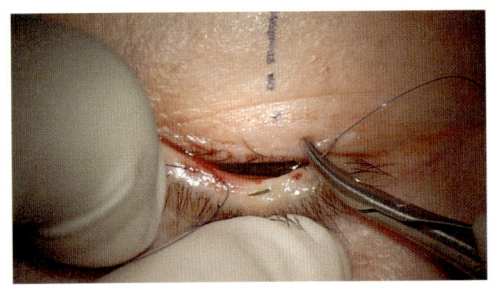

**3** **瞼縁に通糸**．局所麻酔をした瞼縁2カ所で6-0プローリーン®を牽引糸として通糸する．

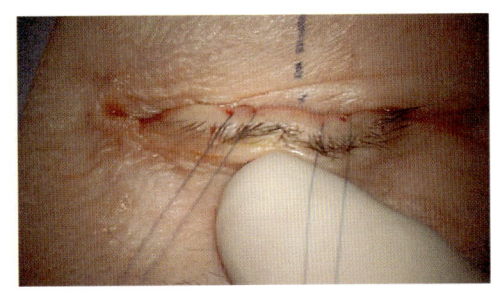

**4** **瞼板を翻転**．瞼板を翻転する．

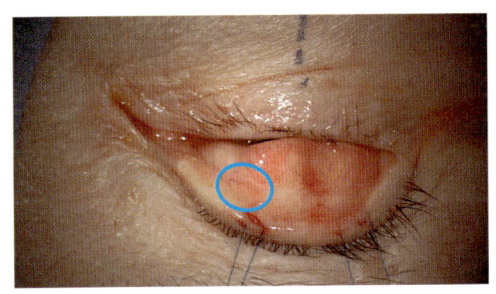

**5** **牽引糸を覆布に固定**．牽引糸を2本とも頭側の覆布にモスキート鉗子で固定する．内側の牽引糸のライン上にも横方向に通糸した瘢痕を認める（青丸囲み部分）．

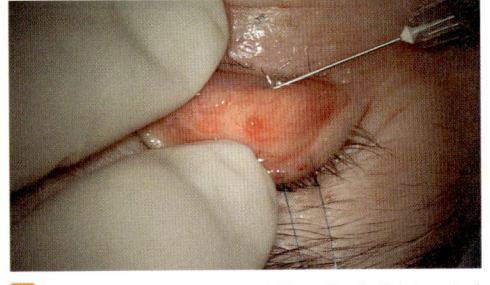

**6** **結膜下に麻酔**．結膜下にエピネフリン入りキシロカイン®1%を0.2mL注入する．

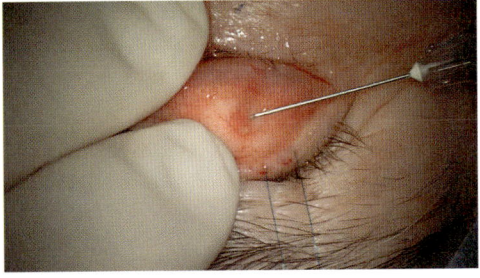

**7** **不良肉芽周囲にも麻酔**．不良肉芽周囲にもエピネフリン入りキシロカイン®1%を0.05mL注入する．

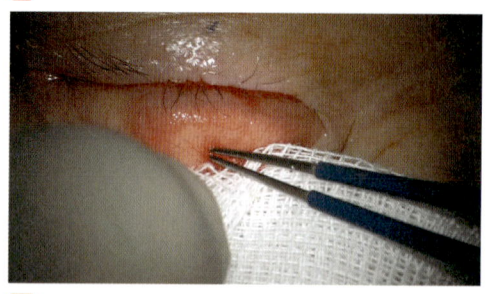

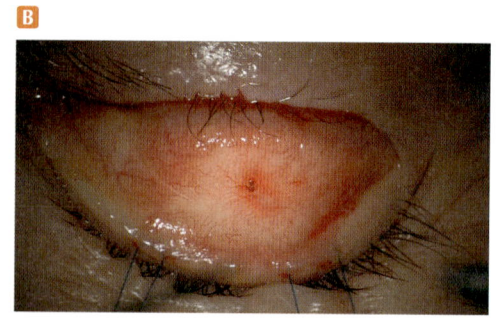

**8** **バイポーラ鑷子で不良肉芽を凝固.** まずは不良肉芽をバイポーラ鑷子で焼灼する（A）．不良肉芽は易出血性なため，凝固により異物が見つけやすくなる（B）．

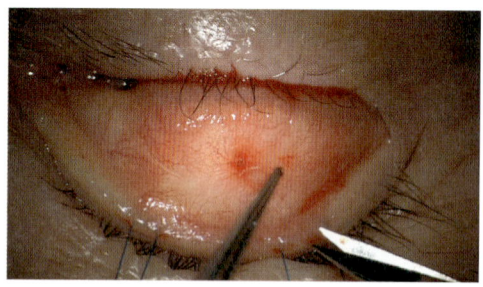

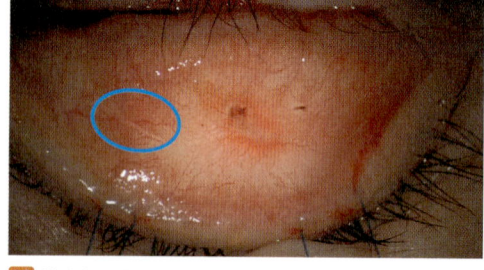

**9** **鑷子で肉芽部位を探る.** カストロヴィーホー氏有鈎角膜縫合鑷子で肉芽部位を探ると，透明の埋没糸を把持できた．

**POINT** 埋没法の施術後，時間が経っている場合には，ほとんどの症例において糸は透明になっている．

**10** **横方向の通糸による瘢痕を認める.** 瞼板と結膜の間に横方向に瘢痕を認める（青丸囲み部分）．

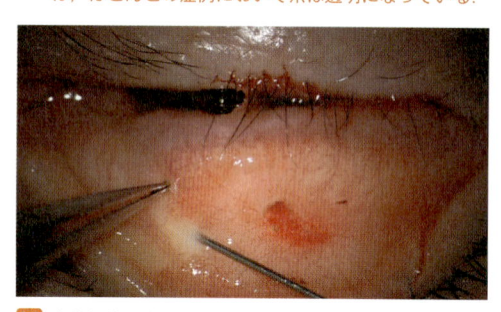

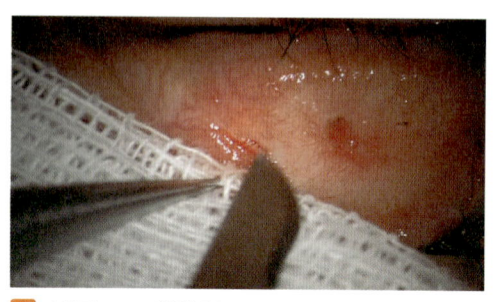

**11** **瘢痕部位に麻酔.** 瘢痕部位に麻酔をする．

**12** **15番メスで結膜を切開 1.** 瘢痕に沿って瞼縁側を15番メスで切開する．

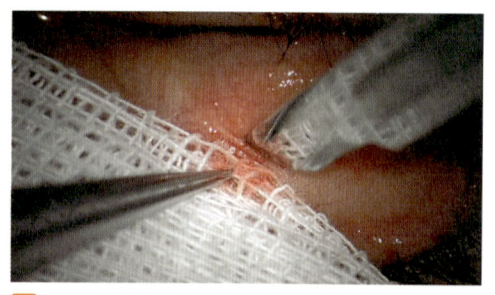

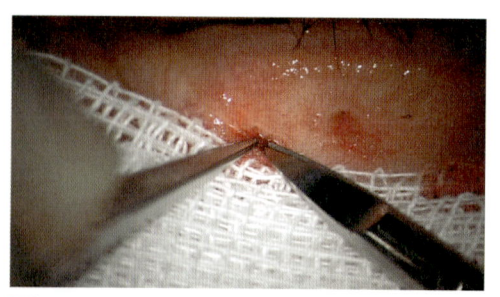

**13** **15番メスで結膜を切開 2.** 瘢痕に沿って，上眼瞼頭側も15番メスで切開する．

**14** **瘢痕を切除.** 異物鑷子とスプリング剪刀を用いて，切開したラインの間を切除する．

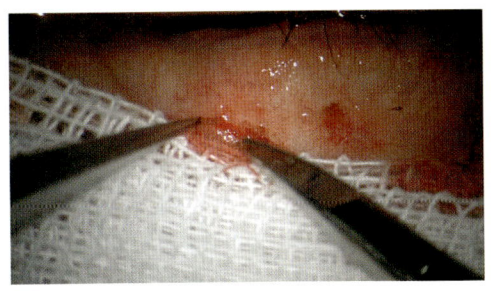

**15** **瘢痕の中の埋没糸を把持.** 瘢痕の中の埋没糸を把持し，牽引しながらできるだけ追う．

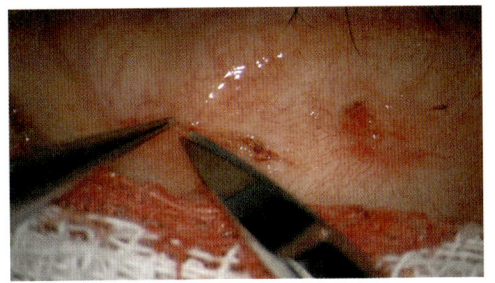

**A**

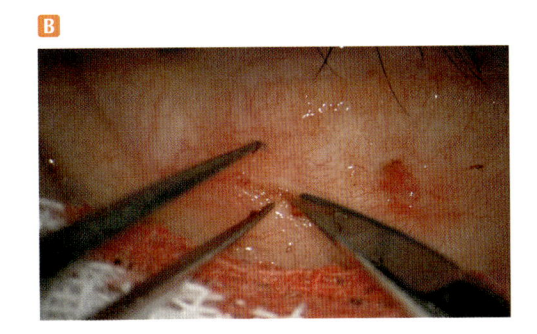

**B**

**16** **糸を切除.**
**A** スプリング剪刀で牽引した糸を切除する．
**B** 除去した糸を示す．

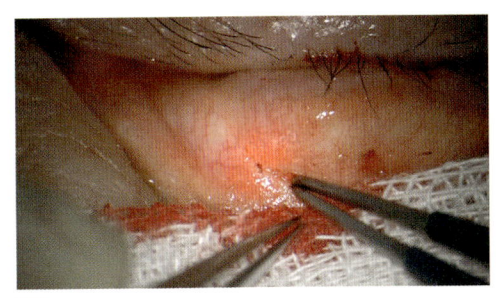

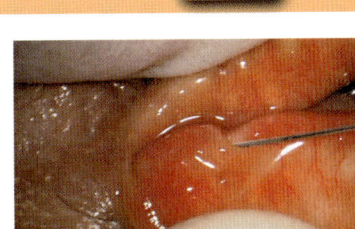

**17** **凝固止血.** 止血のため凝固しておく．

**18** **終了.**

## 手順　手術の実際② 手術動画 WEB

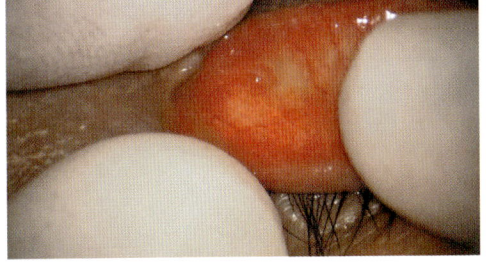

**1** **不良肉芽の位置の確認.** 不良肉芽による隆起を左上瞼板外側に認める．

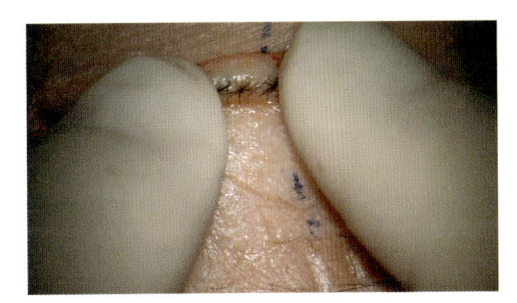

**2** **結膜下に麻酔.** 不良肉芽の頭側の結膜下にエピネフリン入りキシロカイン® 1％を 0.1mL 注入する．

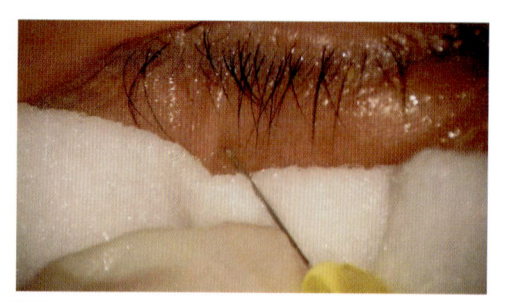

**3** **皮下に麻酔.** 不良肉芽の皮膚側にエピネフリン入りキシロカイン® 1%を 0.3mL 注入する.

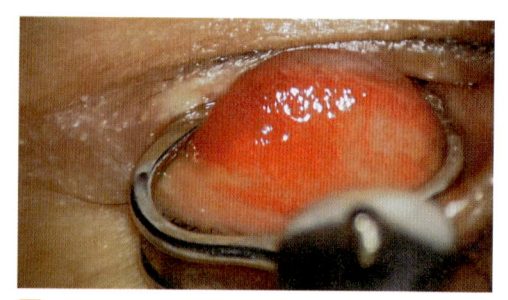

**4** **挟瞼器をかける.** 挟瞼器をかけて瞼板を翻転する.

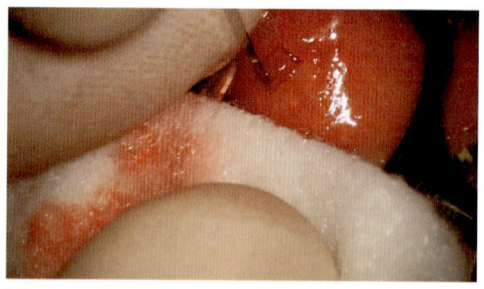

**5** **結膜および瞼板を切開.** 11番メスを使用して,不良肉芽の周囲を切開する.

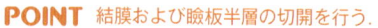

**POINT** 結膜および瞼板半層の切開を行う.

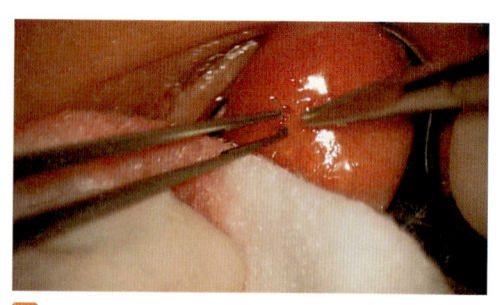

**6** **結膜および瞼板半層を切除.** カストロヴィーホー氏有鈎角膜縫合鑷子で肉芽部位を把持しながら,スプリング剪刀を用いて,結膜および瞼板半層を切除していく.

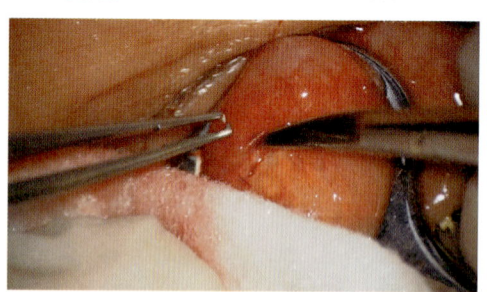

**7** **埋没糸の探索.** 結膜および瞼板半層を切除しながら埋没糸を探すと,断面から埋没糸が露出する.

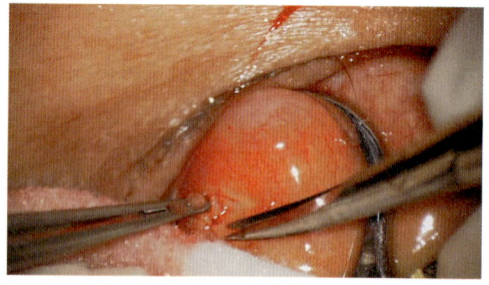

**8** **埋没糸と結膜と瞼板を切除.** そのまま結膜と瞼板半層を切除する.

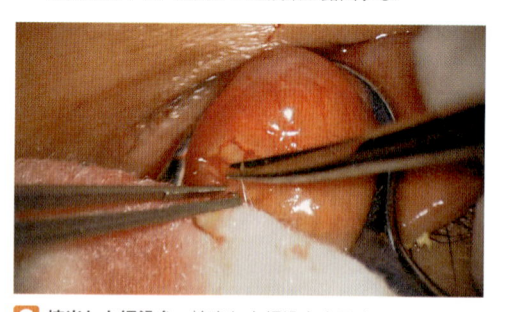

**9** **摘出した埋没糸.** 摘出した埋没糸を示す.

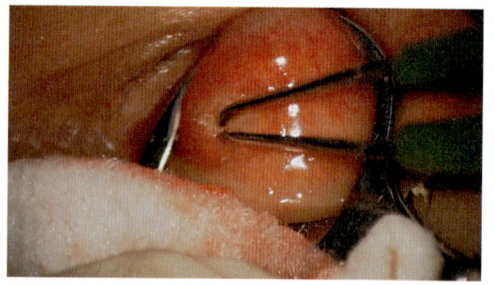

**10** **バイポーラ鑷子で凝固.** 断面をバイポーラ鑷子で凝固し,術野をクリアにしながら他にも埋没糸がないか確認する.

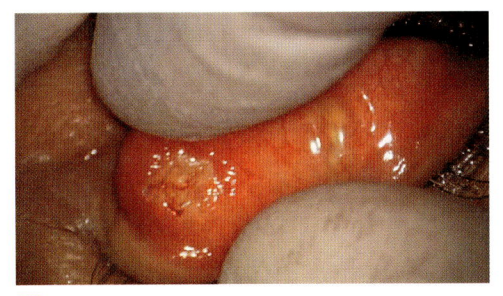

**11** **術直後．** 確認したら終了する．このケースでは結膜の露出糸周囲に肉芽形成があり，その部分を四角形に瞼板を半層切除し，糸を摘出している．埋没糸の縫合部（knot）は追及せず，牽引して切除できる範囲の糸を切除するのみとしている．厳密には，眼瞼内に knot は残っているが，2～3週間で瞼結膜は再生し，創部が治癒するため，残存している糸により再度，角結膜上皮障害を起こした経験は今のところない．

## 術後管理

　ドレッシングは抗菌薬の眼軟膏を眼内に入れ，ガーゼで眼帯としている．術後1日目に消毒を行い，ガーゼを off とする．夜にはシャワー浴，洗顔，洗髪を許可することが多い．術翌日から1日4回のレボフロキサシン点眼液（抗菌薬）およびヒアレイン®点眼液の点眼を開始する．開瞼不可能な症例も翌日には開瞼が可能になっていることが多い．術後1週より入浴を開始としている．点眼は2週間で中止している．

## 合併症

### ① 浮腫

　眼瞼，または結膜の浮腫が翌日に認められることがある．術後1週には改善していることが多い．

### ② 再発

　結膜側に露出した糸を牽引して切除しても，埋没した糸のすべてが除去された確証はないため，再発のリスクはある．筆者はまだ糸除去後の同部位の再発を経験していない．

## 症例提示（手術の実際②と同一症例）

### 64歳の女性

　左上眼瞼結膜内側に突出した赤色の不良肉芽を認める（図A）．フルオレセイン染色で角膜外側に線状の傷を認める（図B）．

　埋没糸除去術後1カ月で患者の自覚症状もなく，瞼板半層切除した部位は上皮化している（図C）．角膜の傷痕も問題ない（図D）．

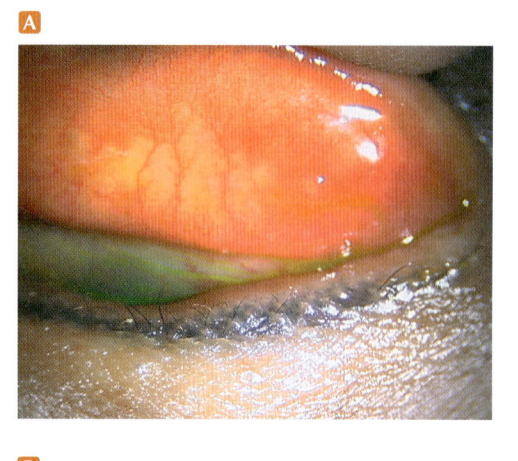
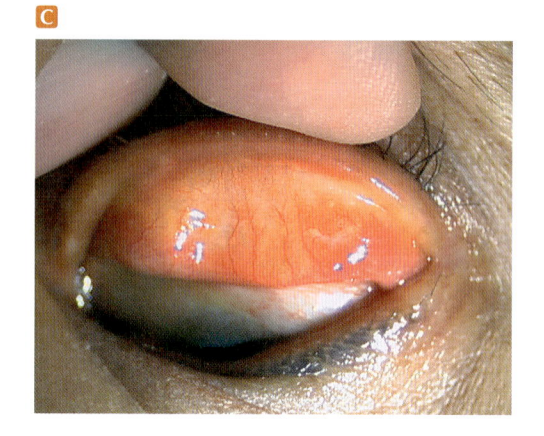
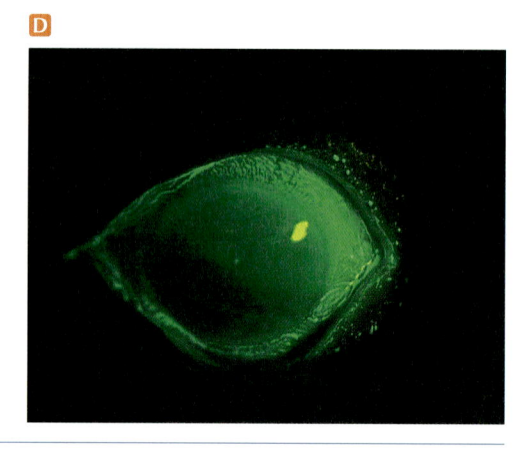

図 64 歳，女性の症例

Ⓐ 術前
Ⓑ 術前フルオレセイン染色
Ⓒ 埋没糸除去術後 1 カ月
Ⓓ 埋没糸除去術後 1 カ月フルオレセイン染色

や 5A），スプリング剪刀などの先のファインな鋼製小物があると便利である．

## まとめ

埋没糸を探して除去するためには，顕微鏡，さらにはカストロヴィーホー氏有鉤角膜縫合鑷子，異物鑷子（またはマイクロの 5 番

［文 献］

1) Wang, Y. et al. Cause and Management of Suture-related Ocular Complications after Buried-suture Double-eyelid Blepharoplasty. J Plast Reconstr Aesthet Surg. 74（12）, 2021, 3431-6.

# 第10章

# 修正手術：最強の戦略

小久保 健一 Kenichi Kokubo

WEB ▶ 動画

動画 1

## はじめに

上眼瞼グレイラインの露出は，upper eyelid marginal ectropion とも呼ばれ，外傷や熱傷により前葉が頭側に牽引されることで起こり得る[1]．また，上眼瞼手術後にも生じることがある．主に重瞼形成時に瞼板前組織が頭側に牽引されすぎた状態で固定されることが原因と考えられている[2]．その他，眼瞼下垂修正術時に挙筋腱膜が瞼板の尾側に固定された場合にも起こり得ると筆者は考えている．本稿では，上眼瞼グレイラインの露出に対する修正術を解説する．

## 手術適応

目の乾き，かすみ，羞明，痛み，違和感，異物感などのドライアイ症状を自覚し，正面視で瞼縁が露出している症例を手術適応と考えている．上眼瞼下垂手術後の抜糸の際，グレイラインの露出を認めたら，瘢痕化して瞼板変形を起こす前に，再手術によって外反を解除することが重要である．なお，グレイライン露出に加えて上眼瞼皮膚の過剰切除を認める場合には，本術式のみでは改善せず，植皮などによって前葉の欠損をカバーする必要がある．

## 手術方法

上眼瞼グレイライン露出に対する修正術のシェーマを図1に示す．瞼板縁および前葉が頭側に牽引されている状態である（図1A）．挙筋腱膜上および瞼板上で尾側まで剥離し前葉の癒着を解除する（図1B）．瞼板変形を認めた場合には，瞼板にスコアリングすることで，瞼縁の向きを眼球側に向ける（図1C）．前葉を尾側にずらしやすくするために，前葉のボリュームを少し減量する（図1D）．睫毛側の皮下を瞼板の尾側に固定することで，前葉を尾側に押し込む（図1E）．

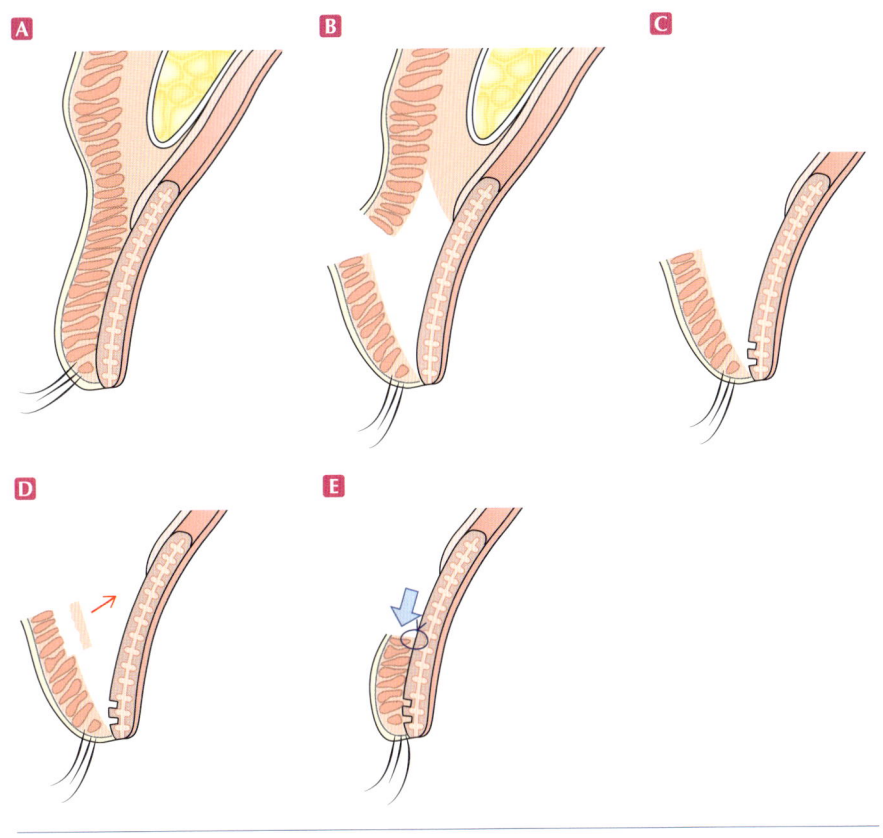

**図1 上眼瞼グレイライン露出に対する修正術のシェーマ**

**手順** ▶ **手術の実際（動画1）**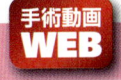

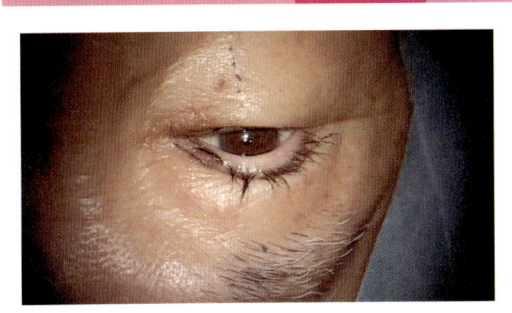

**1 右眼の開瞼.** 臥位における右眼の開瞼では，中央から外側を中心に瞼縁の露出および睫毛の外反を顕著に認める.

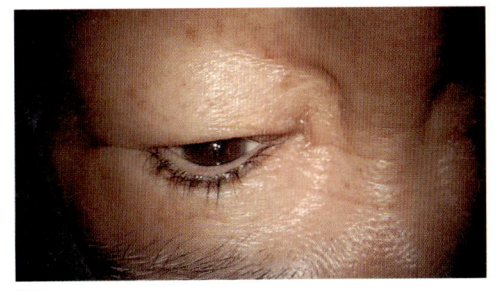

**2 左眼の開瞼.** 臥位における左眼の開瞼では，軽度の外反を認める. 左眼に関しての手術希望はなかった.

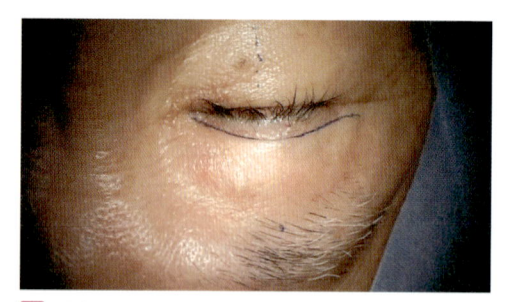

**3** デザイン． 前医切開部位より1mm高いラインとした． 術後に重瞼ラインが尾側に移動する可能性があるため， この時点で皮膚切除は行わない．

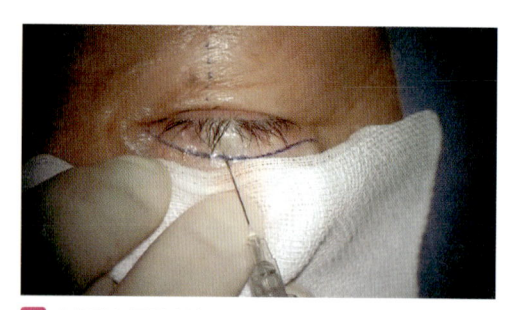

**4** 上眼瞼に局所麻酔． エピネフリン入りキシロカイン® 1%を上眼瞼の皮下に合計2.5mL注入する．

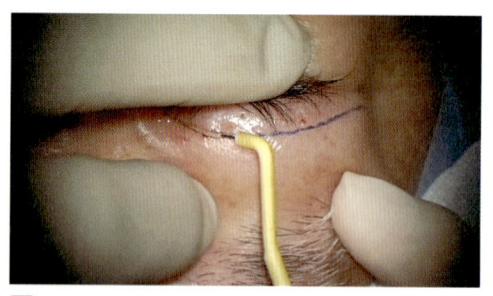

**5** 皮膚切開． 上眼瞼部の皮膚を15番メス，または高周 波メスを用いて切開する．

**POINT** 左手の示指および中指で皮膚に緊張を加え ておくとデザインどおりに切開しやすい．

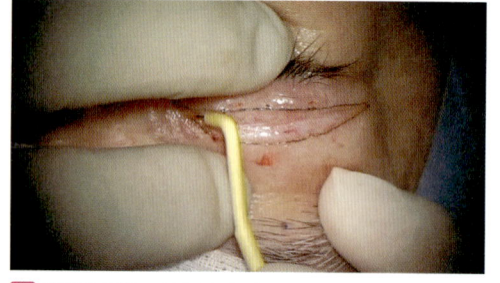

**6** 眼輪筋切開． 瞼板を展開するために，眼輪筋および瘢 痕を切開する．

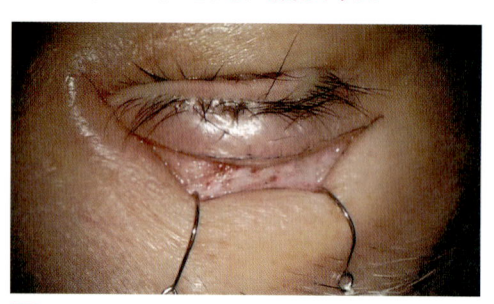

**7** 頭側に釣針鉤． 釣針鉤を2つ用いて，頭側の眼輪筋 を牽引しておく．

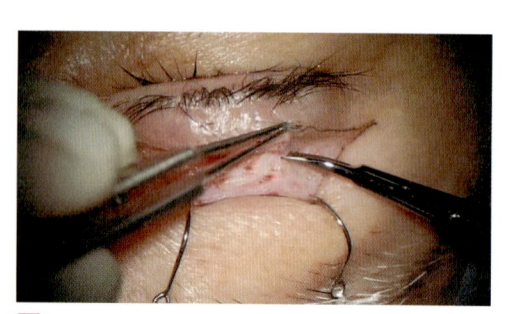

**8** 前医の固定糸を除去． 瞼板上に認めた前医における固 定糸を除去する．

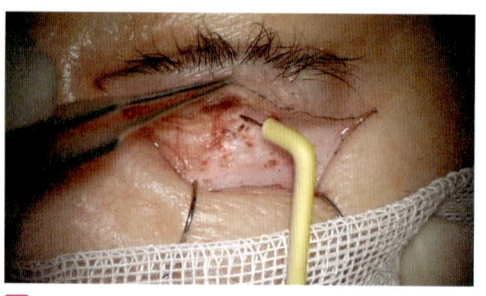

**9** 瞼板直上を尾側に剝離． 瞼板直上の層が明瞭になった ら，尾側に剝離をしていく．

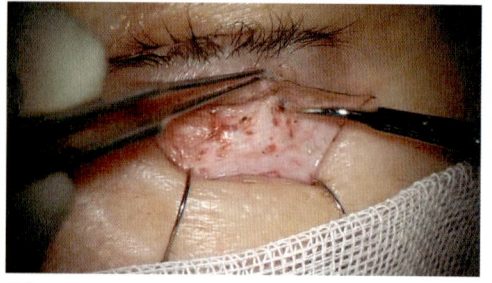

**10** 前医の固定糸を除去． 再度，瞼板上に糸を認めたため 除去する． 瞼板と睫毛側皮下をつなぐ中留の糸と考え られた．

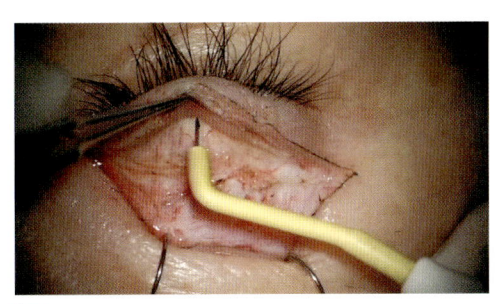

**11** **瞼板直上を尾側に剝離**. 瞼板直上をさらに尾側に剝離する.

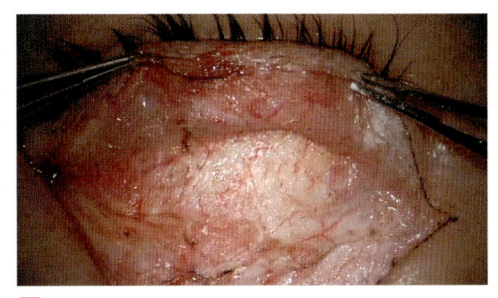

**12** **瞼板直上の剝離完了**. 瞼板直上を睫毛根が透見できるまで剝離した.

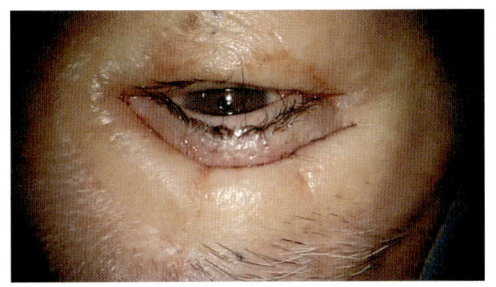

**13** **右眼の開瞼を確認**. 右眼の開瞼を確認する. 術前の右眼（**1**）よりは改善し, 術前の左眼（**2**）と同じ程度の外反になっている.

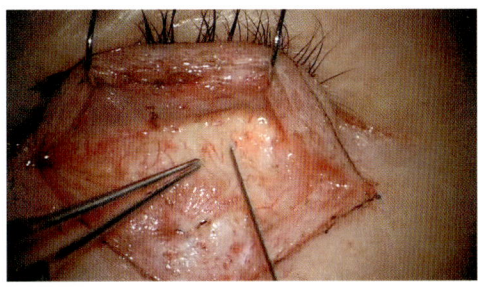

**14** **瞼板のスコアリング1**. 瞼板自体が外反変形していると考えられたため, 瞼板に切開を加えることにした. エピネフリン入りキシロカイン® 1%を瞼板に合計0.5mL注入する.

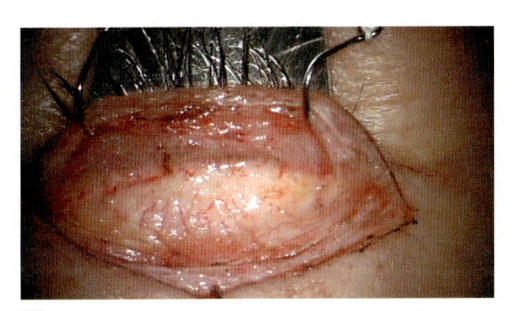

**15** **瞼板のスコアリング2**. 角板を円蓋部まで挿入する.

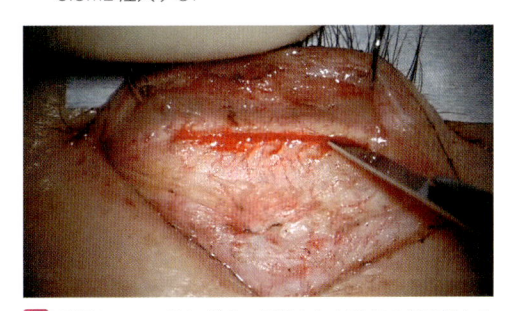

**16** **瞼板のスコアリング3**. 剝離された瞼板の最尾側から2mmの位置で, 15番メスを使用して横方向に瞼板を切開する.
**POINT** 深さは瞼板の半分程度で行っている.

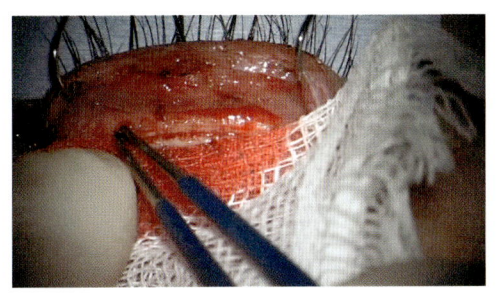

**17** **瞼板のスコアリング4**. 出血が必発なので, バイポーラ鑷子を用いて止血する.

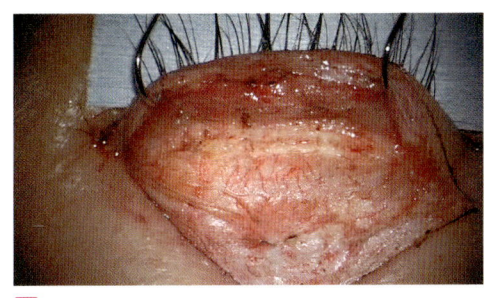

**18** **瞼板のスコアリング5**. 止血したところを示す. 横方向に溝が認められる.

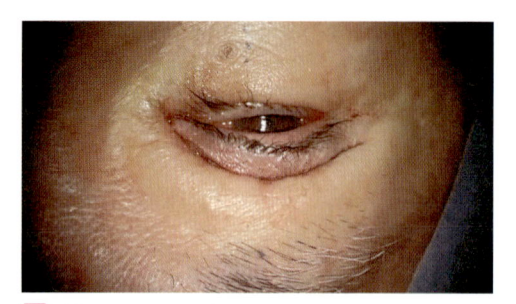

**19** 瞼板のスコアリング 6. 右眼を開瞼を確認する.

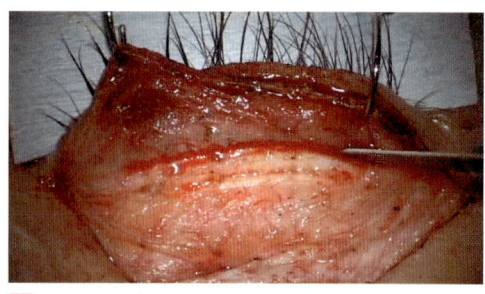

**20** 瞼板のスコアリング 7. 剥離された瞼板の最尾側に 2 本目のスコアリングを行う.

**POINT** 1 本目のスコアリングをもっと深くすれば 2 本目は不要であるという考え方もあるが, 瞼板内におけるマイボーム腺の中央導管や結膜側の分泌腺房をできるだけ保存したいという考えからこのような方法をとっている.

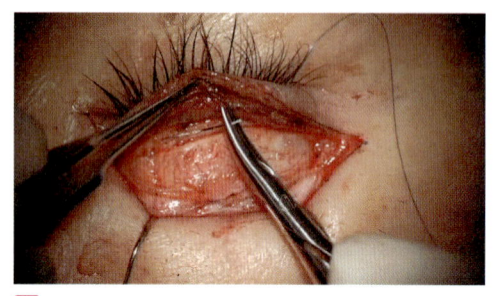

**21** 中留 1. 瞼板を睫毛側皮下と固定する. 睫毛側皮下のボリュームが多い場合には眼輪筋を中抜きする. しかし, すべての眼輪筋を除去することはしない. 血流不良による術後の皮膚壊死が心配であること, 手術がうまくいかなかったときに二期的に前葉移行ができるようにある程度の眼輪筋を残しておきたい, という理由からである. 瞼板の尾側に横方向に 6-0 プロリーン®を通糸する.

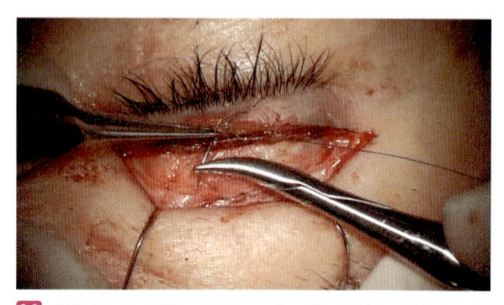

**22** 中留 2. 睫毛側の皮下のできるだけ頭側に通糸する.

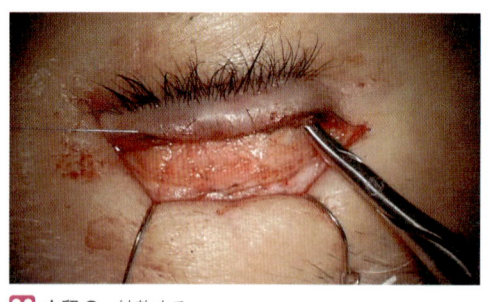

**23** 中留 3. 結紮する.
**POINT** できるだけ皮膚を瞼板の尾側に固定することで, 前葉を尾側に落とし込むイメージで行う.

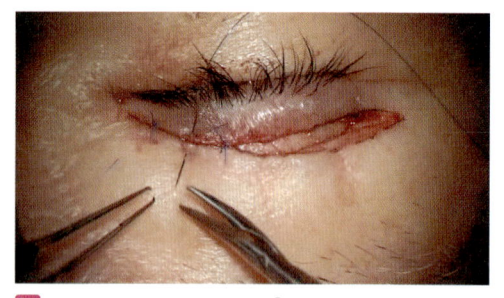

**24** 皮膚縫合. 6-0 プロリーン®を用いて, 皮膚を縫合する.

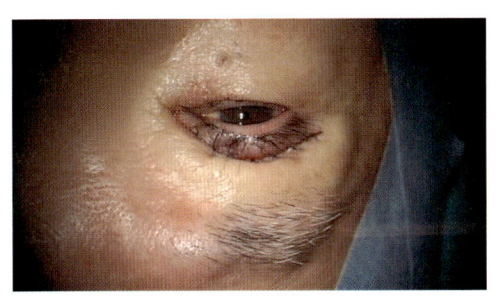

**25 術直後右眼の開瞼.** 局所麻酔を追加しているので瞼縁の外反は評価できない状態であるが，終了する.

## 術後管理

手術終了時には，ネオメドロール®EE軟膏を重瞼部に塗布しガーゼで被覆する．抗菌薬の内服は3日間処方している．術後1日目に消毒およびガーゼ交換を行う．術後2日目にガーゼを外して，洗顔およびシャワー浴を開始とすることが多い．術後10〜14日で抜糸を行い，抜糸翌日より入浴を開始としている．抜糸後の経過は順調であれば，術後1カ月，3カ月，6カ月で観察している．睫毛の外反，瞼縁（グレイライン）の露出，角膜の状態，ドライアイ，自覚症状などをチェックしていく．

## 合併症

### ① 眼瞼の腫脹

特に抜糸までの間は腫脹がある．術後1カ月程度で腫脹は改善するが，厳密な腫脹の消退には3〜6カ月かかる．

### ② 低矯正

瞼板変形が強い場合には，低矯正になる可能性もある．瞼縁の露出が改善しない場合には lid split および尾側方向への前葉移行も考慮する．

### ③ 眼瞼下垂

前回手術が下垂手術であり，かつ挙筋腱膜が瞼板の尾側寄りに固定されていた場合，瞼板上の剥離の過程において挙筋腱膜の瞼板への固定糸を除去してしまい，下垂が出現する可能性がある．特に挙筋腱膜タッキングを用いた術式では，瞼板上縁を直視することが困難であるため，上縁よりも顕著に尾側に固定されていることがある．筆者はグレイラインの露出の改善を主目的とし，術中に下垂が出現した可能性がある場合でも，一期的に挙筋群短縮や腱膜前転は行っていない．腫脹や出血により正確な判断が困難と考えるためである．必要なら二期的に下垂に対する手術を行う．

## 症例提示
## （手術の実際と同一症例）

### 69歳の男性

前医で両側挙筋腱膜タッキングを施行されたが，右上眼瞼の瞼縁の露出を主訴に受診

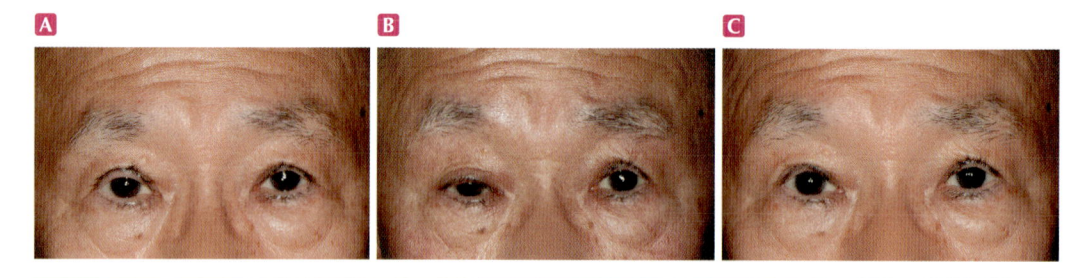

**図2 69歳，男性の症例**

Ⓐ 術前：右上眼瞼縁の露出を認める.
Ⓑ 術後6カ月：右上眼瞼縁の露出は改善したが，眼瞼下垂を認める.
Ⓒ 挙筋腱膜前転術後4カ月：右眼瞼下垂の改善を認める.

（図2A）.

　本術式術後6カ月で右上眼瞼の瞼縁露出は改善したが，眼瞼下垂を認める（図2B）.術後9カ月で右挙筋腱膜前転術を施行した.挙筋腱膜前転術後4カ月で右眼瞼下垂は改善した（図2C）.

［**文 献**］

1) Kim, CY. et al. Marginal ectropion induced by conjunctival ingrowth after levator resection surgery. Aesthetic Plast Surg. 38 (4), 2014, 749-54.

2) Cho, IC. et al. Surgical correction of upper eyelid ectropion presenting dry eye symptoms. Aesthet Surg J. 41 (1), 2021, NP1-9.

# column 流儀　小久保 健一 Kenichi Kokubo

　一般的に「流儀」という言葉を聞いて，多くの人が思い浮かべるのは，武道，茶道，書道，料理，歌舞伎，スポーツ，ファッション，音楽などだと思う．

　当然のことながら，外科医の世界にも流儀は存在する．たとえば，眼科医が前嚢切開を行う際に，チストトームを使うか，稲村鑷子や池田鑷子を選ぶかも流儀の一つといえる．形成外科医が皮膚縫合をする際に，鑷子を使うか，それともスキンフックを用いるかも，各術者の流儀によるものだ．さらに，再建外科医や手外科医が血管吻合を行う際，180度法を採用するのか，Back-wall technique を用いるのかも，それぞれの流儀に基づいた選択といえる．

　眼瞼下垂手術においても，挙筋腱膜前転術を選ぶのか，経皮ミュラー筋タッキングを採用するのか，あるいは挙筋群短縮術を用いるのかといった選択肢がある．さらに細かく言えば，挙筋腱膜前転術を行う際に，挙筋腱膜の表面へ頭側からアプローチするのか，尾側からアプローチするのかも，術者の流儀によるものだろう．

　これらの流儀に正解はない．大切なのは，患者が満足し，良好な結果を得られることである．そもそも流儀が生まれる背景には「何かを極めたい」という思いが根底にあり，成長の過程で特定のこだわりや技法，哲学，価値観，美学を持つ必要があったことが関連していると考えられる．

　自分の信じる流儀について，学会や研究会，さらには飲み会の場で，丸出しの志を語り，知見を深めることはとても有意義である．他者の流儀に共感したなら，まずは試してみるべきであり，その上で自分の流儀に組み込むか考えたらよいだろう．

　多くの術者は，先人の足跡から学び，経験を重ねる中でさまざまな流儀を参考にしながら，自分なりのスタイルを確立していく．

　本書の内容の中から，わずかひとかけらでも，先生方の流儀の一部として取り入れるべきものがあれば，これ以上ない喜びである．

## 編者紹介

**小久保 健一**　こくぼ・けんいち
横浜市立大学附属市民総合医療センター 形成外科部長／講師

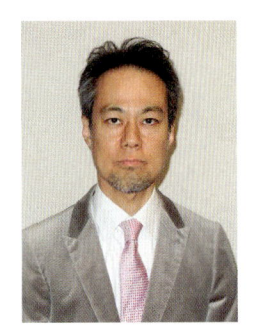

| | |
|---|---|
| 1999 年 | 早稲田大学教育学部理学科生物学専修 卒業 |
| 2006 年 | 昭和大学医学部医学科 卒業 |
| 2008 年 | 横浜市立大学附属病院 形成外科 |
| 2009 年 | 関東労災病院 形成外科 |
| 2010 年 | 藤沢湘南台病院 形成外科 |
| 2011 年 | 埼玉成恵会病院 手外科研究所 |
| 2012 年 | 聖隷浜松病院 眼形成眼窩外科 |
| 2013 年 | 神奈川県立こども医療センター 形成外科 |
| 2016 年 | 藤沢湘南台病院 形成外科部長 |
| 2021 年 | 横浜市立大学附属病院 形成外科助教 |
| 2023 年 4 月より現職 | |

・**資格**：医学博士，日本形成外科学会専門医，日本美容外科学会（JSAPS）専門医，日本形成外科学会評議員，日本眼窩疾患シンポジウム理事，日本眼形成再建外科学会理事，皮膚腫瘍外科分野指導医，再建・マイクロサージャリー分野指導医

・**専門分野**：眼形成

・**座右の銘**：どんな術式も適応が大事

# 動画＆イラスト＆写真でわかる眼瞼手術の極意 advance

## －誰でもエキスパートになれる戦略書

2025年5月10日発行　第1版第1刷

編　著　小久保 健一

発行者　長谷川 翔

発行所　株式会社メディカ出版

〒532-8588

大阪市淀川区宮原3-4-30

ニッセイ新大阪ビル16F

https://www.medica.co.jp/

編集担当　大谷のり子

編集協力　加藤明子／瀧本真弓／松澤玲子

装　幀　森本良成

本文デザイン　添田はるみ

本文イラスト　福井典子

組　版　株式会社明昌堂

印刷・製本　株式会社シナノ パブリッシング プレス

ISBN978-4-8404-8807-5　　　　　　　　　　　　　　　　　　Printed and bound in Japan

当社出版物に関する各種お問い合わせ先（受付時間：平日9：00～17：00）

●編集内容については、編集局 06-6398-5048

●ご注文・不良品（乱丁・落丁）については、お客様センター 0120-276-115